M. Berger

J. Fritze

C. Roth-Sackenheim

U. Voderholzer

Die Versorgung psychischer Erkrankungen in Deutschland

Aktuelle Stellungnahmen der DGPPN 2003–2004

M. Berger
J. Fritze
C. Roth-Sackenheim
U. Voderholzer

Die Versorgung psychischer Erkrankungen in Deutschland

Aktuelle Stellungnahmen der DGPPN 2003–2004

Mit 170 Abbildungen und 31 Tabellen

Springer

Berger, Mathias, Prof. Dr. med.
Universitätsklinikum Freiburg
Abteilung für Psychiatrie und Psychotherapie
Hauptstraße 5
79104 Freiburg

Fritze, Jürgen, Prof. Dr. med.
Universität Frankfurt am Main
Asternweg 65
50259 Pulheim

Roth-Sackenheim, Christa, Dr. med.
Breite Straße 63
56626 Andernach

Voderholzer, Ulrich, Priv.-Doz. Dr. med.
Universitätsklinikum Freiburg
Abteilung für Psychiatrie und Psychotherapie
Hauptstraße 5
79104 Freiburg

ISBN 3-540-23944-8
Springer Medizin Verlag Heidelberg

Bibliografische Information der Deutschen Bibliothek
Die Deutsche Bibliothek verzeichnet diese Publikation in der Deutschen Nationalbibliografie;
detaillierte bibliografische Daten sind im Internet über http://dnb.ddb.de abrufbar.

Springer Medizin Verlag.
Ein Unternehmen von Springer Science+Business Media
springer.de

Printed in Germany

Planung: Hanna Hensler-Fritton
Projektbetreuung: Yvonne Bell
Design: deblik, Berlin
Titelbild: deblik, Berlin

SPIN 11361565
Satz: TypoStudio Tobias Schaedla, Heidelberg
Druck: Strauss, Mörlenbach

Gedruckt auf säurefreiem Papier 18/3160/yb – 5 4 3 2 1 0

Vorwort

Bereits im Jahr 2001 stellte der Sachverständigenrat in seinem Gutachten zur »Über-, Unter- und Fehlversorgung im Gesundheitswesen« im Auftrage der Bundesregierung bezüglich psychischer Erkrankungen fest: »Die adäquate Behandlung psychisch kranker Menschen ..... ist eine gesamtgesellschaftliche Aufgabe. Trotz der seit der Psychiatrie-Enquete von 1975 erzielten vielfachen Fortschritte erhalten Patienten mit psychischen Erkrankungen in vielen Fällen nicht die selbstverständliche Akzeptanz und Fürsorge wie Patienten mit somatischen Erkrankungen. Immer noch werden psychisch Kranke stigmatisiert und diskriminiert.« »So erhält offensichtlich nur ein relativ kleiner Teil von Menschen mit psychischen Störungen eine nach modernen Behandlungsleitlinien als adäquat zu bezeichnende Behandlung.«

Wegen der immer deutlicher werdenden enormen gesundheitspolitischen Bedeutung psychischer Erkrankungen und der sich daraus ergebenden Herausforderungen für das Gesundheitssystem hat die DGPPN diese Versorgungsproblematik zu einem zentralen Thema ihrer Arbeit gemacht.

Ausgehend von der umfassenden Stellungnahme der DGPPN (2001) für den Sachverständigenrat hat der Vorstand in den letzten 2 Jahren eine Reihe von Stellungnahmen zu unterschiedlichen Versorgungsstrukturen und -problemfeldern publiziert. In diesem Sammelband werden die wichtigsten Arbeiten als Basis für weitere Diskussionen, Planungen und Initiativen zusammengefasst.

Wir hoffen, dass die vorliegende Dokumentation einerseits für die Mitglieder der DGPPN eine Orientierung in der berufs- und gesundheitspolitischen Positionierung und Argumentation darstellt und zum anderen allen im Gesundheitswesen an der Verbesserung der Versorgung psychisch Erkrankter Beteiligten relevante Informationen vermittelt.

Mathias Berger
Jürgen Fritze
Christa Roth-Sackenheim
Ulrich Voderholzer

Inhaltsverzeichnis

Autorenverzeichnis

Baumann, Anja
Klinik und Poliklinik für Psychiatrie
und Psychotherapie
Heinrich-Heine-Universität Düsseldorf
Rheinisch Kliniken Düsseldorf
Bergische Landstraße 2
40629 Düsseldorf

Becker, Thomas
Prof. Dr. med.
Bezirkskrankenhaus Günzburg
Klinik für Psychiatrie und Psychotherapie
Abteilung Psychiatrie II der Universität Ulm
Ludwig-Heilmeyer-Straße 2
89312 Günzburg

Berger, Mathias
Prof. Dr. med.
Universitätsklinikum Freiburg
Abteilung für Psychiatrie und Psychotherapie
Hauptstraße 5
79104 Freiburg

Bergmann, Frank
Dr. med.
Theaterplatz 17
52062 Aachen

Fritze, Jürgen
Prof. Dr. med.
Universität Frankfurt am Main
Asternweg 65
50259 Pulheim

Gaebel, Wolfgang
Prof. Dr. med.
Klinik und Poliklinik für Psychiatrie
und Psychotherapie
Heinrich-Heine-Universität Düsseldorf
Rheinisch Kliniken Düsseldorf
Bergische Landstraße 2
40629 Düsseldorf

Roth-Sackenheim, Christa
Dr. med.
Breite Straße 63
56626 Andernach

Saß, H.
Prof. Dr. med.
Universitätsklinkum Aachen
Pauwelsstraße 30
52074 Aachen

Schmauß, M.
Prof. Dr. med.
Bezirkskrankenhaus Augsburg
Dr.-Mack-Straße 1
56156 Augsburg

Voderholzer, Ulrich
Priv.-Doz. Dr. med.
Universitätsklinikum Freiburg
Abteilung für Psychiatrie und Psychotherapie
Hauptstraße 5
79104 Freiburg

Weig, Wolfgang
Prof. Dr. med.
Niedersächsisches Landeskrankenhaus
Knollstraße 31
49088 Osnabrück

Zäske, Harald
Klinik und Poliklinik für Psychiatrie
und Psychotherapie
Heinrich-Heine-Universität Düsseldorf
Rheinisch Kliniken Düsseldorf
Bergische Landstraße 2
40629 Düsseldorf

Allgemeine Versorgungssituation

* aus »Der Nervenarzt 2, 2004. Seite 195–204. Springer Berlin Heidelberg New York«

Die Versorgung psychisch Erkrankter in Deutschland – Unter besonderer Berücksichtigung des Faches »Psychiatrie und Psychotherapie«

M. Berger

Die Bundesregierung hat mit dem GKV-Modernisierungsgesetz einen Impuls gesetzt, das bisherige Gesundheitssystem grundlegend zu reformieren und insbesondere die fragmentierten Versorgungsstrukturen im Gesundheitswesen zu überwinden. Die Trennung von Leistungen innerhalb der gesetzlichen Krankenversicherungen für die stationäre Versorgung einerseits und die ambulante Versorgung andererseits sowie die davon getrennte Finanzierung von Rehabilitation durch die Rentenversicherungsträger hat insbesondere in der Versorgung psychischer Erkrankungen zu einer sehr unübersichtlichen und nur begrenzt effektiven Versorgungssituation geführt. Die DGPPN hat gemeinsam mit den Berufsverbänden der Nervenärzte und Psychiater (BVDN, BVDP) deswegen den Versuch unternommen, unter Zuhilfenahme vorliegender aktueller Datenquellen zu ermitteln, welche Relevanz psychische Erkrankungen zurzeit und in der Zukunft im Gesundheitssystem besitzen, welche quantitative und qualitative Rolle das eigene Fach, aber auch Psychotherapeutische Medizin/Psychosomatik und Psychologische Psychotherapeuten im ambulanten und stationären Bereich spielen und wo dringender Verbesserungsbedarf besteht. Dies wird im Folgenden anhand einiger Thesen und mit entsprechenden Abbildungen dargestellt.

These 1:
Das Gesundheitssystem kann bereits jetzt die Früherkennung, Behandlung und Rehabilitation psychischer Erkrankungen nicht adäquat leisten. Das Problem wird sich in den kommenden Jahren intensivieren.

Die WHO stellt in ihrem World-Health-Report 2001 fest, dass Depressionen mit annähernd 12 Prozent die weltweit führende Ursache für die durch Behinderung beeinträchtigten Lebensjahre bezogen auf die gesamte Lebensspanne (YLLs = **y**ears of **l**ife **l**ived with disability) darstellen (▪ Abb. 1.1 [1]). Unter den 10 wichtigsten Erkrankungen befinden sich außerdem Alkoholerkrankungen, Schizophrenien und bipolare Erkrankungen. Engt man die Altersspanne auf 15–44 Jahre ein, wird der hohe Stellenwert psychischer Erkrankungen noch deutlicher.

Dann rangieren Depressionen, Alkoholerkrankungen und Schizophrenien auf den ersten drei Positionen und machen etwa ein viertel aller durch Behinderung beeinträchtigten Lebensjahre in dieser Altersgruppe aus. Entsprechend ergaben Berechnungen der Weltbank und der Harvard University zum »Global burden of disease« (▪ Abb. 1.2 [2, 3]), dass im Jahre 2020 fünf psychische Störungsbilder unter den 10 wichtigsten Erkrankungen rangieren. Diese für die Weltbevölkerung erhobenen Daten spiegeln sich auch in den epidemiologischen Daten der Bundesrepublik Deutschland wider.

Insbesondere der im Auftrag des BMGS erhobene Bundes-Gesundheitssurvey erbrachte, dass die 12-Monats-Prävalenz psychischer Erkrankungen, d.h. Personen, die eine ICD-10-Diagnose im Laufe von 12 Monaten aufweisen, 31 Prozent beträgt (◘ Abb. 1.3, [4, 5]). Dabei stehen Angsterkrankungen, Depressionen und somatoforme Störungen im Vordergrund (◘ Abb. 1.4).

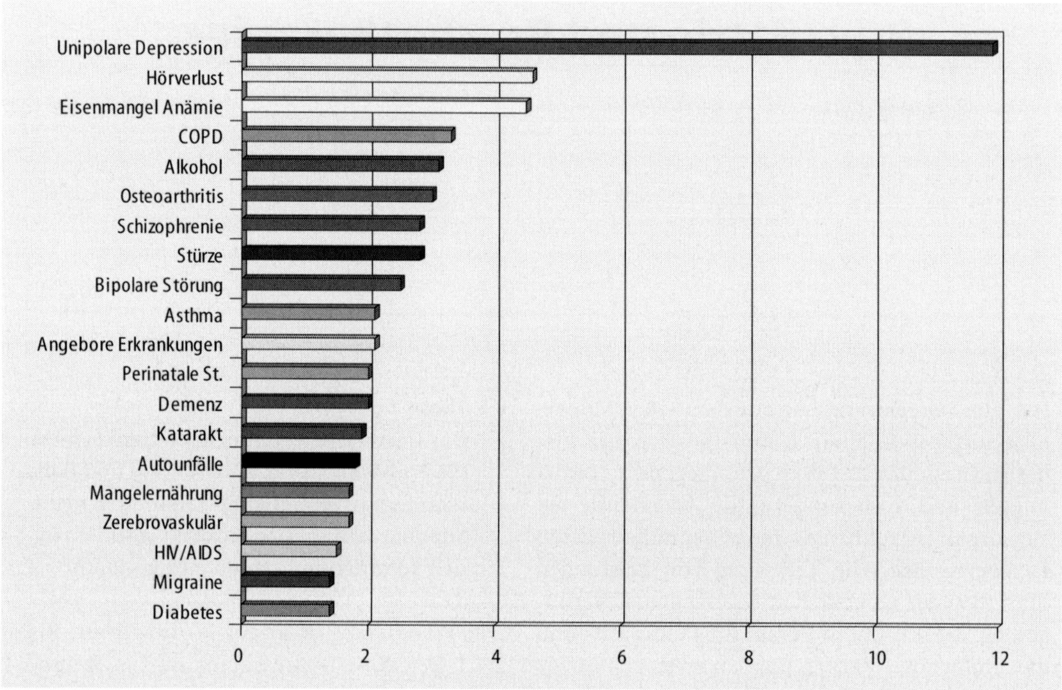

◘ **Abb. 1.1** Weltweit führende Ursachen (%) der durch Behinderung beeinträchtigter Lebensjahre bezogen auf die gesamte Lebensspanne (years of live lived with disability; World Health Report 2001)

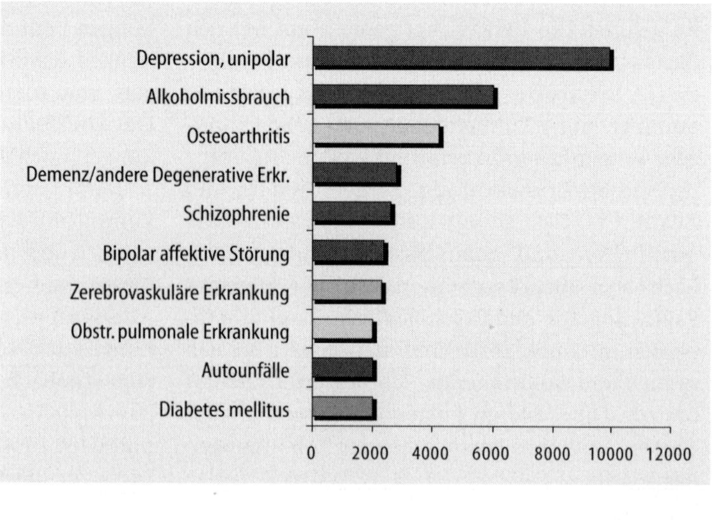

◘ **Abb. 1.2** »Global Burden of Disease« im Jahr 2020. Häufigkeit verschiedener Erkrankungen, Erkrankungsjahre pro Bevölkerung, gewichtet mit der Schwere der Beeinträchtigung (DALY) (in Anlehnung an [2])

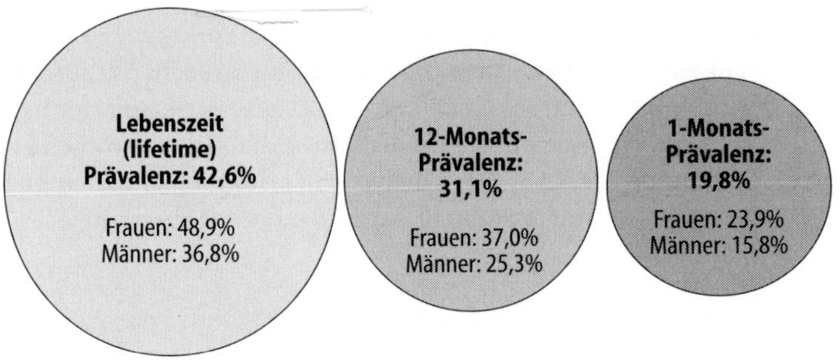

■ **Abb. 1.3** Prävalenzraten psychischer Störungen in Deutschland [4]

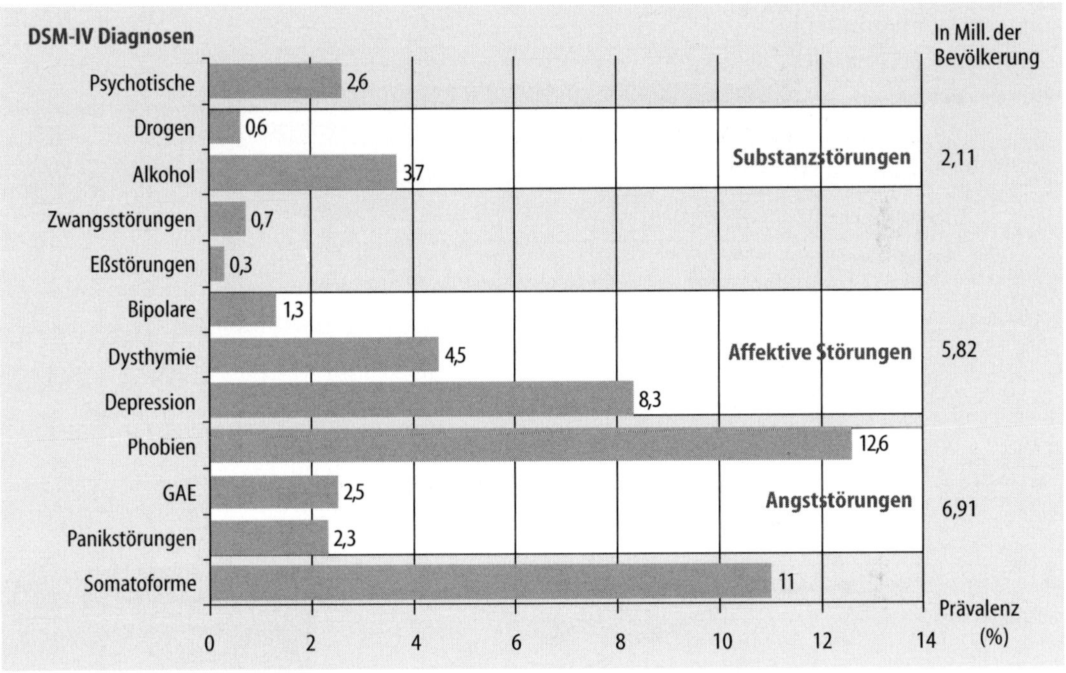

■ **Abb. 1.4** 12-Monatsprävalenz nach Diagnose [5])

Dass das Gesundheitssystem diese zunehmende Bedeutung psychischer Erkrankungen nicht adäquat auffangen kann, zeigt sich an der starken Zunahme von Krankschreibungen, aber auch Berentungen wegen psychischer Störungen. Erhebungen der Deutschen Angestellen-Krankenversicherung (DAK) für die Spanne wischen 1997 und 2001 zeigen, dass die so bedingten Arbeitsunfähigkeitstage aufgrund psychischer Erkrankungen mit 51 Prozent den deutlichsten Zuwachs über diesen Zeitraum erbrachten (■ Abb. 1.5 [6]). Der Bundesgesundheitssurvey wies entsprechend nach, dass inzwischen über 40 Prozent der Krankschreibungen im Zusammenhang mit psychischen Störungen steht.

Da nach onkologischen Erkrankungen psychische Störungen die längsten Krankschreibungen verursachen, entstehen durch die Krankengeldfortzahlungen nach 6 Wochen für die gesetzlichen Krankenversicherungen hohe Zusatzkosten.

Auch bei den Frühberentungen stellen inzwischen – nach Daten der Rentenversicherungen – psychische Erkrankungen die häufigste Ursache dar. Während insgesamt die Zahl der Frühberentungen in den letzten Jahren deutlich gesunken ist, ist nur bei seelischen Erkrankungen ein weiterer Anstieg, und zwar insbesondere bei Frauen, eingetreten. Insgesamt erfolgen etwa 28 Prozent der Frühberentungen aus diesem Grunde (◘ Abb. 1.6, [7]).

Nachdem die Analyse der vorliegenden Daten einen erheblichen Bedeutungszuwachs psychischer Erkrankungen auch in Deutschland aufzeigt und eine weitere Behandlungszunahme zu erwarten ist, stellt sich die Frage der Versorgungssituation und -qualität durch die zuständigen Berufsgruppen:

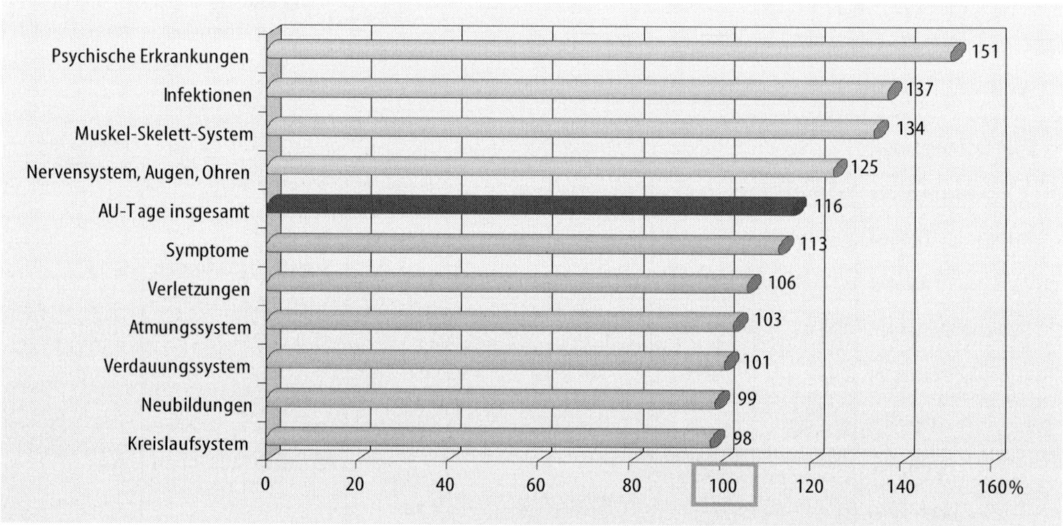

◘ **Abb. 1.5** Veränderung des AU-Volumens von 1997 nach 2001 (Indexdarstellung, 1997 = 100%) [6]

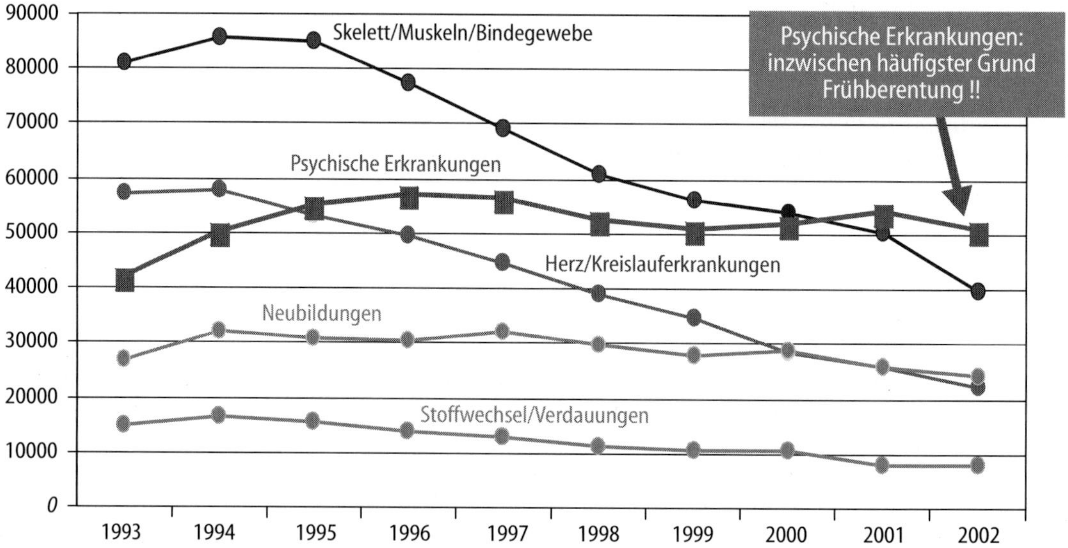

◘ **Abb. 1.6** Frühberentungen bei Männern und Frauen nach ausgewählten Diagnosenhauptgruppen (Verband Deutscher Rentenversicherungsträger (www.vdr.de))

These 2:
In der ambulanten Versorgung besteht eine deutliche psychiatrisch-psychotherapeutische Unterversorgung. Diese beruht erstens auf einer zu geringen Zahl niedergelassener Fachärzte als auch auf einer massiven Unterfinanzierung ihrer Leistungen.

In der ambulanten Versorgung auch psychisch Erkrankter kommt den Hausärzten eine dominante Position zu. 55.000 Hausärzte versorgen insgesamt ca. 42 Mio. Patienten pro Jahr. Dabei wird der Anteil von Patienten mit psychischen Störungen auf etwa 24 Prozent geschätzt (◘ Abb. 1.7 [8]).

Dies konnte von der WHO auch für die Bundesrepublik Deutschland gezeigt werden. Führend dabei sind mit über 10 Prozent depressive Erkrankungen neben Angststörungen, Somatisierungsstörungen und Abhängigkeitserkrankungen. Studien belegen jedoch auch, dass in der Allgemeinmedizin ein ausgeprägtes Problem der Diagnostik und Therapie psychischer Störungen besteht. Dies wurde insbesondere für die häufigste Diagnose, d.h. für depressive Störungen ermittelt. Mehrere internationale Studien erbrachten eine Erkennensrate von etwa 50 Prozent, nur ein geringer Teil der Patienten erhielt eine adäquate leitlinienorientierte Behandlung. Eigene, in Deutschland durchgeführte Untersuchungen im Rahmen des Kompetenznetzes Depression ergaben entsprechend eine Erkennungsrate von ca. 45 Prozent der mit dem »Patient Health Questionnaire« identifizierten depressiven Patienten und eine Rate falsch positiver als depressiv diagnostizierter Patienten von ca. 15 Prozent (◘ Abb. 1.8, [9]).

Den Ärzten für Psychiatrie und Psychotherapie kommt in der ambulanten Versorgung psychischer Erkrankungen die zweitgrößte Bedeutung zu. Ca. 4.500 Nervenärzte und Fachärzte für Psychiatrie und Psychotherapie versorgen

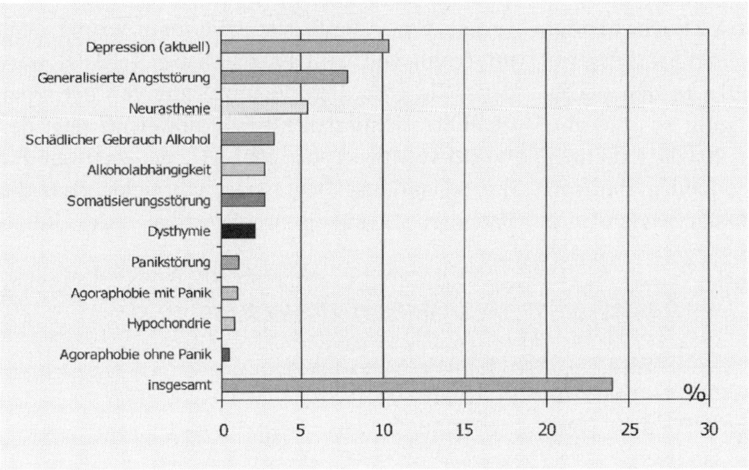

◘ **Abb. 1.7** Psychische Erkrankungen in hausärztlichen Praxen nach ICD-10 [8]

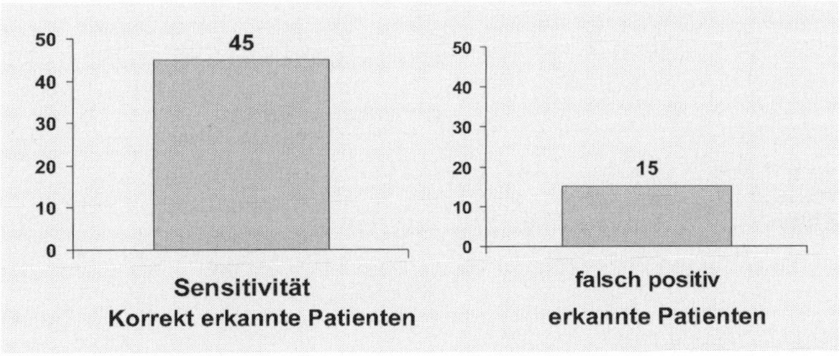

◘ **Abb. 1.8** Erkennensrate in der Hausarztpraxis [9]

ca. 2,5 Mio. Patienten pro Jahr. Das Verhältnis von Fachärzten zu Einwohnern beträgt 1-:-17.000. Da bisher aus unserer Sicht keine medizinisch fundierten Bedarfszahlberechnungen für ambulant tätige Fachärzte für Psychiatrie und Psychotherapie/Nervenärzte vorliegen, wird im Folgenden eine Modellrechnung angestellt, wie viele Fachärzte medizinisch notwendig wären. Dabei kann man entsprechend dem Bundesgesundheitssurvey [5] von einer Zwölfmonatsprävalenz psychischer Erkrankungen von ca. 30 Prozent und einer vorsichtig geschätzten Behandlungsindikation und Bereitschaft von 25 Prozent dieses Personenkreises ausgehen. Käme ein Arzt für Psychiatrie und Psychotherapie auf 6.000 Einwohner würde er auf Grundlage dieser Zahlen ca. 500 Patienten mit einer Behandlungsindikation und -bereitschaft pro Jahr diagnostizieren und therapieren. Diese Zahl von Patienten scheint auf einem adäquaten Qualitätsniveau betreubar. Die psychiatrisch-nervenärztliche Versorgungsdichte sieht jedoch wesentlich schlechter aus. In keinem Bundesland wird die notwendige Dichte erreicht. Vielmehr beträgt sie bundesweit ca. 17.000 Einwohner pro 1 Psychiater/Nervenarzt (◘ Abb. 1.9 [10]). In den neuen Bundesländern ist die Versorgung so schlecht, dass ein Nervenarzt auf über 20.000 Patienten kommt. Geht man von den o. g. Zahlen, d.h. von einer 30-prozentigen Zwölfmonatsprävalenz und einer 25-prozentigen Behandlungsindikation und -bereitschaft aus, dann wäre jeder einzelne Arzt im Osten für etwa 2.000 Patienten zuständig. Dies ist jedoch mit einer differenzierten leitlinienorientierten Versorgung nicht mehr vereinbar (s.u.).

Zur Qualität ambulanter psychiatrisch-psychotherapeutischer Versorgung erbrachte eine erste Qualitätssicherungsstudie im Rahmen des Kompetenznetzes Depression bei etwa 100 depressiv erkrankten Patienten, dass eine achtwöchige Therapie nur zu begrenzten Erfolgen führt. Das Qualitätsmonitoring zeigte, dass zwar leitlinienentsprechend diagnostiziert und medikamentös behandelt wird, die Frequenz der Konsultationen jedoch sehr niedrig ist und weit unter den internationalen Therapieempfehlungen liegt. Diese Unterversorgung resultiert aus der momentanen Budgetproblematik, d.h. dass der Arzt für Psychiatrie und Psychotherapie pro Quartal nur etwa 40,– € für die Versorgung eines Patienten erhält (◘ Abb. 1.10, [11]). Damit ist pro Quartal nur eine etwa halbstündige Konsultation finanziell gedeckt. Alles andere muss durch sog. Querfinanzierung oder unbezahlt von dem Praxisinhaber geleistet werden. Wie grob diese Finanzierung von der einer qualitätsorientierten Medizin abweicht, zeigt der World-Health-Report 2001 [1], der weltweit für die Behandlung Depressiver empfiehlt, dass die Patienten alle ein bis zwei Wochen, in der akuten

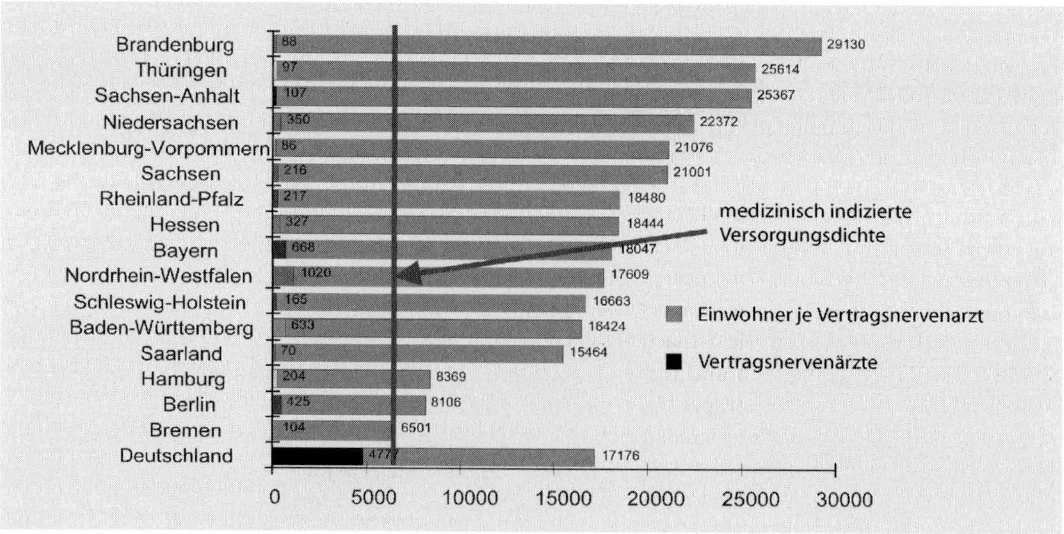

◘ **Abb. 1.9** Vertrags-nervenärztliche Versorgungsdichte [10]

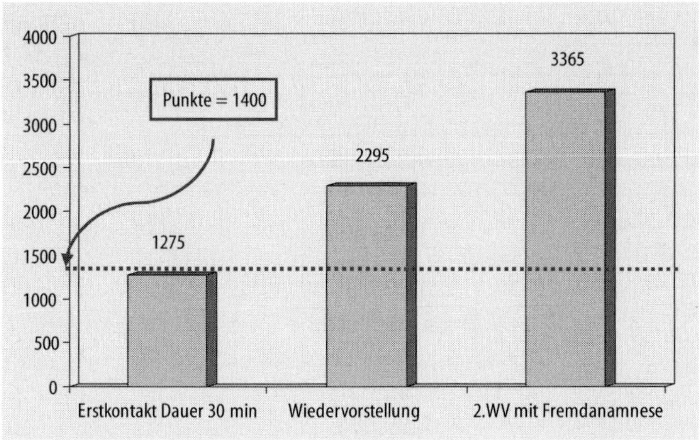

Abb. 1.10 Budgetproblematik bei 3 Halbstundenkontakten im Quartal [11]

Phase noch häufiger von ihrem behandelnden Arzt gesehen werden müssen. Eine in Deutschland zurzeit nicht realisierbare Forderung!

Richtlinien-Psychotherapie findet in den ambulanten psychiatrisch-psychotherapeutischen Praxen kaum mehr statt. Ursache ist das sog. 90-Prozent-Urteil, d.h., dass ein gestützter Punktwert nur noch den Ärzten und Psychologen bezahlt wird, die über 90 Prozent Richtlinienpsychotherapie durchführen. Da dies mit einer psychiatrisch-psychotherapeutischen Praxis nicht vereinbar ist, wird die von Psychiatern durchgeführte Psychotherapie so minimal bezahlt – z. B. in Nordrhein-Westfalen zurzeit 8,- € pro Stunde – dass sie nicht mehr leistbar ist.

Somit muss für den ambulanten Bereich zusammenfassend festgestellt werden, dass flächendeckend die psychiatrisch-psychotherapeutische Versorgung der Bevölkerung nicht mehr gewährleistet ist. Die niedergelassenen Fachärzte versorgen zwar etwa 2,5 Mio. Patienten pro Jahr, jedoch ermöglicht die zu niedrige Facharztzahl und das extrem niedrige Budget nur noch Medizin im 5-Minuten-Takt oder wochen- bis monatelange Intervalle zwischen den einzelnen Konsultationen.

Wesentlich günstiger ist die Situation für die Psychotherapeutische Medizin und insbesondere die Psychologische Psychotherapie. Es gibt mit etwa 2.900 niedergelassenen ärztlichen psychotherapeutischen Medizinern eine deutlich geringere Zahl als niedergelassene Psychiater/Nervenärzte, doch ist die Dichte der psychologischen Psychotherapeuten sehr hoch. Abbildung 1.11 zeigt zwar deutliche regionale Unterschiede, doch gibt es insgesamt etwa 12.000 psychologische Psychotherapeuten, d.h. einen Therapeuten pro 6.500 Einwohner. Ein Defizit besteht in den neuen Bundesländern, doch ist für ganz Deutschland die Therapeut-Patientendichte etwa dreimal höher als für Ärzte für Psychiatrie und Psychotherapie.

Tabelle 1.1 verdeutlicht das gegenwärtige Ungleichgewicht der Fachärzte und Psychologen im Hinblick auf die von ihnen versorgten Patienten und das pro Patient zur Verfügung stehende Budget am Beispiel der KV Bayern. Eine wesentlich höhere Zahl von Patienten wird von Psychiatern und Nervenärzten versorgt, und zwar bei wesentlich niedrigerer Punktzahl pro Quartal im Vergleich zu ärztlichen oder psychologischen Psychotherapeuten.

Diese Disproportion zwischen der Gesamtzahl von Ärzten und Therapeuten und dem Kostenaufwand für psychiatrisch psychotherapeutische Regelversorgung und Richtlinienpsychotherapie verdeutlicht sich drastisch in Abb. 1.12. Sie zeigt, dass 52 Prozent aller Kosten für Leistungen bei psychischen und psychosomatischen Erkrankungen für Richtlinienpsychotherapie und nur 18 Prozent für die psychiatrisch-psychotherapeutische Grundversorgung ausgegeben werden [12]. Dies gilt, obwohl die Zahl von Patienten, die eine psychiatrisch-psychotherapeutische Grundversorgung erhalten, etwa dreimal so hoch ist wie die der Patienten, die von ärztlichen und psychologischen Psychotherapeuten eine Richtlinien-Psychotherapie erhalten. Überraschend ist weiterhin die Tatsa-

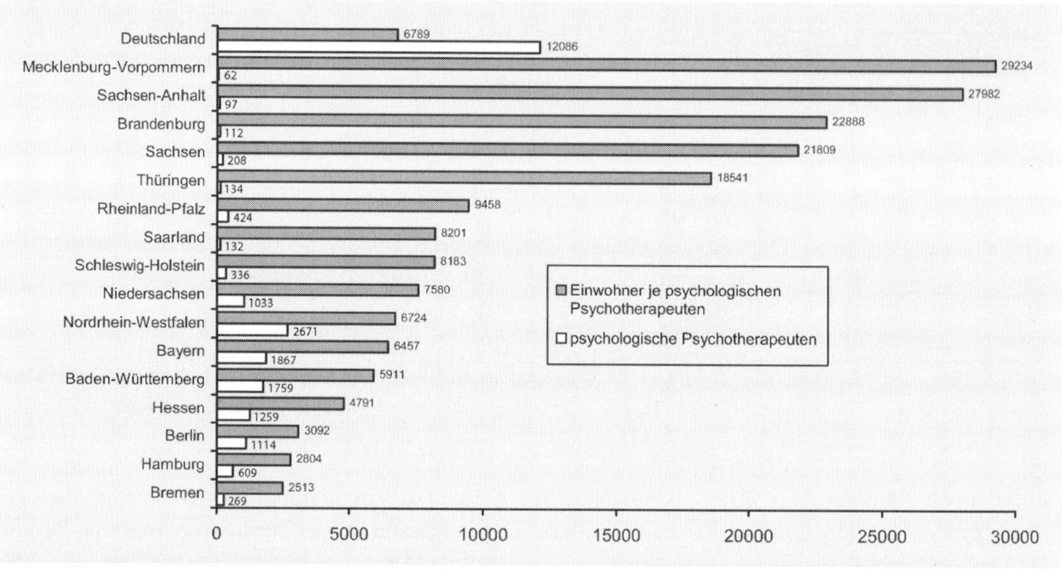

Abb. 1.11 Versorgungsdichte mit Psychologischen Vertrags-Psychotherapeuten (2001)

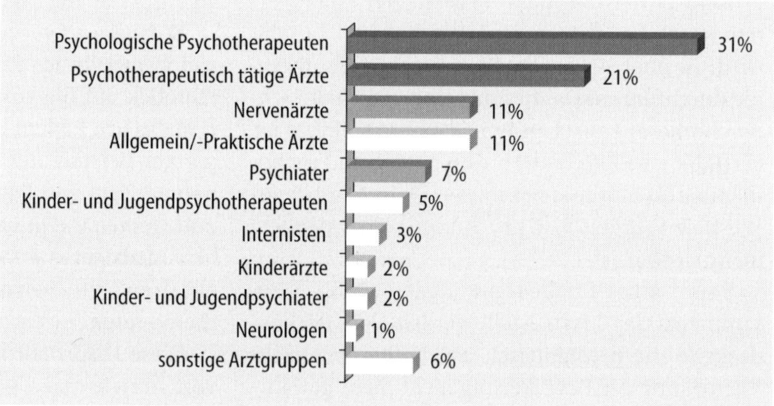

Abb. 1.12 Ausgabenanteile für EBM-G II bis V-Leistungen nach Leistungserbringern [12]

Tabelle 1.1 Nervenärzte, Psychiater & Psychotherapeuten und Ärztliche und Psychologische Psychotherapeuten *in Bayern* (Daten der KV, 4. Quartal 2002)

	Ärzte/ Psychologen	**Fallzahl/ Quartal**	**Fallzahl/ Quartal/je Arzt**	**Punkte/Fall/ Quartal**
Nervenärzte (nur psych. Leistungen), Ärzte für Psychiatrie & Psychiatrie	700	276.000	395	1.855
Ärzte für Psychotherapeutische Med., Ärzte mit Zusatztitel Psychotherapie	865	35.000	40	7.543
Psychologische Psychotherapeuten	2.101	72.000	34	8.694

che, dass 43 Prozent der Gesamtkosten für Richtlinien-Psychotherapie für Psychoanalyse ausgegeben werden. D.h. zur Zeit wird in der ambulanten Versorgung mehr Geld für die psychoanalytische Behandlung einer umschriebenen Patientengruppe als für die psychiatrisch-psychotherapeutische Grundversorgung von etwa 2,5 Mio. Patienten verwandt. Insbesondere aufgrund des engen Indikationsbereiches dieses Verfahrens nach evidenzbasierter Medizin muss hier von einer deutlichen Fehlallokation von Mitteln ausgegangen werden.

Ein Qualitätsmonitoring wird trotz des hohen Kostenaufwandes für Richtlinien-Psychotherapie bisher nicht durchgeführt, d.h. es gibt keine systematischen Qualitäts- und Outcome-Daten in der ambulanten Psychotherapie.

These 3:
Die stationäre psychiatrisch-psychotherapeutische Behandlung weist – soweit systematisch untersucht – eine hohe Qualität auf, benötigt jedoch dringend eine engere Verzahnung mit dem ambulanten Sektor. Sie ist durch den zunehmenden Druck zur verkürzten Aufenthaltsdauer sowie durch den Verlust von Fachärzten an das Gebiet Psychotherapeutische Medizin/Psychosomatik in ihrer Qualität ernsthaft bedroht.

Im stationären Bereich hat sich in den letzen 10 Jahren eine weitere massive Reduktion von Psychiatrie-Betten und zwar um 35 Prozent auf etwa 56.000 vollzogen [13]. Es überwiegen die Betten in Fachkrankenhäusern, durch die kürzere Aufenthaltsdauer ist jedoch die Zahl der Patienten in den Abteilungen an den Allgemeinkrankenhäusern und den Fachkrankenhäusern etwa gleich groß. Daneben existieren 8.400 Tagesklinikplätze.

Bezüglich der Versorgungsqualität wurde in den Jahren 1998 bis 2000 in Baden-Württemberg ein umfangreiches externes Qualitätssicherungsprojekt mit der Landesärztekammer durchgeführt. Nahezu alle psychiatrisch-psychotherapeutischen Kliniken des Landes nahmen an dem Qualitätssicherungsprojekt zur Depressionsbehandlung teil. Bei den dabei erfassten etwa 3.000 Patienten wurde eine sehr gute Qualität der Versorgung ermittelt. Sowohl die Selbst- und Fremdbeurteilung der Depressivität am Ende der stationären Behandlung, als auch die Patientenzufriedenheit erbrachten sehr gute Ergebnisse. Nur fünf Prozent der meist chronisch und schwer depressiven Patienten profitierten nicht von der Behandlung [14, 15].

Das vom Bundesforschungsministerium geförderte Kompetenznetz Depression ermöglichte eine Replikation dieser Qualitätssicherungsstudie an 10 Kliniken in Nordrhein-Westfalen und Baden-Württemberg. Auch hier ergaben sich sehr gute Ergebnisse mit Effektstärken von über 2 in der Fremdbeurteilung mittels Hamilton- Depressions-Skala und um 1,5 in der Selbstbeurteilung mittels Bech-Depressions-Inventar in nahezu allen beteiligten Kliniken (◘ Abb. 1.13). Bei dem inzwischen weit verbreiteten Maß der Effektstär-

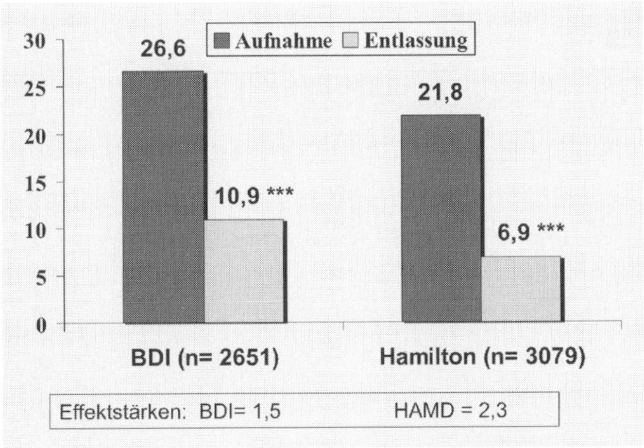

◘ **Abb. 1.13** Veränderung der Psychopathologie bei stationärer Depressionsbehandlung (Einfaktorielle ANOVA mit Messwiederholung; p=.000, [14])

ke einer Behandlungsmethode (Differenz der Prä- und Post-Mittelwerte dividiert durch die Standardabweichung) geht man davon aus, dass bereits eine Effektstärke von 0,8 eine sehr gute Wirksamkeit belegt [19].

Parallel zu dem psychiatrisch-psychotherapeutischen Versorgungssystem hat sich in der Bundesrepublik ein zweites stationäres psychosomatisches Versorgungsgebiet mit z. Z. insgesamt ca. 19.000 Betten entwickelt. Davon sind 15.000 Betten in Rehakliniken und 4.000 in Akutkliniken aufgestellt. Entgegen der initialen Zielsetzung entwickelte sich kein spezielles von psychiatrisch-psychotherapeutischen Kliniken differenzierbares psychosomatisches Diagnosespektrum in diesen Kliniken. Etwa 90 Prozent der Patienten leiden an primär psychischen Erkrankungen, insbesondere an Depressionen und Anpassungsstörungen (■ Abb. 1.14). Das heißt, es handelt sich um ein zweites stationäres Versorgungssystem für primär psychisch Erkrankte, jedoch mit leichteren Ausprägungsgraden. Dies scheint das einzige Kriterium für die Entscheidung, ob ein Patient in eine Akut- oder Reha-Klinik eingewiesen wird. Psychosomatische Erkrankungen im eigentlichen Sinne, also somatische Erkrankungen, bei denen psychischen Faktoren eine entscheidende bedingende oder aufrechterhaltende Bedeutung zukommen, stellen die Minorität dar [16].

Externe Qualitätssicherungsstudien in Rehakliniken zeigen Effektstärken zwischen 0.4 bis 0.6, wobei jedoch die geringere Erkrankungsschwere zu berücksichtigen ist [17]. Die Qualität der Versorgung in psychosomatischen Akutkliniken wurde bisher nicht untersucht, zumindest liegen unseres Wissens nach keine publizierten Daten vor. Entgegen der allgemeinen Forderung nach Priorisierung der ambulanten vor der stationären Behandlung werden in Deutschland z.Z. mehr Patienten pro Jahr stationär als ambulant psychotherapeutisch behandelt (354.000 zu 276.000) [21].

Ein gravierendes Problem dieses gesamten Versorgungsbereiches stellt der Mangel an Fachärzten und Weiterbildungsassistenten dar. Während sich bereits jetzt aus den bestehenden 19000 Betten ein Ärztebedarf von 1.800 Stellen errechnet, gibt

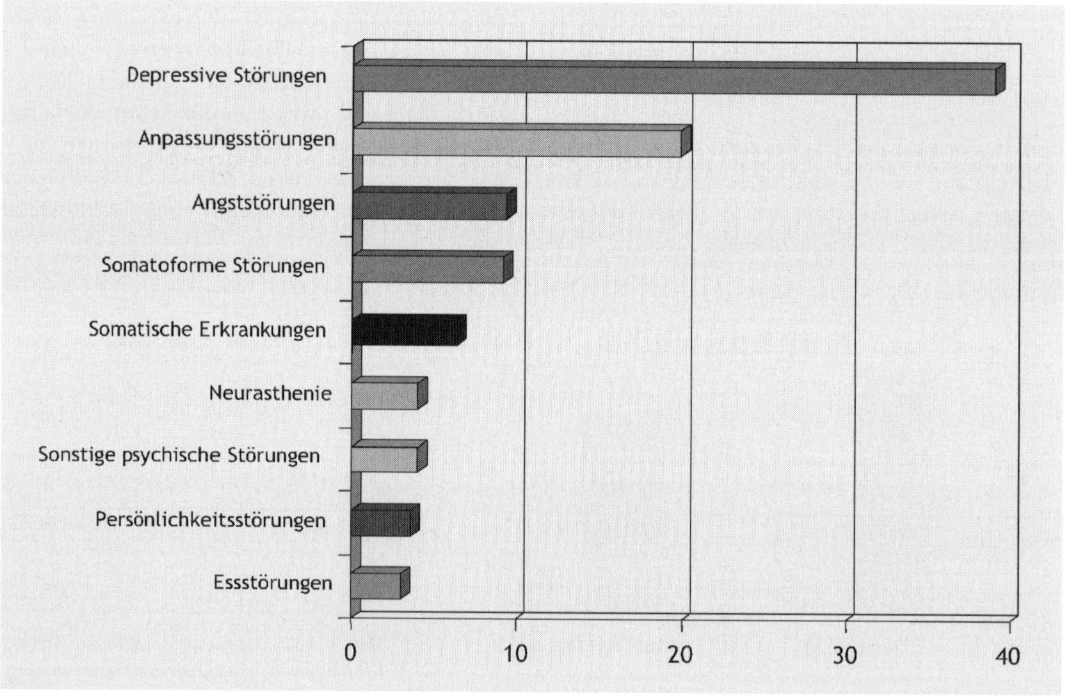

■ **Abb. 1.14** Psychosomatische Rehakliniken. Diagnoseverteilung in Bezug auf die Hauptdiagnose nach ICD-10 [16])

es in ganz Deutschland in Kliniken nur ca. 750 Fachärzte für Psychotherapeutische Medizin und 150 Weiterbildungsassistenten. D.h. bereits jetzt besteht ein Defizit von 900 Stellen (◘ Abb. 1.15 u. ◘ Tabelle 1.1). Dieser Facharztmangel muss somit aus anderen Gebieten gedeckt werden. Da das Klientel fast ausschließlich aus Patienten mit primär psychischen Erkrankungen besteht (s.o.), kommen vornehmlich Ärzte für Psychiatrie und Psychotherapie in Frage. Rentenversicherungsträger stellen an die von ihnen belegten Kliniken sogar die Forderung nach Fachärzten für Psychiatrie und Psychotherapie in der Leitung.

Besonders bedenklich ist das Bemühen der Deutschen Gesellschaft für Psychotherapeutische Medizin, aber auch von privaten Krankenhausträgern, die Zahl der Betten noch weiter anzuheben. So wurde in Baden-Württemberg bereits

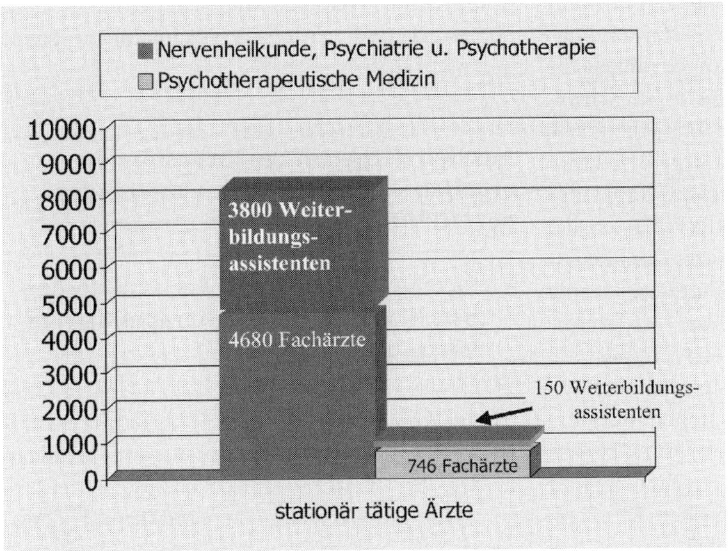

◘ **Abb. 1.15** Fachärzte und Weiterbildungsassistenten in Psychiatrie und Psychotherapie und Psychotherapeutische Medizin (Bundesärztekammer 31.12.2002)

◘ **Tabelle 1.2** Ist- und Bedarfszahlen von Ärzten für Psychotherapeutische Medizin in Psychosomatischen Kliniken

Istzahlen	**Klinikärzte**	
Fachärzte	750	
Weiterbildungsassistenten	150	
Gesamt	**900**	**Bereits jetzt Defizit von 900 Ärzten**
Aktuelle Bedarfszahlen		
Arztstellen (in Reha-Kliniken) (15.000 Betten, Arzt-Pat.: 1:13)*:	1.150	
Arztstellen (in Akut-Kliniken) (4.000 Betten, Arzt-Pat.: 1:6)**:	650	
Gesamt	**1.800**	
Zusätzlicher Bedarf an Arztstellen für intendierte Bettenzahlen: (0,15 pro 1000 Einwohner) Weitere 8.000 Akutbetten (Arzt-Pat.: 1:6)	ca. 1.300	**Weiteres Defizit von 1.300 Ärzten**

* nach U. Koch
** nach Psychiatrie-Personalverordnung

gerichtlich erreicht, dass 0,15 Betten pro Tausend Einwohner einzurichten seien. Dies wird angestrebt, obwohl jetzt schon für ca. 3.000 Reha- und ca. 1000 Akutbetten nur 124 Fachärzte und 22 Weiterbildungsassistenten für Psychotherapeutische Medizin tätig sind, d.h. bereits eine Unterdeckung von 220 Arztstellen besteht (s.o.). Für Gesamtdeutschland würde eine Aufstockung auf 0,15 Betten pro 1000 Einwohner einen weiteren Bedarf an 8.000 Akutbetten und damit weiteren 1.300 Arztstellen bedeuten. Der dadurch notwendig werdende Abzug von Fachärzten für Psychiatrie und Psychotherapie würde notgedrungen die flächendeckende Versorgungspflicht für schwerer psychisch Erkrankte unmöglich machen: Wie ◘ Tabelle 1.3 verdeutlicht, besteht bereits jetzt im Gebiet der Psychiatrie und Psychotherapie mit 56.000 Betten und 8.400 Tagesklinikplätzen bei etwa 8.500 Fachärzten und Weiterbildungsassistenten für Psychiatrie und Psychotherapie eine Unterdeckung von ca. 1240 Stellen, bei der Annahme, dass alle 8.480 Ärzte ausschließlich in psychiatrisch-psychotherapeutischen Kliniken tätig wären. Nach Schätzungen des Rehabilitationswissenschaftlers U. Koch arbeiten jedoch bereits mindestens 500 Fachärzte für Psychiatrie und Psychotherapie in psychosomatischen Kliniken. D.h. schon jetzt ist die eigentlich notwendige Zahl von ca. 10.000 Ärzten in psychiatrisch-psychotherapeutischen Kliniken und Tageskliniken um 1.750, d.h. um fast 18 Prozent unterschritten. Dabei sind Institutsambulanzen und Polikliniken noch nicht berücksichtigt! Ein weiteres Abwerben von Fachärzten für psychosomatische Kliniken wäre mit der Wahrnehmung der Versorgungsverpflichtung psychiatrisch-psychotherapeutischer Kliniken nicht mehr vereinbar. Die stationäre Versorgungsverpflichtung schwerer Erkrankter, die psychosomatische Kliniken nicht haben, ist in den neuen Bundesländern, wo ebenfalls eine große Zahl von psychosomatischen Kliniken etabliert wurde und werden, bereits in einigen Regionen nicht mehr gesichert.

Aus den dargestellten Tatbeständen ergeben sich aus Sicht des Vorstandes der DGPPN folgende Forderungen:

1. Rasche Verbesserung der ambulanten psychiatrisch-psychotherapeutischen Versorgung

Es wurde dargestellt, dass die Honorierung psychiatrisch-psychotherapeutischer Grundleistungen zurzeit eine Leitlinienentsprechende Patientenversorgung nicht ermöglichen. Mit dem GKV-Modernisierungsgesetz wurde festgesetzt, dass auch die psychotherapeutische Tätigkeit von Ärzten für Psychiatrie und Psychotherapie/Nervenärz-

◘ **Tabelle 1.3** Ist- und Bedarfszahlen von Ärzten für Psychiatrie und Psychotherapie in psychiatrisch-psychotherapeutischen Kliniken

Ist-Zahlen	**Klinikärzte**	
Fachärzte	4.680	
Weiterbildungsassistenten	3.800	
Gesamt	**8.480**	**bereits jetzt Defizit von 1.240 Ärzten**
Aktuelle Bedarfszahlen		
Arztstellen im vollstationären Bereich (56.000 Betten, Arzt-Pat.: 1:6)*	9.300	
Arztstellen in Tageskliniken (8.400 Plätze, Arzt-Pat.: 0,5:10)*	420	
Gesamt	**9.720**	

* nach Psychiatrie-Personalverordnung

ten angemessen zu honorieren ist. Der Bemessungsausschuss von KV und gesetzlichen Krankenversicherungen müssen eine entsprechende Finanzierung beschließen. Bezüglich der psychiatrisch-psychotherapeutischen Grundversorgung ist zu hoffen, dass über die Novellierung der EBM eine Finanzierung der fachärztlichen Leistungen erfolgt, die das »Abfertigen« einer Großzahl von Patienten aus finanziellen Gründen nicht mehr notwendig macht.

Abbildung 1.16 verdeutlicht erstens die mit 4,3 Prozent geringe Zahl von Nervenärzten und Psychiatern innerhalb des Gesamtspektrums der kassenärztlich tätigen Facharztgruppen und den mit 3,4 Prozent sehr niedrigen Gesamthonorarbetrag [18]. Auffallend ist, dass außer bei den Allgemeinmedizinern nur die Nervenärzte einen zum Prozentsatz der Arztzahl niedrigeren Honoraranteil haben. Dies sollte bei den Festsetzungen des Honorarverteilungsvolumens und der Regelleistungsvolumina dringend korrigiert werden und entspricht in keinster Weise dem hohen Anteil neuropsychiatrischer Erkrankungen in der Bevölkerung, die von der WHO als für 30 % der mit einer Behinderung gelebten Jahre bemessen wird.

Darüber hinaus ist dringend erforderlich, die Zulassungsquoten für niedergelassene Fachärzte des Gebiets nach oben zu korrigieren, um eine qualifizierte, leitlinienorientierte Versorgung zu ermöglichen. Dies zusammen mit einer adäquaten Honorierung ist auch als Anreiz notwendig, damit sich ein ausreichender Teil der annähernd 4.000 Weiterbildungsassistenten nach der Facharztprüfung zur Niederlassung entschließt. Außerdem ist zu hoffen, dass mit einer Verbesserung der Vergütung psychiatrischer Grundleistungen ein Teil der Fachärzte, die wegen der 90% Regelung nur noch Richtlinien-Psychotherapie durchführen, sich wieder in deren Regelversorgung psychiatrisch-psychotherapeutisch engagieren. Bei dem jetzigen Stand der Diskussion um die EBM-Reform droht fatal eine Höherhonorierung von Richtlinien-Psychotherapie gegenüber psychiatrisch-psychotherapeutischer Grundversorgung. Dies ist fachlich nicht zu rechtfertigen und würde diesem Ziel diametral entgegenlaufen.

2. Aufbau vernetzter Versorgungsstrukturen

Eine qualifizierte psychiatrisch-psychotherapeutische Versorgung der großen Zahl von Patienten bei der hierfür geringen Zahl von Fachärzten ist nur mittels einer vernetzten, integrierten Versorgung mit Allgemeinmedizinern und »reinen« Psychotherapeuten möglich. Entsprechende Konzepte wurden bereits für Depressionen in Form von Versorgungsleitlinien erarbeitet und deren Implementierung und Nutzung wissenschaftlich

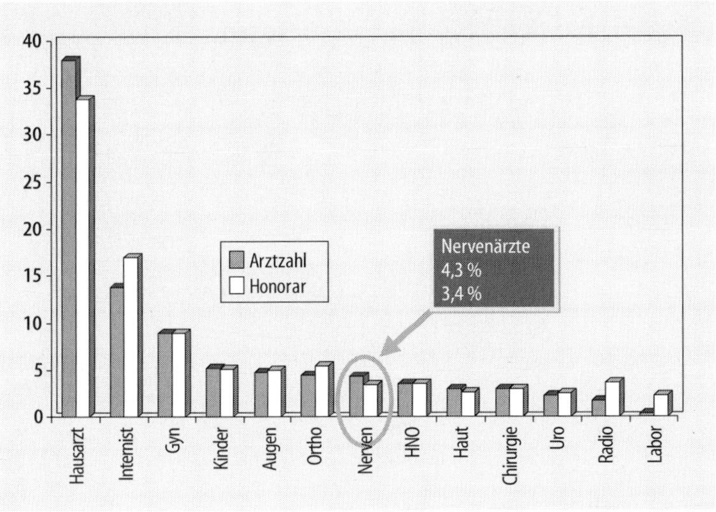

Abb. 1.16 KBV Statistik der Zahl und der Honorare ihrer Vertragsgruppen (2001 [18])

belegt. Dieses im Kompetenznetz Depression entwickelte Modell wird zurzeit im Kompetenznetz Sucht auch für Alkoholismus und im Kompetenznetz Schizophrenie für Psychosen entwickelt. Insbesondere die Finanzierung integrierter Versorgung und die Etablierung von Disease-Management-Programmen gibt Rahmenbedingungen für solche Fortschritte der Versorgungsqualität. Dabei dürften, wie ◘ Abb. 1.17a zeigt, insbesondere Erkrankungen, die von Nervenärzten in Kooperation mit Hausärzten, Psychotherapeuten und Kliniken erfolgen, hier von Relevanz sein. Zu denken ist vor allen Dingen an depressive Patienten. Der Bereich der schwer und chronisch Kranken, die im Rahmen eines gemeindepsychiatrischen Verbundes betreut werden (◘ Abb. 1.17b), wird erst in einem zweiten Schritt realisierbar sein, da hier unterschiedliche Kostenträger beteiligt sind, die in §-140 Sozialgesetzbuch V primär nicht vorgesehen sind.

Um diese Aufgabe zu bewältigen, müssen enge Absprachen und Kooperationsstrukturen zwischen Fachärzten für Psychiatrie und Psychotherapie, Hausärzten, psychotherapeutischen Medizinern und psychologischen Psychotherapeuten erfolgen. Erste entsprechende Kooperationen bestehen bereits und werden zu intensivieren sein. Die Deutsche Gesellschaft für Psychiatrie, Psychotherapie und Nervenheilkunde strebt mit Allgemeinmedizinern und ärztlichen und psychologischen Psychotherapeuten die Etablierung eines Disease-Management-Programms Depression an. Im Kompetenznetz Depression wurden Versorgungsleitlinien in Kooperation mit den anderen Berufsgruppen entwickelt und deren Implementierung und positiven Effekte auf Erkennungsrate und Behandlungsqualität wissenschaftlich erprobt. Sie wurden in der Zeitschrift für Ärztliche Fortbildung und Qualitätssicherung in einem Supplement-Band im November 2003 publiziert [19] und werden zurzeit auf ein S3-Niveau gebracht.

Im Rahmen der Anstrengungen um eine Verkürzung der stationären Aufenthaltsdauer in psychiatrisch/psychotherapeutischen Kliniken wird das Problem intensiv erörtert, inwieweit ne-

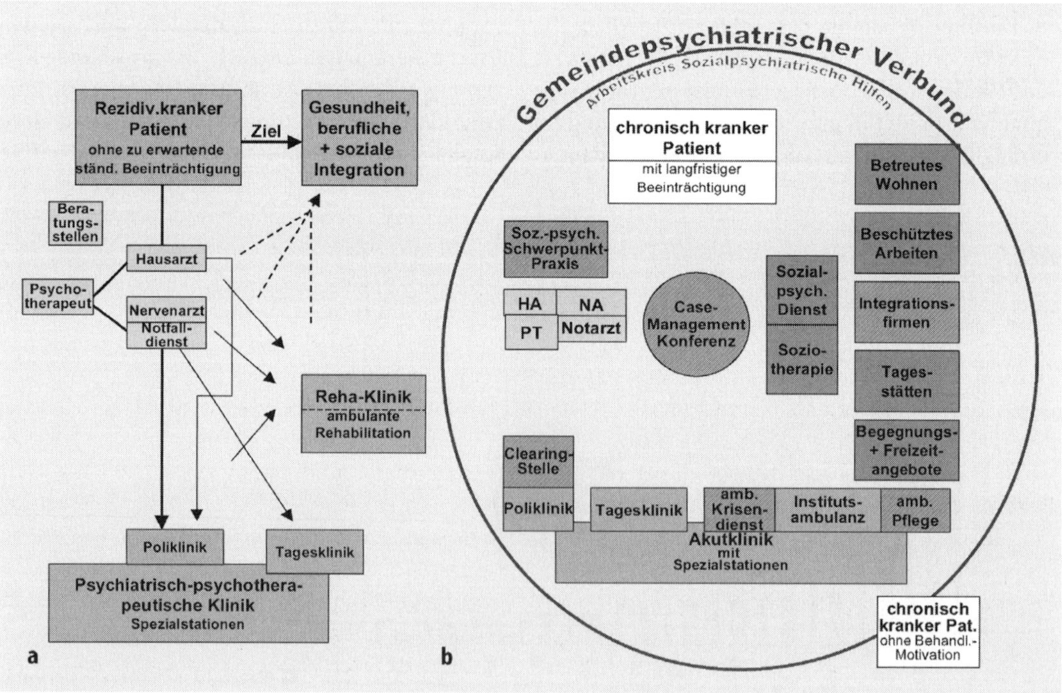

◘ **Abb. 1.17** Netzwerke in der Betreuung **a** akut und **b** chronisch psychisch Kranker ben der akutmedizinischen Versorgung, die entsprechend der Psychiatrie-Personalverordnung rehabilitative Aspekte umfasst, davon getrennt ambulante oder teilstationäre Rehabilitationseinrichtungen zu etablieren sind. Dabei muss auf die Notwendigkeit der Behandlungskontinuität und Wohnortnähe geachtet werden. Innerhalb der Fachgesellschaft wird diskutiert, getrennte Rehabilitationswege für schwerst chronisch Erkrankte entsprechend dem bisherigen RPK-Konzept, für geronto-psychiatrische Patienten, für Suchtkranke, für vornehmlich psychotherapeutisch zu behandelnde psychosomatisch Kranke sowie eine komplexe ambulante Rehabilitation für psychisch Erkrankte, etwa nach stationärem Aufenthalt, koordiniert zu entwickeln. Hier sind entsprechende intensive Verhandlungen mit der Bundesarbeitsgemeinschaft für Rehabilitation (BAR) erforderlich, da bisher weder eine Abstimmung mit den Institutionen der Akutversorgung noch eine Koordination der unterschiedlichen Rehabilitationspfade wie Sucht, Geriatrie, Psychosomatik etc. erkennbar sind.

3. Entstigmatisierung psychisch Erkrankter sowie ihrer Behandlungseinrichtungen

Eine wirkliche sachgerechte, kompetente und adäquat frequentierte psychiatrisch-psychotherapeutische Betreuung der Bevölkerung in Kooperation mit den benachbarten Facharztgruppen und psychologischen Psychotherapeuten wird nur möglich sein, wenn die Stigmatisierung psychischer Erkrankungen, aber auch die Stigmatisierung der sie behandelnden Einrichtungen und damit Schwellenängste erfolgreich abgebaut werden. Noch immer sind psychisch Erkrankte die wohl letzte Minderheitengruppe innerhalb der Bevölkerung, die einer häufig offenen Diskriminierung und Stigmatisierung unterliegen. Oft verinnerlichen die Patienten dieses Stigma, was von Finzen als »zweite Krankheit« der Betroffenen bezeichnet wurde [20].

In Deutschland gibt es in diesem Zusammenhang ein besonderes Problem: die Etablierung eines zweiten Versorgungssystems unter dem neutraler wahrgenommenen Namen »Psychosomatik«. Dieses ist jedoch für die weitgehend gleichen Diagnosen, jedoch nur in schwächerer Ausprägungsform zuständig. Schlagzeilen in breit gelesenen Zeitschriften wie: »Zum Psychiater? Dann doch lieber erst einmal in eine psychosomatische Tagesklink!« verschärfen das Problem einer Ausgrenzung von schwerer Erkrankten und führen zu einer zusätzlichen Stigmatisierung dieser Patientengruppe. D.h. es gibt ein spezifisch deutsches Problem innerhalb der weltweiten Antistigma-Kampagne: Nicht nur die Bevölkerung und die Medien müssen über psychische Erkrankungen und ihre Behandlungsmodalitäten informiert werden, sondern es muss auch verhindert werden, dass schwerer Erkrankte zusätzlich durch ein spezifisches Versorgungssystem für sie ausgegrenzt und stigmatisiert werden. Eine Zusammenführung beider Fachärzte wäre zweifelsfrei ein geeigneter Schritt auf dem Weg zur Entstigmatisierung aller psychisch Erkrankten und ihrer Behandlungsinstitutionen. Die Zusammenführung der beiden Versorgungssysteme würde vermutlich auch die Attraktivität von Psychosomatik und Psychotherapeutischer Medizin für Weiterbildungsassistenten erhöhen und damit zumindest mittelfristig das Problem der »Drainage« des Fachgebietes Psychiatrie und Psychotherapie entschärfen. Daneben würde sich Deutschland wieder in den Kontext der ärztlichen Versorgung psychisch Erkrankter in den übrigen europäischen Ländern einordnen.

Falls dieser Weg weiterhin von der Facharztgruppe der psychotherapeutischen Mediziner/ Psychosomatiker abgelehnt werden sollte, wird innerhalb der DGPPN und der Berufsverbände dann zumindest als »Schadensbegrenzung« eine Alternativbenennung des Faches »Psychiatrie und Psychotherapie« als »Medizin psychischer Erkrankungen« bzw. »Facharzt für Psychische Erkrankungen und Psychotherapie« diskutiert. Doch verdeutlichen die dargestellten Daten zur Versorgungssituation psychisch Erkrankter durch Medizin und Psychologie, dass historisch und ideologisch, nicht aber inhaltlich-medizinisch begründbare Diskrepanzen innerhalb der Ärzteschaft rasch überwunden werden sollten, da sie, wie dargestellt, das diesbezügliche medizinische Versorgungssystem infrage stellen.

1

Literatur

1. The World Health Report 2001. Mental Health: New Understanding , New Hope. World Health Organization, Geneve.
2. Murray CJL, Lopez AD (1996a). The global burden of disease: a comprehensive assessment of mortality and diability from diseases, injuries and risk factors in 1990 and projected to 2020. Cambridge, MA, Harvard School of Public Health on behalf of the World Health organization and the World Bank (Global burden of disease and Injury Series, Vol I).
3. Murray CJL, Lopez AD (1996b). Global Health statistics. Cambridge, MA, Harvard School of Public health on behalf of the World Health organization and the World Bank (Global burden of disease and Injury Series, Vol II).
4. Wittchen HU, Jacobi F, Hoyer J (2003). Die Epidemiologie psychischer Störungen in Deutschland. Vortrag im Rahmen des Kongress: Psychosoziale Versorgung in der Medizin, Hamburg, 28.–30.9.2003.
5. Wittchen HU & Jacobi F (2001). Die Versorgungssituation psychischer Störungen in Deutschland – Eine klinisch-epidemiologische Abschätzung anhand des Bundesgesundheitssurveys '98. Bundesgesundheitsblatt 2001; 44:993–1000
6. DAK Gesundheitsreport 2002. DAK Gesundheitsmanagement, DAK Hauptgeschäftsstelle Hamburg.
7. VDR-Statistik der Rentenversicherungen (2002). Verband Deutscher Rentenversicherungsträger (VDR), Frankfurt am Main.
8. Üstün TB, Sartorius N (1995) Mental Illness in general health care: an international study. Chichester, John Wiley & Sons on behalf of the World Health Organization.
9. Bermejo I, Kratz S, Schneider F, Gaebel W, Mulert Ch, Hegerl U, Berger M, Härter M (2003) Konkordanz von Arzt- und Patienten-Einschätzung bei depressiven Störungen. Z Ärztl Fortbild Qual Sich, Versorgungsleitlinie für depressive Störungen in der ambulanten Praxis 97, suppl IV: 44 – 49.
10. Fritze J, Schmauß M (2001) Psychiatrische Versorgung in Deutschland: Personalprobleme? Der Nervenarzt 72: 824–827.
11. Roth-Sackenheim C (2003). Qualifizierte ambulante Versorgung psychisch Erkrankter durch fehlgeleitete Ressourcenverteilung nur noch Utopie. Nervenarzt 74: 1057–1065.
12. Melchinger H, Machleidt W, Rössler W (2003). Psychiatrische Versorgung. Ausgaben auf dem Prüfstand. Deutsches Ärzteblatt 100: A 2850–2853[Heft 44].
13. Bestandsaufnahme zu den Entwicklungen der Psychiatrie in den letzten 25 Jahren. Arbeitsgruppe Psychiatrie der obersten Landesbehörden im Auftrag der Konferenz der für das Gesundheitswesen zuständigen Ministerinnen und Minister und Senatorinnen und Senatoren der Länder. Der Gesundheitsministerkonferenz vorgelegt im Juni 2003 (im Internet herunterladbar).
14. Härter M, Sitta P, Keller F, Metzger R, Wiegand W, Schell G, Stieglitz R-D, Wolfersdorf M, Felsenstein M, Berger M. Prozess- und Ergebnisqualität stationärer psychiatrisch-psychotherapeutischer Depressionsbehandlung. Ergebnisse eines Modellprojektes in Baden-Württemberg. Nervenarzt, im Druck.
15. Härter M, Berger M, Sitta P, Keller F, Metzger R, Wiegand W, Schell G, Stieglitz R-D, Wolfersdorf M, Felsenstein M. Externe Qualitätssicherung zur Prozess- und Ergebnisqualität stationärer psychiatrisch-psychotherapeutischer Depressionsbehandlung – Ein Modellprojekt der Landesärztekammer Baden-Württemberg. Deutsches Ärzteblatt, im Druck.
16. Koch U (2002) Vortrag im Rahmen eines Symposiums der Deutschen Gesellschaft für Psychiatrie, Psychotherapie und Nervenheilkunde zum Thema Rehabilitation, Düsseldorf, 9.10.2002.
17. Rüddel H, Jürgensen R, Terporten G, Mans E (2002). Vergleich von Rehabilitationsergebnissen aus einer psychosomatischen Fachklinik mit integriertem vollstationären und teilstationären Rehabilitationskonzept. Rehabilitation 41: 189–191.
18. Kassenärztliche Bundesvereinigung. Grunddaten zur Vertragsärztlichen Versorgung in Deutschland 2002. Zahlen, Fakten, Informationen. www.kbv.de
19. Härter M, Schneider F, Gaebel W, Berger M (Hrsg.) (2003). Versorgungsleitlinien für depressive Störungen in der ambulanten Praxis. Z Ärztl. Fortbild Qualitäts,.suppl., 97.
20. Finzen A (Hrsg.) (2001). Psychose und Stigma. Bonn, Psychiatrie-Verlag.
21. Bühren P (2003) Psychosoziale Versorgung in der Medizin – Bedarf steigt mit dem Fortschritt. Dtsch Ärztebl [PP] Heft 11:487–488

Das Stigmatisierungsproblem

* Modifikation einer im Deutschen Ärzteblatt im Druck befindlichen Arbeit. Deutscher Ärzte-Verlag Köln

Stigmatisierung und Diskriminierung psychisch Erkrankter als Herausforderung für die Gesundheitsversorgung in Deutschland

W. Gaebel, H. Zäske, A. Baumann

Psychische Erkrankungen haben eine herausragende gesundheitspolitische und volkswirtschaftliche Bedeutung: 4 der 10 weltweit wichtigsten Ursachen für durch Behinderung beeinträchtigte Lebensjahre (Disability Adjusted Life Years, DALY) stellen psychische Erkrankungen: Depression, Alkoholismus, Schizophrenie und bipolare affektive Störungen [28]. Auch in deutschen epidemiologischen Studien wie dem vom Bundesgesundheitsministerium beauftragten »Bundesgesundheitssurvey« [26, 27] spiegeln sich diese Tatsachen wider. Darüber hinaus ist auf Grund des demographischen Wandels in Deutschland mit einem erheblichen Anstieg von Demenzerkrankungen zu rechnen [18, 19]. Psychische Erkrankungen stellen auch die häufigste Ursache für Frühberentungen dar.

Parallel zur wachsenden Bedeutung psychischer Erkrankungen hat sich aber auch deren Behandelbarkeit in den letzten 2 Jahrzehnten entscheidend verbessert: Die Mehrzahl aller Patienten besitzt bei leitlinienorientierter Behandlung eine gute Chance auf Heilung oder zumindest auf eine entscheidende Besserung ihres Krankheitsbildes. Hierzu trägt ein breites Spektrum von psychopharmakologischen und anderen somatischen Therapieformen, Soziotherapien und störungsorientierten Psychotherapieverfahren bei. Auch bei schwereren Erkrankungen mit häufigen Rezidiven (z.B. Schizophrenie) gelingt es inzwischen immer häufiger, die negativen Folgen der Erkrankung abzumildern und eine relative Selbstständigkeit der Patienten zu erhalten.

Trotz der Fortschritte in der Behandlung und Versorgung psychisch Erkrankter und der damit verbundenen Perspektive, auch nach Überwindung, oder auch mit den Residuen einer Erkrankung ein normales, gesellschaftlich integriertes Leben führen zu können, unterliegen psychisch Erkrankte einer Stigmatisierung und – damit verbunden – Diskriminierung. Das Stigma psychischer Erkrankungen verschärft die Krankheitsproblematik für die Betroffenen und erschwert den Zugang zur Behandlung. Aus diesem Grunde haben die Weltgesundheitsorganisation (WHO; 29), der Weltverband für Psychiatrie (WPA; 30), und viele nationale Fachgesellschaften, z.B. in England [20], Australien [22], aber auch in der Bundesrepublik Deutschland (DGPPN; 7, Open the Doors; 8) Aktionsprogramme ins Leben gerufen, die einer Diskriminierung psychisch Erkrankter entgegenwirken sollen.

In den folgenden Abschnitten wird zunächst auf die theoretischen und empirischen Grundlagen des Stigmas psychischer Erkrankungen eingegangen, anschließend werden die Ansätze internationaler Programme und aktuelle Entwicklungen in Deutschland beschrieben.

Stigma und Diskriminierung: Definitionen

Als *Stigma* im sozialwissenschaftlichen Sinn wird die Verknüpfung eines bestimmten Merkmals (»psychisch krank«) einer Person mit einem negativen sozialen Stereotyp oder Vorurteil (»ist grundsätzlich gefährlich«) bezeichnet [17]. Gleichzeitig ist mit dem Stigma ein Statusverlust des Stigmatisierten verbunden, wodurch sich der Begriff des Stigmas vom (umfassenderen) Begriff des Stereotyps abhebt. Das Stigma bildet die Grundlage für Diskriminierungen, das heißt Betroffene werden auf Grund ihres Stigmas strukturell oder unmittelbar benachteiligt oder abgewertet. *Diskriminierung* wird definiert als die strukturelle oder unmittelbare Benachteiligung oder Ungleichbehandlung auf Grund der angenommenen Zugehörigkeit des Diskriminierten zu einer bestimmten (stigmatisierten) Gruppe und der damit verbundenen Vorurteile. Die Ursachen von Stigmatisierung und Diskriminierung lassen sich auf verschiedenen Erklärungsebenen untersuchen [11]. Dabei spielen Prozesse der kognitiven Ökonomie (Kategorienbildung) und sozialpsychologische Vergleichsprozesse (Regulation des Selbstwertes, Orientierung an sozialen Normen) eine bedeutende Rolle, aber auch ökonomische (Konkurrenz um limitierte Ressourcen) und evolutionstheoretische (Konkurrenz um Nahrung und Fortpflanzungspartner) Konzepte werden herangezogen. Neben psychisch Erkrankten sind auch andere Gruppen von Stigmatisierung und Diskriminierung betroffen, unter anderem auf Grund des Geschlechts, Alters, ethnischen Hintergrundes, oder der sexuellen Ausrichtung.

Die Folgen der Stigmatisierung und Diskriminierung psychisch Erkrankter äußern sich für die Betroffenen vor allem in ihrem konkreten Lebensumfeld und dem ihrer Angehörigen. Insbesondere treten häufig Probleme in der Arbeitswelt und bei der Wohnungssuche auf [15]. Psychose-Erkrankte werden pauschalierend als überdurchschnittlich gewalttätig, an Depressionen oder Alkoholismus Erkrankte als selbst schuldhaft verantwortlich für ihre Erkrankung angesehen. In der Folge distanzieren sich viele Personen aus dem Umfeld von den Betroffenen und ihren Familien. Auch gemeindenahe Institutionen zur Behandlung und Betreuung psychisch Erkrankter sind vom Stigma betroffen, wie beispielsweise lokale Proteste gegen neue Einrichtungen zum betreuten Wohnen für psychisch Erkrankte gezeigt haben. Das Stigma psychischer Erkrankungen wirkt sich jedoch nicht nur über negativ veränderte Lebensbedingungen auf den Erkrankten aus, sondern auch der Erkrankte selbst reagiert auf das Stigma. Die Tatsache, dass psychisch Erkrankte oft die Stigmatisierung und Diskriminierungserlebnisse verinnerlichen, wurde bereits als »zweite Erkrankung« bezeichnet (im Englischen: »self-stigma« gegenüber dem »public-stigma«) [3, 6, 16]. Mit dem modifizierten Etikettierungsansatz [16] wurde ein Modell vorgelegt, dass den Einfluss des Stigmas psychischer Erkrankungen auf deren Verlauf beschreibt. Im Falle einer Neuerkrankung werden negative Konzepte über psychische Erkrankungen auf sich selbst bezogen, so dass das Selbstwertgefühl des Betroffenen beeinträchtigt wird. Gleichzeitig wird sich die erkrankte Person der Tatsache bewusst, dass psychisch Erkrankte einem Stigma unterliegen (»Soziales Stigma«) und entwickelt daraufhin Bewältigungsstrategien, zum Beispiel hält sie die Erkrankung geheim oder zieht sich aus ihrem sozialen Umfeld zurück. Auf den Verlauf der Erkrankung hat das Stigma potenziell negativen Einfluss: die zunehmende soziale Isolation ist verbunden mit einer Beeinträchtigung sozialer Ressourcen und kann zu einer erhöhten Disposition für Rezidive oder zu einer Verschlechterung des Krankheitsbildes führen.

Laienkonzepte psychischer Erkrankungen

Stigmatisierende Auffassungen über psychische Erkrankungen sind in verschiedenen empirischen Studien belegt worden [31]. Entgegen den oben geschilderten medizinischen Sachverhalten verfügt ein großer Teil der Bevölkerung über ein negativ geprägtes Bild psychischer Erkrankungen, deren Ursachen, Symptome, Verlauf und Therapiemöglichkeiten sowie Behandlungsinstitutionen. Während aus medizinischer Sicht zur Erklärung der Ursachen psychischer Erkrankungen allgemein das Zusammenspiel von neurobiologisch-genetischen, sozialen und psychischen Faktoren herangezogen wird, geht ein Großteil der Bevölkerung in der Regel noch davon aus, dass psychische Erkrankungen auf entweder rein psychosoziale oder biologisch-genetische Ursachen zurückgehen [9], was in Diskussionen häufig eine weltanschauliche oder gar ideologische Qualität annehmen kann. Die Möglichkeiten einer günstigen therapeutischen Beeinflussbarkeit psychischer Erkrankungen werden von Laien oft unzutreffend niedrig eingeschätzt [14] und die Patienten werden für ihre Erkrankung häufig als selbst verantwortlich angesehen [5]. Nicht wenige Laien sehen darüber hinaus in der Verwahrung psychisch Erkrankter noch vor der Therapie die Hauptaufgabe von Kliniken für Psychiatrie [1]. In diesem Zusammenhang wird zwischen Institutionen der Psychiatrie und der Forensischen Psychiatrie in der Regel nicht differenziert: Psychisch kranke Straftäter werden der »geschlossenen« Psychiatrie zugeordnet.

Es stellt sich hier die Frage nach den Ursachen für diese Diskrepanz zwischen dem fachlichen Bild der Psychiatrie und ihrer Wahrnehmung durch den Laien. Dabei spielt das in den Medien vermittelte Bild psychischer Erkrankungen und der Psychiatrie eine bedeutende Rolle. Wie inhaltliche Analysen von Mediendarstellungen zeigen, ist das Bild psychisch Kranker weder im fiktionalen Film oder in der Werbung noch in nonfiktionalen Berichten wie Zeitungsberichten der Aufklärung über psychische Erkrankungen als förderlich zu bezeichnen [12]. Auf der anderen Seite lassen sich Medien bzw. die Medienschaffenden nicht allein verantwortlich für die Verbreitung negativer Bilder über psychische Erkrankungen und die Psychiatrie machen. Die Medien sind selbst Teil der Gesellschaft und spiegeln lediglich Meinungen wider, wie sie in einer Gesellschaft existieren.

Iatrogene Stigmatisierung?

Das Stigma psychisch Erkrankter ist jedoch nicht auf die (»Laien-«) Öffentlichkeit beschränkt [23]. Auch in der Ärzteschaft finden sich nicht selten skeptisch-negativistische Einstellungen gegenüber psychischen Erkrankungen und ihrer Behandelbarkeit, die die jüngeren positiven Entwicklungen in der Therapie psychischer Erkrankungen außer acht lassen. Die in epidemiologischen Studien festgestellte niedrige Diagnoserate psychischer Erkrankungen im primären Versorgungssystem [25] führt – wie das Stigma selbst – zu einer Verzögerung der Erstbehandlung mit der Konsequenz einer potenziellen Verschlechterung des Verlaufs. Nicht nur in der Diagnostik psychischer Erkrankungen gibt es offensichtlich Optimierungsbedarf, auch der Umgang mit den Betroffenen selbst erscheint problembehaftet: Betroffene berichten beispielsweise darüber, dass sie sich bei der Schilderung somatischer Beschwerden von ihrem behandelnden Arzt nicht ernst genommen fühlen [24].

Zusammengefasst stehen Vorurteile und dadurch bedingtes Verhalten der adäquaten Behandlung und somit Gesundung und der Integration psychisch Erkrankter in das öffentliche Leben erheblich entgegen. Es ist auch für Deutschland belegt, dass ein großer Teil von Patienten aus Scham wegen einer psychischen Erkrankung keine ärztliche Hilfe in Anspruch nimmt und mit der Angst lebt, durch eine psychiatrisch-psychotherapeutische Behandlung zusätzlich stigmatisiert zu werden [10]. Dies auch deswegen, weil die Behandlungsinstitutionen häufig ebenfalls einer öffentlichen Stigmatisierung und Diskreditierung unterliegen, was die Schwelle für den Patienten zur Inanspruchnahme einer fachkompetenten Behandlung deutlich erhöht.

Internationale und nationale Antistigma-Programme

International wird daher die Bekämpfung von Stigmatisierung und Diskriminierung als ein zentrales Ziel in der Versorgung und Behandlung psychisch Erkrankter angesehen. Aus diesem Grunde haben sich weltweit WHO und psychiatrische Verbände zum Ziel gesetzt, die Stigma-Bekämpfung auf unterschiedlichen Ebenen und im internationalen Maßstab zum zentralen Anliegen gesundheitspolitischer Aktivitäten zu machen

2

(siehe Kasten 1). Anlässlich des von WPA und DGPPN gemeinsam ausgerichteten XI. Weltkongresses der Psychiatrie 1999 in Hamburg wurde auch in Deutschland das Programm »Schizophrenie – Open the doors« initiiert, mit dem bundesweit verschiedene Initiativen und Projektzentren assoziiert sind. In einigen dieser Projektzentren wird eng mit dem bundesweiten Forschungsverbund Kompetenznetz Schizophrenie kooperiert, in dessen Rahmen Teile des Projektes wissenschaftlich evaluiert werden [8].

Internationale und nationale Antistigma- und Awareness-Programme, -Kampagnen und Organisationen [2, 4, 13, 20, 21, 22, 29, 30]

Internationale Programme:
- Weltgesundheitsorganisation (WHO) – »mhGAP – Mental Health Global Action Programme« (seit 2002)
- Weltverband für Psychiatrie (WPA) – »Open the Doors« (seit 1996)

Nationale Programme und Kampagnen:
- NIMH (USA) – National Institute for Mental Health Depression Awareness, Recognition and Treatment Program (seit 1988)
- Royal College of Psychiatrists – »Defeat Depression Campaign« (1992-1996)
- Royal College of Psychiatrists – »Every Family in the Land« (seit 1998)
- Australisches Gesundheitsministerium – »The Australian Community Awareness Program – CAP« (1995 – 1999)

Gemeinnützige Organisationen, die Aufklärungsarbeit betreiben:
- NAMI (USA) – National Alliance of the Mentally Ill (seit 1979)
- SANE Australia – »Stigma Watch« Programme (seit 1999)

Programme und Kampagnen in Deutschland:
- Open the doors e.V. Deutschland (seit 1999)

Assoziierte Initiativen:
- Antistigma-Aktion München ASAM
- Bayerische Anti Stigma Aktion BASTA
- Irre Menschlich Hamburg e.V.
- Irrsinnig Menschlich Leipzig e.V.

Maßnahmen und Ziele eines nationalen Antistigma-Programms

- Öffentliche Vertretung der Interessen von Betroffenen und Angehörigen in gesundheitspolitischen und rechtlichen Fragen
- Protest gegen stigmatisierende Mediendarstellungen, und im Zusammenhang damit eine zeitnahe Kommentierung von Sensationsfällen durch Experten
- Verbesserte Information über das Aufgabenspektrum psychiatrisch-psychotherapeutischer Hilfesysteme und die Erfolgschancen evidenzbasierter und leitlinienorientierter Therapiemaßnahmen zur Absenkung der Schwelle für deren Inanspruchnahme
- Anregung und Unterstützung von Schulprojekten, Stärkung des Wissens und der Vertrautheit von Kindern und Jugendlichen mit psychischen Erkrankungen und ihren Behandlungsmöglichkeiten
- Koordination von öffentlichen Antistigma- und Antidiskriminierungs-Programmen

Resolutionsentwurf für den Deutschen Ärztetag 2005

Die Sicherstellung der seelischen Gesundheit der Bevölkerung ist ein zentrales Anliegen der Deutschen Ärzteschaft. Dies setzt sachliche Informationen der Bevölkerung über psychische Erkrankungen sowie Möglichkeiten ihrer Verhütung, Behandlung und Versorgung voraus. Es umfasst vor allem auch die Sicherstellung des vorurteilsfreien und chancengleichen Zugangs psychisch Erkrankter und ihrer Angehörigen zu allen verfügbaren Beratungs-, Behandlungs- und Versorgungseinrichtungen sowie allen Bereichen des öffentlichen Lebens. Daraus leiten sich folgende Forderungen ab:

1. Gleichstellung und Gleichbehandlung psychisch Kranker müssen in allen Bereichen des öffentlichen Lebens gewährleistet sein.
2. Information und Aufklärung der Bevölkerung, insbesondere auch aller mit psychisch Kranken in professionellem Kontakt stehenden Personengruppen und Institutionen, müssen verbessert werden.

▼

3. Der Stigmatisierung und Diskriminierung psychisch Erkrankter, ihrer Angehörigen, der sie behandelnden Professionen und Behandlungseinrichtungen muß mit allen zu Gebote stehenden Mitteln öffentlich entgegengetreten werden.

Die Deutsche Ärzteschaft fordert ihre Mitglieder auf, sich aktiv an diesen Aufgaben zu beteiligen und im Sinne dieser Resolution Einfluss zu nehmen.

Die im Rahmen dieser Maßnahmen zur Anwendung kommenden Strategien zur Reduzierung der Stigmatisierung psychisch Erkrankter umfassen Medienkampagnen, öffentliche und zielgruppenspezifische Aufklärungsprogramme und »Awareness«-Programme, Interessenvertretung und Beratung Betroffener und organisierten Protest gegen Diskriminierungsfälle und diskriminierende Darstellungen in den Massenmedien.

Auch nimmt sich die WHO (Regionalbüro Europa) zusammen mit dem Europarat des Themas Stigmatisierung psychisch Erkrankter im Rahmen der Konferenz der Gesundheitsminister der europäischen Länder zur seelischen Gesundheit im Januar 2005 in Helsinki an. Bereits 2003 wurde in Athen eine vorbereitende Konferenz unter dem Vorsitz der Europäischen Union speziell zum Thema »Psychische Erkrankung und Stigma in Europa« veranstaltet. Weiterhin liegt dem Ministerrat der EU eine Richtlinie zum Schutz der Menschenrechte und Würde von Personen mit psychischen Erkrankungen zur Verabschiedung vor. Dabei bleibt die Bekämpfung von Stigmatisierung und Diskriminerung nicht auf die Gruppe der psychisch Erkrankten beschränkt, wie die aktuelle Diskussion über die gesetzliche Umsetzung der EU-Richtlinien zur Anwendung des Gleichbehandlungsgrundsatzes ohne Unterschied der Rasse oder der ethnischen Herkunft (Richtlinie 2000/43/EG des Rates vom 29.6.2000) und zur Festlegung eines allgemeinen Rahmens für die Verwirklichung der Gleichbehandlung in Beschäftigung und Beruf (Richtlinie 2000/78/EG des Rates vom 27.11.2000) in Deutschland zeigt.

Danksagung

Die Erstellung dieser Arbeit wurde mit Mitteln des vom Bundesministerium für Bildung und Forschung geförderten bundesweiten Forschungsverbundes Kompetenznetz Schizophrenie unterstützt (Fördernummer 01 GI 9932).

Literatur

1. Angermeyer MC: Das Bild der Psychiatrie in der Öffentlichkeit. In: Schüttler R, Hrsg.: Versorgungsstrukturen in der Psychiatrie. Berlin, Heidelberg: Springer 1994; 1-10
2. Baumann A, Gaebel W: Open the doors in Deutschland. In: Gaebel W, Möller HJ, Rössler W, Hrsg.: Stigma – Diskriminierung – Bewältigung – Der Umgang mit sozialer Ausgrenzung psychisch Kranker. Stuttgart: Kohlhammer in Druck
3. Corrigan PW, Ruesch N: Mental illness stereotypes and clinical care: do people avoid treatment because of stigma? Psychiatr Rehab Skills 2002; 6: 312- 334.
4. Crisp A: Changing minds: every family in the land. An update on the college's campaign. Psychiatr Bull 2000; 24: 267-268.
5. Crisp AH, Gelder MX, Rix S, Meltzer HI, Rowlands OJ: Stigmatisation of people with mental illnesses. Br J Psychiatry 2000; 177: 4-7.
6. Finzen A: Psychose und Stigma. Bonn: Psychiatrie-Verlag 2000.
7. Gaebel W: Gegen Stigmatisierung und Diskriminierung psychisch Kranker. München: Deutsche Gesellschaft für Psychiatrie, Psychotherapie und Nervenheilkunde 2004. [www.dgppn.de/stellungnahmen/dgppn-antistigma-stellungnahme_resolution.pdf]
8. Gaebel W, Baumann A: »Open the Doors«. Weltweite Initiative gegen die Stigmatisierung psychisch Kranker. MMW Fortschr Med 2003; 145: 34-37.
9. Gaebel W, Baumann A, Witte AM, Zaeske H: Public attitudes towards people with mental illness in six German cities. Eur Arch Psychiatry Clin Neurosci 2002; 252: 278-287.
10. Gaebel W, Baumann A, Zäske H: Gesellschaftsrelevante Ansätze zur Überwindung von Stigma und Diskriminierung. In: Rössler W, Hrsg.: Psychiatrische Rehabilitation. Berlin, Heidelberg: Springer 2004.
11. Haghighat R: A unitary theory of stigmatisation. Pursuit of self-interest and routes to destigmatisation. Br J Psychiatry 2001; 178: 207-215.
12. Hoffmann-Richter U: Psychiatrie in der Zeitung. Psychiatrie-Verlag, Bonn 2000.
13. Kommana S, Mansfield M, Penn DL: Dispelling the stigma of schizophrenia. Psychiatr Serv 1997; 48: 1393-1395.
14. Lauber C, Nordt C, Falcato L, Rössler W: Lay recommendations on how to treat mental disorders. Soc Psychiatry Psychiatr Epidemiol 2001: 36: 553-556.

15. Link BG. Die Folgen des sozialen Stigmas für das Schicksal psychisch Kranker. ZNS-Journal 2000; 21: 32-41.
16. Link BG, Cullen FT, Struening E, Shrout PE, Dohrenwend BP: A modified labeling theory approach to mental disorders: an empirical assessment. Amer Soc Rev 1989; 54: 400-423.
17. Link BG, Phelan JC: Conceptualizing stigma. Annu Rev Sociol 2001; 27: 363-385.
18. Murray CJL, Lopez AD: The global burden of disease: a comprehensive assessment of mortality and diability from diseases, injuries and risk factors in 1990 and projected to 2020. Cambridge, MA, Harvard School of Public Health on behalf of the World Health organization and the World Bank (Global burden of disease and Injury Series, Vol I) 1996.
19. Murray CJL, Lopez AD: Global Health statistics. Cambridge, MA, Harvard School of Public health on behalf of the World Health organization and the World Bank (Global burden of disease and Injury Series, Vol II) 1996.
20. Paykel ES, Tylee A, Wright A, Priest RG, Rix S, Hart D: The defeat depression campaign: psychiatry in the public arena. Am J Psychiatry 1997; 154 (Festschr. Suppl.): 59-65.
21. Regier DA, Hirschfeld RMA, Goodwin FK, Burke JD, Lazar JB, Judd LL: The NIMH depression awareness, recognition, and treatment program: structure, aims, and scientific basis. Am J Psychiatry 1988; 145: 1351-1357.
22. Rosen A, Walter G, Casey D, Hocking B: Combating psychiatric stigma: an overview of contemporary initiatives. Australasian Psychiatry 2000; 8: 19-26.
23. Sartorius N: Iatrogenic stigma of mental illness. BMJ 2002: 324; 1470-1471.
24. Schulze B, Angermeyer MC: Subjctive experiences of stigma. A focus group study of schizophrenic patients, their relatives and mental health professionals. Soc Sci Med 2003: 56; 299-312.
25. Üstün TB, Von Korff M: Primary mental health services: access and provision of care. In: Üstün TB, Sartorius N, eds.: Mental illness in general health care. An international study. Chichester, New York: John Wiley 1995; 347-360.
26. Wittchen HU, Jacobi F, Hoyer J: Die Epidemiologie psychischer Störungen in Deutschland. Vortrag im Rahmen des Kongress: Psychosoziale Versorgung in der Medizin, Hamburg, 28.-30.9. 2003.
27. Wittchen HU, Jacobi F: Die Versorgungssituation psychischer Störungen in Deutschland – Eine klinisch-epidemiologische Abschätzung anhand des Bundesgesundheitssurveys ´98. Bundesgesundheitsblatt 2001; 44: 993-1000.
28. World Health Organization: The World Health Report 2001. Mental health: new understanding, new hope. Geneva: World Health Organization 2001.
29. World Health Organization: Mental health global action programme mhGAP. Close the gap, dare to care. Geneva: World Health Organization 2002.
30. World Psychiatric Association: Fighting stigma and discrimination because of schizophrenia. New York: World Psychiatric Association 1998.
31. Zäske H, Baumann A, Gaebel W: Das Bild des psychisch Kranken in der Bevölkerung. In: Gaebel W, Möller HJ, Rössler W, Hrsg.: Stigma – Diskriminierung – Bewältigung – Der Umgang mit sozialer Ausgrenzung psychisch Kranker. Stuttgart: Kohlhammer in Druck.

Ambulante Versorgung

---

* aus »Der Nervenarzt 11, 2003. Seite 1057–1062. Springer Berlin Heidelberg New York«

** aus »NeuroTransmitter 2, 2004. Seite 47–49. Urban & Vogel München«

Qualifizierte ambulante Versorgung psychisch Erkankter durch fehlgeleitete Ressourcenverteilung nur noch Utopie

Die negativen Folgen der Gesundheitspolitik, des Psychotherapeutengesetzes, des »90%-Urteils« und der Hausarzt-Facharzttrennung für die ambulante psychiatrisch-psychotherapeutische Versorgung

C. Roth-Sackenheim

1 Einleitung

In diesem Beitrag soll dargestellt werden, wie sich die ambulante Versorgungsrealität psychisch Erkrankter im Fach Psychiatrie und Psychotherapie in den letzten Jahren außerordentlich negativ entwickelt hat.

Dies steht in einer massiven Diskrepanz zu entscheidenden wissenschaftlichen Fortschritten des Faches Psychiatrie und Psychotherapie, die zur Weiterentwicklung ätiopathogenetischer Krankheitskonzepte und zu deutlich verbesserten Therapien sowohl bezüglich medikamentöser, sozialpsychiatrischer, und psychotherapeutischer Verfahren führte. Letztere umfassen neben Richtlinientherapieverfahren insbesondere störungsspezifische Psychotherapien, z.B. bei schweren Zwangsstörungen, schizophrenen Psychosen, Abhängigkeitserkrankungen, Persönlichkeitsstörungen oder affektiven Erkrankungen.

Die besondere Kompetenz des Facharztes für Psychiatrie und Psychotherapie liegt dabei in der Kombination, Variation und Abstufung der einzelnen somatischen, soziotherapeutischen und psychotherapeutischen Therapieansätze entsprechend Diagnose und individuellem Krankheitsverlauf, und zwar nach vorliegender wissenschaftlicher Evidenz.

Das Augenmerk der Gesundheitspolitik wird zunehmend auf die ambulante Versorgungssituation gerichtet. Diese sollte auch bei psychischen Erkrankungen – nach einem politisch gewollten rigorosen Bettenabbau in psychiatrisch-psychotherapeutischen Kliniken von ca. 35% allein in den letzten 10 Jahren – den heutigen Anforderungen an eine evidenz-basierte, methodisch differenzierte und bezüglich Struktur, Prozess und Ergebnis qualitätsgesicherte medizinische Versorgung gerecht werden.

Gesundheitspolitische Faktoren haben diese Entwicklung jedoch entscheidend negativ beeinflusst.

2 Strukturelle Auswirkungen auf die ambulante psychiatrisch-psychotherapeutische Versorgung

2.1 Ressourcenverknappung im Gesundheitswesen

Der Werte- und Konzeptewandel, der psychischen Erkrankungen in der Medizin und in der Gesellschaft durch wissenschaftlichen, aber auch ethischen Fortschritt zuteil wurde, führte zu einem gewaltigen Abbau der Psychiatriebetten, einer Ver-

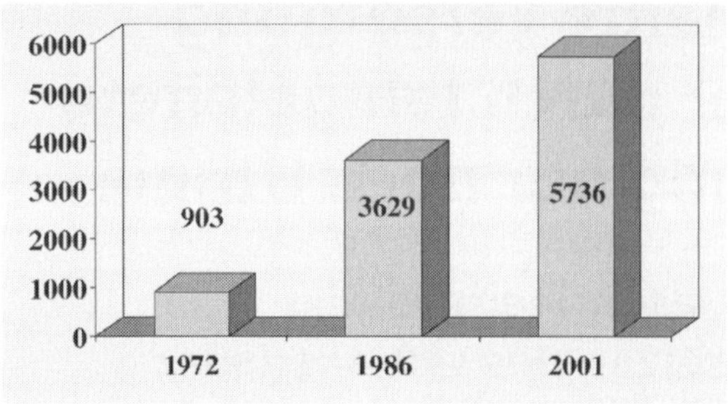

■ **Abb. 3.1** Entwicklung der vertragsärztlich tätigen Nervenärzte/Psychiater u. Psychotherapeuten (KBV-Grunddaten)

kleinerung der meist im 19. Jahrhundert erbauten Großkliniken, der Etablierung von psychiatrisch-psychotherapeutischen Abteilungen an Allgemeinkrankenhäusern, einem Abbau der Langzeitbetten und einem Ausbau der sog. extramuralen Versorgung schwer chronisch psychisch Kranker in meist kommunaler Trägerschaft.

Entsprechend des so entstandenen ambulanten Bedarfs kam es seit 1972 zu einer Versechsfachung der Zahl vertragsärztlich tätiger Nervenärzte und Psychiater/Psychotherapeuten. Im gleichen Zeitraum verdoppelte sich lediglich die Zahl aller übrigen Vertragsärzte in Deutschland. Diese bemerkenswerte numerische Entwicklung der Arztgruppe fiel jedoch in eine Zeit der politisch verursachten Ressourcenverknappung der gesetzlichen Krankenversicherung und in eine Zeit der ideellen und finanziellen Höherbewertung von technisch-apparativen Leistungen in der Medizin.

Der durch die Verlagerung der Behandlung psychisch Erkrankter vom stationären in den ambulanten Bereich entstandene Ressourcenbedarf wurde somit nicht in dem Maße, wie er im stationären Bereich verringert wurde, in den ambulanten Behandlungsbereich transferiert. So mussten in der Folge psychisch-Erkrankte mit somatisch Kranken um die ambulanten Ressourcen konkurrieren.

Die bedeutende Rolle psychischer Erkrankungen im deutschen Gesundheits- und Sozialsystem ist gut belegt:

1. Die im Bereich psychischer Erkrankungen entstandenen direkten Krankheitskosten stehen zur Zeit an vierter Stelle nach den Aufwendungen für Erkrankungen des Verdauungs-, Kreislauf- und Skelettsystems. (Quelle Gesundheitsbericht der Bundesregierung 1998).
2. Psychische Erkrankungen sind bei Männern die fünfthäufigste Ursache für AU-Tage, bei Frauen stehen sie an vierter Stelle (BKK Bundesverband 2001, ■ Abb. 3.2 und 3.3)
3. Psychische Erkrankungen verursachen nach Neubildungen die zweitlängste Arbeitsunfähigkeitsdauer pro Krankheitsfall bei Erwerbstätigen. (BKK Bundesverband 2001, ■ Abb. 3.4)
4. Psychische Erkrankungen verursachten in 1999 die längste Krankenhaus-Verweildauer von allen Krankheitsklassen (26,9 Tage, Stat. Bundesamt)
5. Psychische Erkrankungen sind mittlerweile der häufigste Frühberentungsgrund bei Frauen, bei Männern steigt der Anteil stetig (BfA Berlin)

Die aktuelle begrenzte Wahrnehmung psychischer Erkrankungen in Politik und Gesundheitswesen wird deren realem Stellenwert in allen Sozialsystemen nicht gerecht.

2.2 Auswirkungen durch das Psychotherapeutengesetz (PTG)

Durch die Einführung des Psychotherapeutengesetzes (PTG) wurde, politisch gewollt und grundsätzlich begrüßenswert, Richtlinienpsychotherapie durch psychologische Psychotherapeuten in der gesetzliche Krankenversicherung (GKV) implementiert. Bislang kamen rund 14 000 psychologische Psychotherapeuten und Kinder- und Jugendlichenpsychotherapeuten nach Erhalt einer Approbation in das System der GKV.

Teilweise waren diese psychologischen Psychotherapeuten bereits vorher über das sog. Delegationsverfahren im Rahmen der GKV tätig, sofern sie Richtlinienpsychotherapie anwendeten und bestimmte Zulassungskriterien erfüllten. Zum Anderen waren psychologische Psychotherapeuten im sog. Erstattungsverfahren ohne eine offizielle Anerkennung durch die GKV in Tiefenpsychologie/Psychoanalyse oder Verhaltensthe-

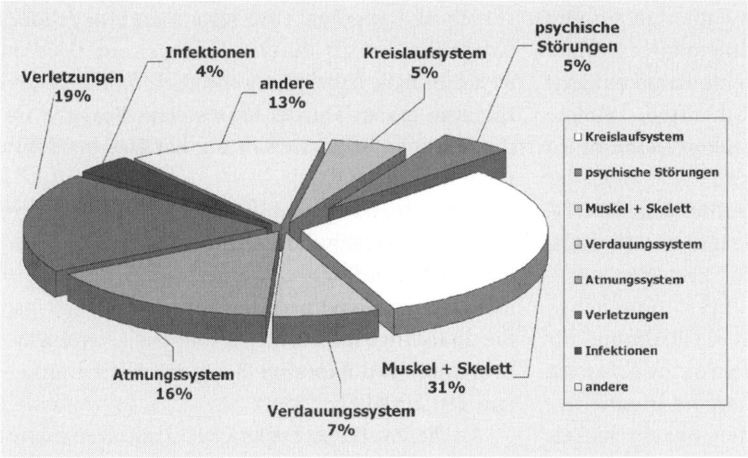

Abb. 3.2 Psychische Erkrankungen als Ursache für AU-Tage bei beschäftigten BKK-Mitgliedern – Männer (ICD-10-Hauptgruppen; nach Daten der BKK-Homepage)

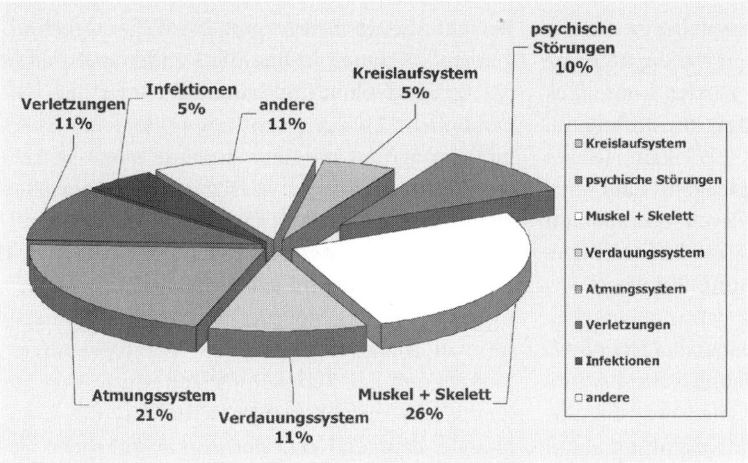

Abb. 3.3 Psychische Erkrankungen als Ursache für AU-Tage bei beschäftigten BKK-Mitgliedern – Frauen (ICD-10-Hauptgruppen; nach Daten der BKK-Homepage)

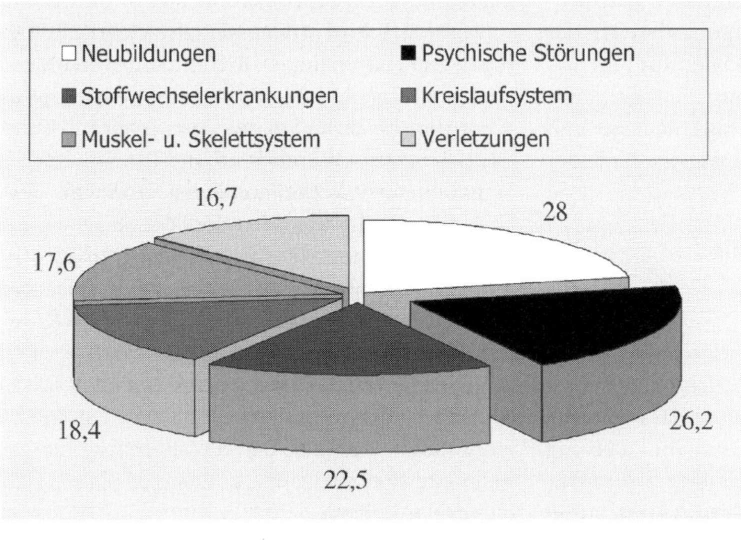

Abb. 3.4 Mittlere AU-Dauer in Tagen pro Krankheitsfall nach Kranheitsart – Männer u. Frauen (nach Daten der BKK-Homepage)

rapie tätig, wobei sie und ihre Patienten auf den »goodwill« der einzelnen Krankenkassen angewiesen waren. Entschied sich eine Krankenkasse zur Erstattung dieser Psychotherapie, erfolgte die Vergütung aus einem krankenkassenintern nicht klar ausgewiesenen Budget, wie sich bei der Umsetzung des PTGs zeigen sollte. Gemäß PTG Artikel 11 sollte für 1996 die insgesamt über alle gesetzlichen Krankenkassen für Erstattungspsychotherapie geleistete Vergütungssumme neben der problemlos feststellbaren Geldsumme für das bisherige Delegationsverfahren und für die ärztliche Richtlinien-Psychotherapie in eine Gesamtvergütung integriert werden, um ein Sockelbudget für Richtlinienpsychotherapie für 1999 zu bilden.

Es ist davon auszugehen, dass dabei die für die Erstattungstherapie ausgegebene Geldmenge vor 1999 nicht vollständig erfasst werden konnte, es also zu einem geringeren Budget für ambulante Richtlinienpsychotherapie für 1999 kam. Dieses mussten sich wiederum die gestiegene Zahl ärztlicher und psychologischer Psychotherapeuten teilen. Gleichzeitig war gerade die hausärztliche von der fachärztlichen Vergütung durch die Sozialgesetzgebung voneinander getrennt worden. Politische Vorgaben stärkten dabei den Hausarztanteil. Das Budget für Richtlinienpsychotherapie wurde ab 2000 in die fachärztliche Vergütung integriert. Bei gedeckelter Gesamtvergütung stand somit weniger Geld für den fachärztlichen und damit auch dem psychiatrischen und richtlinienpsychotherapeutischen Versorgungsbereich zur Verfügung. Das heißt, der Punktwert für psychiatrische aber auch für richtlinienpsychotherapeutische Leistungen wurde in der Folge niedriger und war oft nicht mehr kostendeckend.

2.3 Auswirkungen durch die »90-%-Regelung«

Diese Situation veranlasste Verbände der Richtlinientherapeuten, auf sozialgerichtlichem Weg eine Existenzsicherung zu erhalten. Das Bundessozialgericht in Kassel fällte im Jahr 2000 ein in der vertragsärztlichen Versorgung bisher einmaliges Urteil. Es garantierte Vertragsärzten und -Psychotherapeuten eine feste Vergütungshöhe, sofern ihr Umsatz durch Leistungen der GKV zu 90% durch die Erbringung von Richtlinienpsychotherapie erzielt wurde. Eine solche Vorgabe für die ärztliche Selbstverwaltung hatte es bis dahin nicht gegeben.

Zur Urteilsbegründung wurde insbesondere die strikte Zeitgebundenheit der psychotherapeutischen Behandlung angeführt, die vorherige gutachterliche Genehmigungspflichtigkeit, ebenso die unabdingbare höchstpersönliche Leistungserbringung, wodurch eine Delegierbarkeit von Leistungen entfällt.

An diesem Punkt begann der strukturell implementierte Abbau einer fachgerechten ambulanten psychiatrisch-psychotherapeutischen Versorgung. Bis auf die vorherige gutachterliche Genehmigungspflichtigkeit treffen die 3 anderen Kriterien (Zeitgebundenheit und hoher Zeitbedarf, höchstpersönliche Leistungserbringung, fehlende Delegierbarkeit) auf die überwiegende psychiatrisch/psychotherapeutische Tätigkeit gleichermaßen zu. Diese besteht z. B. in Krisenintervention, häufiger Überprüfung des Behandlungsschwerpunktes, Feststellung von Krankenhausbehandlungsbedürftigkeit, Beratung von Angehörigen, Organisation von sozialpsychiatrischen Voraussetzungen, Fortsetzung der Behandlung und Motivation zur Krankheitseinsicht, Aufrechterhaltung der Compliance, dringend erforderliche ausführliche Gespräche zum Verständnis der Erkrankung und der Behandlung, Psychoedukation, etc.

Zusätzlich wird in der psychiatrisch-psychotherapeutischen Praxis auch Richtlinienpsychotherapie zu einem Prozentsatz erbracht, der durchschnittlich bei 50%, d.h. zwischen 10 und 75% des GKV-Umsatzes je nach Profil der Praxis liegt.

Psychiater/Psychotherapeuten konnten deshalb niemals die Kriterien der 90%-Regelung erfüllen. Dies bedeutete eine Vergütung für Richtlinienpsychotherapie zwischen 5 und 50 Euro pro 50-min-Sitzung, z T wurden Beträge je nach Krankenkasse und Quartal von unter 1 Euro erzielt. Dagegen betrug das (keineswegs in allen Kassenärztlichen Vereinigungen umgesetzte) gestützte Honorar im Rahmen der 90%-Regelung für genehmigte Richtlinienpsychotherapie planungssichere feste Beträge.

Gleichzeitig versorgten die Praxen von Psychiatern und Psychotherapeuten jedoch erheblich mehr Patienten mit deutlich weniger Ressourcen als die »reinen« Psychotherapeuten (◘ Tabelle 3.1): Das heißt z. B. in Bayern versorgen 700 Fachärzte für Psychiatrie und Psychotherapie fast 3 mal so viele Patienten wie ca 3000 ärztliche und psychologische Psychotherapeuten, erhalten aber pro Patient nur 1/4 des Punktzahlvolumens, das für einen Richtlinienpsychotherapiepatienten aufgewendet wird. Dieses Punktvolumen wird zudem mit einem floatenden Punktwert vergütet, der im Schnitt um 5 Pfennig (2,5 Cent) beträgt. Daraus errechnet sich ein Fallwert/Quartal von ca. 46 Euro. (zum Vergleich: 347 Euro Fallwert/Quartal Richtlinienpsychotherapie durch ärztliche PT, 400 Euro durch Psychologische PT)

Die geschilderte prekäre Vergütungssituation verleitete nicht wenige psychiatrisch-psychotherapeutisch tätige Kollegen dazu, sich ausschließlich psychotherapeutisch zu orientieren und somit einen bedeutenden Teil ihres bisherigen Spektrums der Versorgung psychisch Erkrankter aufzugeben. Die weitaus größere Anzahl von niedergelassenen Psychiatern/Psychotherapeuten erbrachte jedoch ab 1999 stetig weniger Richtlinienpsychotherapie. Insgesamt wurde von 1999 bis 2001 ein Rückgang der richtlinienpsychotherapeutischen Leistungsziffern bei-Psychiatern/Psychotherapeuten um 25–30% festgestellt. Im Jahr 1999 erbrachten niedergelassene Psychiater und Psychotherapeuten noch genauso häufig Richtlinienpsychotherapie wie psychologische Psychotherapeuten. (Quelle KBV). Das heißt, innerhalb von 3 Jahren wurde die Richtlinienpsychotherapie bei Psychiatern und Psychotherapeuten um mindestens ein Viertel reduziert, der Anteil wird in den nächsten Jahren sehr wahrscheinlich noch zunehmen. Dies stellt eine dramatische Umverteilung von Ressourcen dar, die zudem in eine kontraproduktive Richtung geht. Bei schweren psychischen Störungen ist in der Regel eine Pharmako- und Psychotherapie aus einer Hand vorzuziehen, was auch von Patientenseite gefordert wird. Das Tätigkeitsspektrum des Psychiaters und Psychotherapeuten umfasst letztlich mittlerweile ungewollt einen größeren Anteil an »5-Minuten-Medizin«, was die wissenschaftliche Entwicklung des Faches konterkariert.

3 Mengenbegrenzung der Arzt-Patient-Gespräche, dem Diagnose- und Behandlungsinstrument in der Psychiatrie und Psychotherapie

Für die psychiatrisch-psychotherapeutische Versorgung außerhalb der Richtlinienpsychotherapie gilt ebenfalls der hohe Zeitbedarf (an das jeweilige Krankheitsbild angepasst) und die höchstpersönliche Leistungserbringung bei gleichzeitig auf niedrigem Niveau floatenden Punktwert.

◘ Tabelle 3.1 Arzt- und PP-Zahlen (KBV-Grunddaten, grau unterlegt: vor Einführung des PTG)

	Anzahl Ärzte / PP / KJP in freier Praxis					
	1996	1997	1998	1999	2000	2001
Nervenheilkunde	3.166	3.157	3.112	3.017	2.980	2.908
Psychiatrie und Psychotherapie	570	637	717	857	890	959
Kinder + Jugendpsychiatr. u. -pth.	262	286	324	365	375	411
Psychoth. Medizin	2.208	2.450	2.862	3.269	3.440	3.509
Psychologische Psychotherapeuten	k. A.	5.731	6.695	9.310	11.804	12.185
Kind/Jug.-Psy.Ther.	k. A.	1.309	1.303	1.180	1.412	1.492

Zusätzlich wurden auf Ebene der Landes-KVen Regelungen zur Mengensteuerung in Form von Punktzahlbudgets pro Patient getroffen, die ursprünglich gedacht waren, um einer anbieterorientierten Mengenausweitung im technisch-apparativen Bereich entgegenzuwirken. Im Bereich psychischer Erkrankungen führten sie jedoch zur Mengenbegrenzung der Arzt-Patient-Kontakte. So wurde eine Gesprächsfrequenz von mehr als einmal im Monat nicht mehr vergütet, da das Punktzahlbudget bereits bei 2–3 Routinekontakten ausgeschöpft war (◘ Abb. 3.5). Nicht berücksichtigt wurden bei diesem Beispiel Notfallkonsultationen, Fremdanamnesen durch Angehörige,

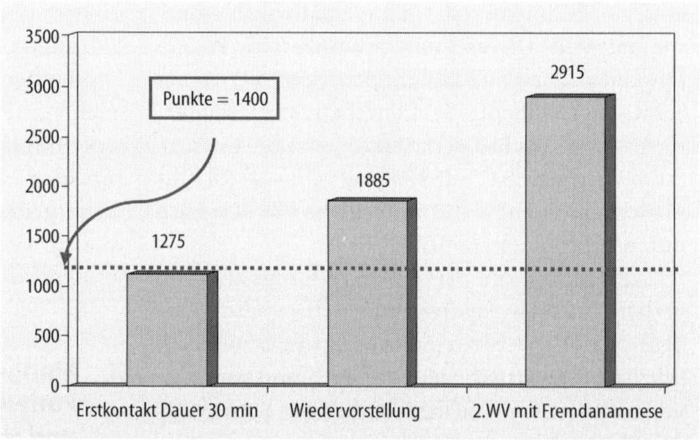

◘ Abb. 3.5 Budgetproblematik in der Psychiatrie anhand eines Abrechnungsbeispiels

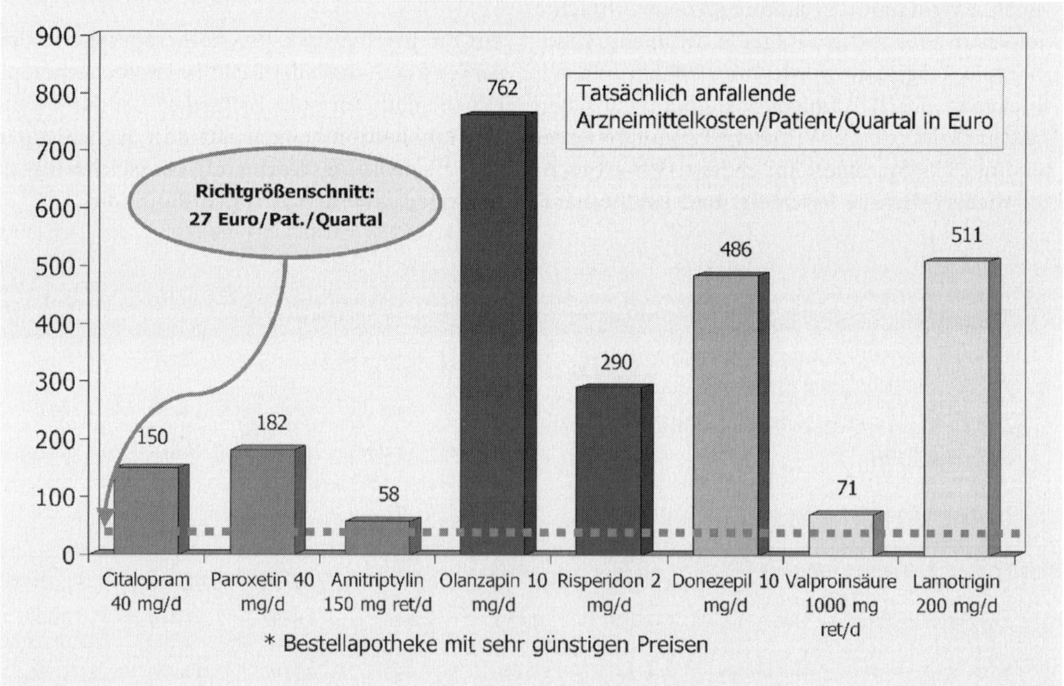

◘ Abb. 3.6 Überschreitung des Arzniemittelbudgets; Arzneimittelrichtgrößen versus Arzneimittelkosten/ Quartal bei ausgewählten Medikamenten (günstigste Arzneimittelpreise in 8/03 bei Bestellapotheke docmorris)

Telefonate mit Betreuern oder apparative Zusatzuntersuchungen wie EEG. Dies traf insbesondere kleinere psychiatrisch-psychotherapeutische Praxen, die wenige Schwerkranke (etwa 150–200 im Quartal) hochfrequent behandelten und dadurch Rezidive, stationäre Einweisungen, Jobverlust etc. verhinderten und somit entsprechend der wissenschaftlichen und ethischen Entwicklung des Faches behandelten. Praxen mit höherer Fallzahl konnten durch die entstehende Mischkalkulation, d.h. dadurch dass andere Patienten durch ihre psychische Stabilität ihr Punktzahlkonto nicht ausschöpften, hier den akut Erkrankten etwas mehr Leistungen anbieten.

3.1 Besonderheiten psychiatrisch/psychotherapeutischen (Be-) Handelns

Die Systematik einer Richtlinienbehandlung wird nicht allen psychisch Erkrankten gerecht. Die Besonderheiten psychiatrisch/psychotherapeutischer Versorgung im Unterschied zu rein richtlinienpsychotherapeutischer Versorgung sind:

1. Größte Erfahrung des Facharztes in Behandlung, Verlauf und Differentialdiagnose sehr schwerer Erkrankungen wie psychotischen und bipolaren Störungen, Zwangserkrankungen, Suchterkrankungen, Demenzen und internistisch-psychiatrischer Multimorbidität.
2. Spezifische Kenntnis der Zusammenhänge bestimmter Hirnfunktionsstörungen und deren Auswirkungen auf Wahrnehmung, Denken, Affekte und Verhalten sowie eines breiten Behandlungsspektrums (Richtlinienpsychotherapie, störungsspezifische Psychotherapie, Psychoedukation, Pharmakotherapie, Vernetzung eines mehrdimensionalen Behandlungskonzepts u.a.)
3. Eine weitere Besonderheit der Behandlung psychischer Erkrankungen ist, dass der Status der Erkrankung das jeweils im Vordergrund stehende Behandlungsmodul bestimmt. (Bei Psychosen oder Bipolaren Störungen ist die exakte Kenntnis der wechselnden Psychopathologie für die Psychotherapie unerlässlich.)
4. Die Psychopathologie und die Reaktivität auf Psychotherapie hängt oft stark von medikamentöser Therapie inklusive der Nebenwirkungen ab.
5. Das Krankheitskonzept sieht eine zeitlich begrenzte, rein verbale Intervention, wie sie in der Richtlinientherapie Voraussetzung für die gutachterliche Genehmigung ist, als alleinige Maßnahme als ungenügend an.
6. Eine über Jahre, manchmal lebenslang dauernde Behandlung mit einer konstanten Arzt-Patient-Bindung ist je nach Krankheitsverlauf oft unumgänglich.
7. Bei den meisten dieser genannten Patientengruppen ist wissenschaftlich erwiesen, dass eine Kombination mehrerer Behandlungsebenen notwendig ist, wobei eine Therapie aus einer Hand einer Zersplitterung der Therapie in verschiedene Behandlungsplätze vorzuziehen ist.

4 Problematik durch die Arzneimittelbudgetierung

In den neuropsychiatrischen Fachgebieten wurden in den letzten 10–15 Jahren mehrere echte medikamentöse Innovationen entwickelt, die den Krankheitsverlauf, die Lebensqualität und nicht zuletzt die Lebenserwartung der Patienten (u.a. durch Suizidprävention) deutlich verbesserten, z.B. atypische Neuroleptika, Antidepressiva mit sehr spezifischen Wirkmechanismen, neuere Antiepileptika zur Phasenprophylaxe, Antidementiva, etc. Diese teuren Medikamente brachten einen leitliniengerecht arbeitenden Psychiater und Psychotherapeuten sofort in die Gefahr eines Medikamentenregresses.

5 Erhebung über das richtlinienpsychotherapeutische Versorgungsspektrum von Psychiatern/Psychotherapeuten

Um einen Überblick über das richtlinienpsychotherapeutische Versorgungsspektrum von Psychiatern/Psychotherapeuten-zu schaffen, wurde eine Erhebung in 101 Psychiater/Psychotherapeutenpraxen im Jahr 2000 (mit zugrunde liegenden Daten aus 1999) durchgeführt. Unseres Wissens liegt keine ähnliche Erhebung bei anderen richtlinientherapeutischen Leistungserbringergruppen vor.

Es zeigte sich folgende Versorgungsstruktur: (Mehrfachnennungen möglich)

- Niedergelassene Fachärzte für Psychiatrie und Psychotherapie arbeiten zu je 50% richtlinienpsychotherapeutisch und psychiatrisch-störungsspezifisch.
- Über 50% der psychotherapeutisch behandelten Klientel zeigte eine Erkrankung, der sog »neurosenspezifische« Ursachen zugrunde lagen
- Knapp 30% hatten die Diagnose einer Persönlichkeits- oder Belastungsstörung
- 17% eine affektive Psychose
- 15% eine Suchterkrankung
- 12% eine Störung aus dem schizophrenen Formenkreis
- 9% eine Teilleistungsstörung
- 4% eine Intelligenzminderung

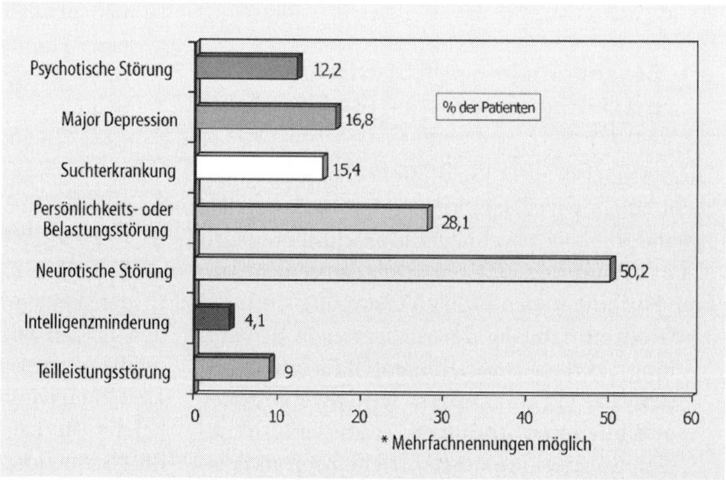

Abb. 3.7 Diagnosespektrum der richtlinienpsychotherapeutisch behandelten Patienten in 101 Praxen für Psychiatrie und Psychotherapie (Erhebung der Autorin in 101 Praxen für Psychiatrie und Psychotherapie im Jahr 2000; Daten beziehen sich auf das Jahr 1999)

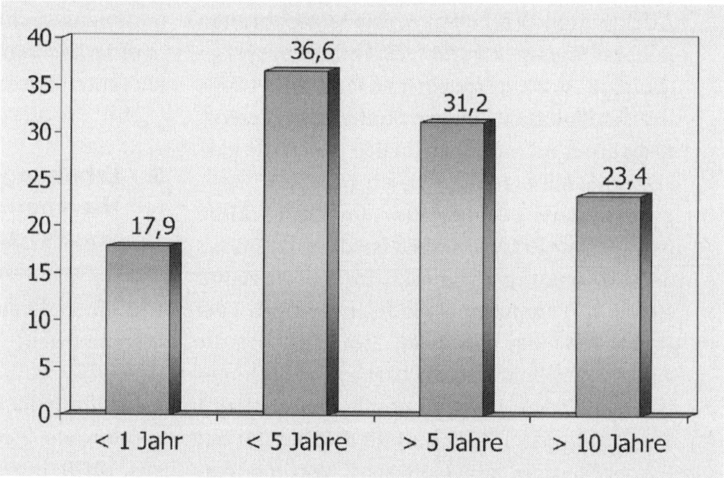

Abb. 3.8 Bisheriger Krankheitsverlauf zum Zeitpunkt der Erhebung unter laufender Richtlinienpsychotherapie (Erhebung der Autorin in 101 Praxen für Psychiatrie und Psychotherapie im Jahr 2000; Daten beziehen sich auf das Jahr 1999)

Die richtlinienpsychotherapeutisch von Psychiatern/Psychotherapeuten behandelten Patienten waren in der Regel schwer und langfristig erkrankt.

- 35% waren bereits einmal stationär psychiatrisch behandelt worden
- 23% mehrfach
- 15% hatten einen Suizidversuch hinter sich
- 10% waren chronisch suizidal
- 36% hatten einen Krankheitsverlauf von < 5 Jahren
- 25% einen Krankheitsverlauf von mehr als 10 Jahren
- fast 45% erhielten eine Kombination von Richtlinienpsychotherapie und Psychopharmakotherapie

6 Fazit

Die ambulante evidenzbasierte Behandlung psychisch Erkrankter durch Fachärzte für Psychiatrie und Psychotherapie ist durch verschiedenste Einflüsse seit Jahren und in Zukunft ad absurdum geführt:

1. Die Ressourcenverknappung im Gesundheitswesen durch politische Vorgaben und hohe Arbeitslosigkeit in Deutschland,
2. die Förderung der hausärztlichen Versorgung durch Mitteltransfer aus dem fachärztlichen Bereich,
3. die Mengenbegrenzung der psychiatrisch/psychotherapeutischen Arzt/Patient-Kontakte
4. die grundsätzlich begrüßenswerte Integration psychologischer Psychotherapeuten,
5. der Abbau stationärer Behandlungsbetten, beides ohne ausreichenden Ressourcentransfer sowie
6. der Innovationsschub bei den Arzneimitteln

wirken synergistisch in Richtung einer Unter- bzw. Fehlversorgung psychisch Erkrankter.

Dies ist umso tragischer, da die Bedeutung seelischer Erkrankungen für die Gesellschaft und die Sozialsysteme in den letzten 5 Jahren weltweit evident wird. (World Health Report 2001). Fast 30 Jahre nach der Psychiatrie-Enquete befindet sich insbesondere die ambulante psychiatrisch-psychotherapeutische Versorgung in Deutschland in massiver Gefahr. Obwohl medizinisches Zukunftsfach mit ca. 4.000 Weiterbildungsassistenten, fehlt es an Ressourcen und einer übergeordneten gesundheitspolitischen Planungskontinuität.

Dies ist in mehrfacher Hinsicht ein Skandal:

- Es behindern ausschließlich finanzielle und Partial-Interessen eine evidenzbasierte Medizin in einem Fachbereich, der eine hohe gesellschaftspolitische und ethische Relevanz besitzt.
- Dieser Sachverhalt würde, beträfe es somatisch Erkrankte, massive Proteste der Betroffenen und der Selbsthilfeverbände hervorrufen
- Die betroffenen psychisch Erkrankten sind krankheitsbedingt oft nicht in der Lage, ihr Gesundheitsmanagement selbst in die Hand zu nehmen (wie es die Bundesregierung vom »mündigen Patienten« erwartet)
- Die Stigmatisierung psychischer Störungen unterläuft die bereits vorhandenen Anstrengungen von Angehörigen- und Selbsthilfegruppen: Es muß mehr Aufklärungsarbeit geleistet werden um den gleichen Effekt zu erzielen, wie dies z. B. bei somatischen Erkrankungen der Fall ist.
- Will man die ambulante Versorgung von 1,5 Millionen Patienten in psychiatrisch-psychotherapeutischer Behandlung nicht wieder in den stationären Bereich zurückverlagern oder gar in den Bereich der Sozialhilfe, der Heimversorgung oder der Verwahrlosung umlenken, muß man ihnen dichtere intensivere und damit bessere Versorgung durch Fachärzte für Psychiatrie und Psychotherapie ermöglichen.
- Die Unterversorgung psychisch Erkrankter wird durch die Verbesserung der Versorgung von eher leichter Erkrankten mit richtlinienpsychotherapeutischen Angeboten oft nicht mehr wahrgenommen.
- Die Verbesserung des richtlinienpsychotherapeutischen Angebotes kommt der genannten Patientenklientel in der Regel nicht zugute, sonder schmälert im Gegenteil die für diese zur Verfügung stehenden Ressourcen.

- Es fehlen Studien zu den Patientenmerkmalen der einzelnen Versorgergruppen und Studien zur Wirksamkeit und Indikation der einzelnen Psychotherapieverfahren.
- Die Tatsache dass eine vierfache Zahl an Richtlinienpsychotherapeuten (◘ Tabelle 3.2) ein Drittel der Patientenzahl von Psychiatern/Psychotherapeuten versorgt und das Gesundheitssystem um den Faktor acht (berücksichtigt man die Punktwertstützung) höhere Ressourcen für die Richtlinienpsychotherapie als für die psychiatrisch/psychotherapeutische Behandlung bereit stellt, zeigt, dass hier eine massive Fehlversorgung vorliegt.

Es ist Aufgabe der wissenschaftlichen Fachgesellschaft und der Berufsverbände, diese Missstände öffentlich zu diskutieren und sich für Lösungsmöglichkeiten gemeinsam mit der Politik zur Verfügung zu stellen.

◘ Tabelle 3.2 Arztzahlen, Fallzahlen und Leistungen von Ärzten im Psych-Bereich und Psychologen. Daten der KVB: Quartal 4/2002 für Bayern (ca. 20 % aller Ärzte und Fälle in der BRD)

	Zahl der Ärzte		**Fallzahl/ Quartal**	**Punkte/ Quartal**	**Fallzahl/ Quartal je Arzt**	**Punkte je Fall je Quartal**
Nervenärzte (nur psychiatrische Fälle berücksichtigt)	481					
Psychiater	169	700	276.000	512 Mio.	395	1.855
Kinder- und Jugend-Psychiater	50					
Ärztliche Psychotherapeuten	435	865	35.000	264 Mio.	40	7.543
Psychotherapeutische Mediziner	430					
Psycholog. Psychotherapeuten		2101	72.000	626 Mio	34	8.694

Quelle: KV Bayern, Quartal 4/2002

Wer behandelt in Zukunft schwer psychisch Erkrankte?

Stellungnahme der Deutschen Gesellschaft für Psychiatrie, Psychotherapie und Nervenheilkunde (DGPPN) zum gegenwärtigen Diskussionstand der EBM-Reform

M. Berger, F. Bergmann, C. Roth-Sackenheim

Präambel

Die DGPPN sieht sich aufgrund der neuen gesetzlichen und honorartechnischen Entwicklung veranlasst, ihre massive Sorge um die ambulante Grundversorgung schwer psychisch Erkrankter zum Ausdruck zu bringen. Trotz der deutlichen Fortschritte in den Behandlungsmöglichkeiten auch schwer erkrankter Patienten, etwa mit Depressionen, Schizophrenien oder Abhängigkeitserkrankungen, befürchten wir, dass erstens die Zahl der ambulant tätigen Psychiater/Nervenärzte abnimmt und zweitens die für die Betreuung der Patienten notwendigen Zeitkontingente durch die EBM-Reform nicht verbessert, sondern verschlechtert werden. Die große Zahl schwer psychisch erkrankter Patienten und die durch sie bedingten hohen Belastungen für das Gesundheitssystem, z. B. durch zunehmende Arbeitsunfähigkeitstage, Frühberentungen und Klinikaufnahmen, sollten im Rahmen einer Reform des Honorarsystems die medizinisch notwendige Berücksichtigung finden. Im folgenden sollen die Gründe unserer Besorgnis skizziert werden.

1. Auf der Basis solide empirisch erhobener Daten des vom Bundesgesundheitsministerium herausgegebenen Bundesgesundheitssurveys (2001) beträgt die 12-Monats-Prävalenz für psychische Erkrankungen in der Erwachsenen-Bevölkerung ca 30 % .
2. Bei einer vorsichtig geschätzten 25 %igen Behandlungsindikation und –motivation ergibt sich daraus eine Patientenzahl von 5 Millionen.
3. Aktuell stehen dem gegenüber:
   a) 4 800 Ärzte für Psychiatrie u. Psychotherapie/Nervenärzte.
   Sie versorgen **1,9 Millionen** Patienten pro Quartal, d. h. pro Patient stehen **40 Minuten** Behandlungszeit und Quartal zur Verfügung.
   b) 15 000 psychologische Psychotherapeuten und Ärzte für Psychotherapeutische Medizin.
   Sie versorgen **520 000** Patienten pro Quartal, d. h. pro Patient stehen **600 Minuten** Behandlung pro Quartal zur Verfügung.
4. Die bisherigen Ausgabenanteile für EBM-GII-V-Leistungen verteilen sich wie folgt (◘ Abb. 1.12, Seite 10):
   a) psychiatrisch-psychotherapeut. Versorgung 18 % (für 1,9 Mio Pat)
   b) Richtlinienpsychotherapie 53 % (für 520 000 Pat)

Resümee

Zurzeit besteht für die Gesamtzahl psychisch Erkrankter eine deutliche **Unterversorgung.** Diese ist besonders eklatant für die schwer Erkrankten etwa mit Schizophrenien, schweren Depressionen, bipolaren Erkrankungen, Alkoholismus, Drogenabhängigkeit oder dementiellen Erkrankungen, bei denen die Notwendigkeit einer komplexen, d. h. Pharmako-, Psycho- und Soziotherapie umfassenden Behandlung besteht (◘ Abb. 1.10, Seite 9). Für sie steht bereits jetzt ein völlig unzureichendes (Zeit-)Budget bei einer zu geringen Zahl von Ärzten zur Verfügung.

Dies korreliert mit den Ergebnissen der KBV-Statistik 2001, dass trotz der hohen Zahl neuropsychiatrischer Erkrankungen Nervenärzte/Psychiater nur 3,4 % des Gesamthonorars aller Vertragsarztgruppen erhalten (◘ Abb. 1.16, Seite 15).

Im deutlichen Kontrast zu diesen Fakten steht die Situation der Richtlinienpsychotherapie. Hier wird zurzeit ein hoher zeitlicher Aufwand für eine begrenzte Zahl von in der Regel weniger schwer kranker Patienten mit festen Punktwerten finanziert. Dies gilt bisher nur für Ärzte und Psychologen, bei denen die Richtlinienpsychotherapie mehr als 90 % der Leistungen ausmacht. Seit der Einführung dieser »90 %-Regel« mit der Gesundheitsreform 2000 sind Ärzte für Psychiatrie und Psychotherapie/Nervenärzte vom Vorteil der 90 %-Regel weitgehend ausgeschlossen.

Aktueller Planungsstand

Der jetzige Planungsstand – soweit erfahrbar – wird das Problem der Unterversorgung weiter verschärfen:

1. a) Das aufgrund des BSG-Urteils kalkulierte Gehalt für Richtlinienpsychotherapeuten basiert auf einer **36-Stunden-Woche** (Patientenkontakte). Das bedeutet einen Minutenwert von ca 1 Euro.
   b) Entsprechend dem GKV-Modernisierungsgesetz ist ab 1.3.2004 von Psychiatern/Nervenärzten durchgeführte Richtlinienpsychotherapie wie bei ausschließlich psychotherapeutisch Tätigen zu vergüten.
2. Das kalkulierte Arztgehalt für alle anderen Arztgruppen, insbesondere auch Psychiater/Nervenärzte, berechnet sich auf der Grundlage von einer **51-Stunden-Woche** (ca 0,77 Euro pro Minute)

Daraus werden sich folgende negative Konsequenzen ergeben:

1. Eine **Festschreibung** der **bisherigen schlechteren Bezahlung** von psychiatrischer Grundversorgung schwerer Kranker gegenüber der Richtlinienpsychotherapie von häufig weniger schwer Erkrankten.
2. Ein **finanzieller Anreiz** selbst für die Psychiater, die neben Richtlinienpsychotherapie noch die **psychiatrische Grundversorgung** betreiben, diese **weiter zu reduzieren,** und zwar zugunsten der Richtlinienpsychotherapie für eine wesentlich kleinere Patientenzahl.
3. Dadurch zu erwartende **weitere Zunahme von Krankschreibungen, Frühberentungen und Klinikaufnahmen** aufgrund psychischer Erkrankungen.

Resümee

Daraus ergibt sich die Paradoxie, dass ein Arzt/Therapeut, der sich ausschließlich auf die Richtlinienpsychotherapie niedrigerer Fallzahlen (s. o.) von i. d. R. leichter Erkrankten begrenzt, mit 36 Wochenarbeitsstunden das gleiche Jahres-Einkommen aus Leistungen für gesetzlich Krankenversicherte erzielt wie ein Psychiater/Nervenarzt, der mit einem Minimum von 51 Stunden/Woche hohe Zahlen von Patienten mit Schizophrenien, Suchterkrankungen und anderen schweren psychischen Störungen behandelt.

Wenn er dann noch der Versorgungsnotwendigkeit der großen Patientenzahlen (s. o.) nachkommt und seine Arbeitsleistung entsprechend erhöht, wird er dafür durch die degressive Vergütung im schlechtesten Fall bei Überschreiten des Regelleistungsvolumens mit 10 % des angemessenen Honorars bestraft.

Forderungen

Aus der Notwendigkeit der Erfüllung des Sicherstellungsauftrages ergeben sich die folgenden Forderungen:

1. Gleiche Vergütung (Minutenwerte) für psychiatrisch-psychotherapeutische Versorgung und Richtlinienpsychotherapie.
   Zwar besteht bei einem Teil der Patienten von Fachärzten für Psychiatrie und Psychotherapie und Nervenärzten die dringende Indikation einer Richtlinienpsychotherapie durch den selben Arzt, der die Pharmako- und Soziotherapie durchführt, doch darf das Vergütungssystem die Arztgruppe nicht veranlassen, den Anteil der Richtlinienpsychotherapie aufgrund falscher finanzieller Anreize zu Lasten der Regelversorgung auszudehnen.
   Bezüglich des kalkulierten Arztgehalts gibt es sowohl im Hinblick auf die zumutbare Arbeitszeit als auch die Produktivität kein Argument, diese für die psychiatrisch-psychotherapeutische Behandlung anders anzusetzen als für die Richtlinienpsychotherapie.
2. Möglichkeit der Leistungsausdehnung über die 51 Wochenstunden ohne degressive Abstaffelung der Vergütung.
   Im Bereich psychischer Erkrankungen besteht bereits jetzt eine massive Unterversorgung. Bei im positivsten Falle gleich bleibender Zahl niedergelassener Fachärzte für Psychiatrie und Psychotherapie ist damit die Sicherstellung einer evidenzbasierten, leitlinienorientierten Versorgung schwer Erkrankter nur durch eine Überschreitung des Regelleistungsvolumens annähernd zu gewährleisten.

Stationäre Versorgung

---

* aus »Der Nervenarzt 8, 2004. Seite 832-839. Springer Berlin Heidelberg New York«

** aus »psychoneuro 30 (9), 2004. Seite 517-518. Georg Thieme Verlag Stuttgart«

Bettenführende Abteilungen für Psychotherapeutische Medizin und ihre Auswirkungen auf die stationäre psychiatrisch-psychotherapeutische Versorgung

M. Berger

Der vorliegende Artikel gibt die Inhalte eines Vortrags wieder, den der Autor auf der Fachtagung »Psychotherapeutische Medizin auf dem Prüfstand« unter Schirmherrschaft des Sozialministeriums Baden-Württemberg, am 17. Mai 2004 gehalten hat und befasst sich mit den Auswirkungen des Fachgebietes Psychotherapeutische Medizin auf die Kliniken und Abteilungen für Psychiatrie und Psychotherapie.

1992 beschloss der Deutsche Ärztetag mit knapper Mehrheit die Etablierung eines Facharztes für »**Psychotherapeutische Medizin**«. Hauptgrund hierfür war, dass nach den damals neuen EU-Richtlinien nur noch Fachärzte in der ambulanten kassenärztlichen Versorgung tätig sein können. Ohne diesen neuen Facharzt hätten mehrere tausend deutsche Ärzte ohne Facharztanerkennung, aber mit dem Zusatztitel »Psychotherapie«, nicht mehr an der Versorgung teilnehmen können.

Auf dem selben Ärztetag wurde außerdem das bisherige Fach Psychiatrie in »**Psychiatrie und Psychotherapie**« umbenannt. Dies erfolgte, obwohl weltweit Psychotherapie als integrierter Bestandteil dieses Faches erachtet wird. Die Umbenennung sollte das Risiko abschwächen, dass innerhalb der Ärzteschaft und bei Patienten der falsche Eindruck entsteht, dass nur das neue Fachgebiet »Psychotherapeutische Medizin« und nicht die »Psychiatrie« für psychologische Behandlungsverfahren kompetent und zuständig sei.

Nachdem 1994 die neue Weiterbildungsordnung in den Bundesländern eingeführt wurde, versuchten mehrere Träger Psychomatischer Reha-Kliniken in Baden-Württemberg mittels **Gerichtsprozessen** als Akutkrankenhäuser für Psychotherapeutische Medizin in den Bettenbedarfsplan aufgenommen zu werden. Das Sozialministerium des Landes beauftragte daraufhin den Vorsitzenden der neu gegründeten Fachgesellschaft für Psychotherapeutische Medizin, Prof. Janssen, ein **Gutachten** über die Notwendigkeit stationärer Betten für das neue Fachgebiet zu erstellen [1]. Darin wurde ein Bedarf von ca. **0,2 Betten pro tausend Einwohner**, d.h. ca. 2000 Betten für Baden-Württemberg, festgestellt. Auf die bereits bestehende psychotherapeutische Versorgung von Patienten in **Psychiatrisch-psychotherapeutischen Fachkliniken** wurde in dem Gutachten nicht eingegangen. Es wurde vielmehr ein lediglich historisch verstehbares Zerrbild dieser Kliniken als »neurobiologisch orientiert«, die »Psychotherapie dem biologischen Behandlungsverfahren nachordnend«, »kaum stationäre Psychotherapie als Behandlungsraum integriert habend« dargestellt. D.h. ein Beitrag zur stationären psychotherapeutischen Versorgung der Bevölkerung durch das Fach »Psychiatrie und

Psychotherapie« wurde negiert. Die Existenz der zu diesem Zeitpunkt bereits bundesweit bestehenden, etwa 150 Psychiatrisch-psychotherapeutischen Abteilungen an Allgemeinkrankenhäusern einschließlich der zugehörigen Konsiliardienste blieb unerwähnt. Bereits zu diesem Zeitpunkt vorliegende Erhebungen, etwa von Wolfersdorf [3] über die große Zahl störungsspezifisch arbeitender Stationen mit psychotherapeutischem Schwerpunkt, z. B. in der Depressionbehandlung, fanden ebenfalls keine Berücksichtigung.

5

Zwar wurde in der **Rahmenkonzeption** zur Psychotherapeutischen Medizin des Sozialministeriums Baden-Württemberg vom selben Jahr [2] auf die Gefahr der Entwicklung einer **»Zwei-Klassen-Psychiatrie«** für schwer und weniger schwer psychisch Erkrankte hingewiesen und die fehlende gutachterliche Berücksichtigung des Versorgungsbeitrages der Psychiatrisch-psychotherapeutischen Fachkrankenhäuser und Abteilungen an der psychotherapeutischen Versorgungssituation kritisiert. Trotzdem beschloss das Sozialministerium einen Krankenhausplan für Psychotherapeutische Medizin und legte einen **zusätzlichen Bedarf von etwa 1000 Betten** fest. Dafür sollten, neben den bereits bestehenden psychotherapeutisch-psychosomatischen Abteilungen etwa an Universitätsklinika, Betten an Zentren für Psychiatrie und internistische Betten in Allgemeinkrankenhäusern zu psychotherapeutisch-medizinischen Fachabteilungen umgewandelt werden. Die Erwartung des Sozialministeriums, hiermit eindeutige und **rechtsverbindliche Fakten zu schaffen, bestätigte sich nicht.** So hat der Verwaltungsgerichtshof Baden-Württemberg die auf dem Janssen-Gutachten basierende Bedarfsermittlung im Fachgebiet Psychotherapeutische Medizin in einigen Punkten beanstandet. Daraufhin musste die Zahl der Betten nochmals um 450 erhöht werden. Darüber hinaus versuchen Träger von Reha-Kliniken – sich jeweils auf das Janssen-Gutachten berufend – Akutbetten einzuklagen. Entsprechende Verfahren vor den Sozialgerichten sind noch nicht entschieden.

Kein Mitgliedsland der Europäischen Gemeinschaft schloss sich dem Weg an, von der Psychiatrie losgelöst einen Facharzt für Psychotherapeutische Medizin zu etablieren oder gesonderte Psychotherapie-Betten auszuweisen. Es stellt sich somit die Frage, ob es sich bei der deutschen Entwicklung um einen vom Ausland noch nicht verstandenen Fortschritt oder um eine Fehlentwicklung handelt? Für Letzteres spräche der Beitrag des norwegischen Psychiaters und Psychosomatikers U.F. Malt aus diesem Jahr [4] zur »German Psychosomatic Medicine – An International Perspective«: »Although psychiatry may see more patients with psychotic disorders and psychosomatics may see more patients with medical unexplained illnesses, psychiatry and psychosomatic medicine nevertheless to a large extent see similar types of patients. **This leads to rather strange situations«.**

Im Folgenden soll die stationäre »Psychotherapeutische Medizin« (oder wie jetzt bei weitgehend gleichen Weiterbildungsinhalten vom Ärztetag umbenannt in »Psychosomatische Medizin und Psychotherapie«, im folgenden kurz PM genannt) auf der Grundlage der Entwicklung der letzten 10 Jahre zur »Psychiatrie und Psychotherapie« in Bezug gesetzt und drei für die Versorgung relevanten Fragen anhand der aktuellen Datenlage beantwortet werden:

1. Hat sich ein von der Psychiatrie und Psychotherapie abgrenzbares, spezifisches Versorgungsprofil der Abteilungen für Psychotherapeutische Medizin ergeben?

a) Behandlungsspektrum Psychiatrisch-psychotherapeutischer Kliniken:

In dem »Janssen-Gutachten« [1] wird die Notwendigkeit eigener bettenführender Abteilungen mit der Tatsache begründet, dass in den »Psychiatrischen Kliniken« vornehmlich »psychiatrische Krankheiten« unter weitgehendem Ausschluss von Psychotherapie behandelt würden. Dabei wird, wie ◘ Tabelle 5.1 zeigt, eine international gänzlich unübliche und unwissenschaftliche Aufteilung in »psychogene« und »psychiatrische« Erkrankungen zugrunde gelegt. Es wird davon ausgegangen, dass **»psychogene Erkrankungen«** sich auf körperlicher, psychischer und/oder sozialkommunikativer Ebene manifestieren können und psychotherapeutisch zu behandeln sind. Damit werden sie als Gegenstand der PM deklariert (◘ Tab. 5.1). Deren neurobiologische Mitbeteiligung oder Grundlage wird nicht diskutiert.

Davon abgegrenzt werden **Erkrankungen mit einer »somatischen Ursache«**. Diese seien nicht vorwiegend psychogen verursacht. Dazu zählen nach Ansicht der Autoren u.a. die ausschliesslich dem Fachgebiet der »Psychiatrie« zuzuordnenden »psychiatrischen Erkrankungen« (◘ Tab. 5.1). Diese würden in den »Psychiatrischen Kliniken« vornehmlich pharmakologisch, d.h. biologisch behandelt.

◘ Abb. 5.1 verdeutlicht entgegen der vorgestellten Einteilung das **typische Diagnoseschema einer Psychiatrisch-psychotherapeutischen Abteilung** an einem Allgemeinkrankenhaus bzw. an einer Universitätsklinik. Es wird deutlich, dass Depressionen den größten Anteil darstellen, die von Suchterkrankungen und sogenannten neurotischen Störungen wie Angst- oder Zwangserkrankungen und Anpassungsstörungen gefolgt werden.

Die **internationale Therapieforschung** hat mittels randomisiert kontrollierter Studien belegt, dass bei schwerwiegend erkrankten Patienten, die einer stationären Behandlung bedürfen, in der Regel psychopharmakologische, sozialtherapeutische und psychotherapeutische Verfahren in unterschiedlicher Ausprägung indiziert sind.

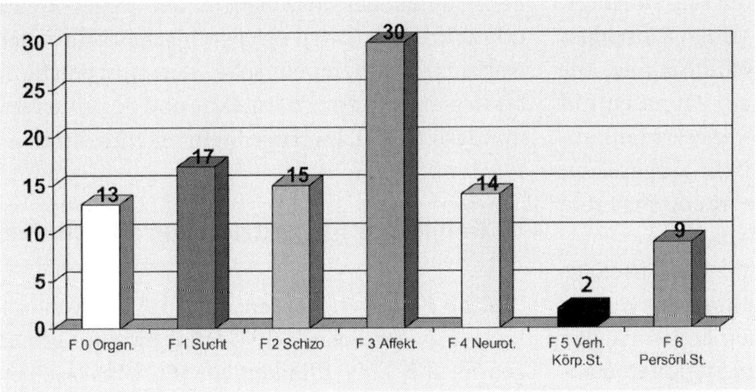

◘ **Abb. 5.1** Typische Zusammensetzung der Erst-Diagnosen einer Psychiatrisch-psychotherapeutischen Abteilung (in %)

◘ **Tabelle 5.1** Aufteilung psychischer Erkrankungen nach Vorstellungen des »Janssen-Gutachtens«.

»Psychogene« Erkrankungen	»Psychiatrische« Erkrankungen
Depressionen	Schizophrene Psychosen
Angsterkrankungen	Manisch-depressive Erkrankungen
Zwangserkrankungen	Schizoaffektive Psychosen
Posttraumatische Belastungsstörungen	Demenzen
Persönlichkeitsstörungen	Hirnorganische Psychosyndrome
Funktionelle Störungen	Oligophrenien
Essstörungen und Adipositas	Exogene Psychosen
Psychosomatosen	Delirien
Suchterkrankungen (teilweise)	

	Pharmakotherapie	Soziotherapie	Psychotherapie
org. Psychosyndrome	+++	++	+
Psychosen	+++	+++	+
affektive Erkrankungen	++	+	++
Persönlichkeitsstörungen	(+)	+	++
ADHD bei Erw.	+	+	++
Angsterkrankungen	+	+	+++
Zwangserkrankungen	+	+	+++
PTBS	+	+	+++
Suchterkrankungen	+	++	+++

Abb. 5.2 Stellenwert der zentralen Behandlungsverfahren in der Differenzialtherapie der wichtigsten psychischen Erkrankungen; +++ vorrangige Bedeutung; ++ sehr wichtig, jedoch meist im Verbund mit anderen Therapiebausteinen; + = adjuvant , bei einem Teil der Patienten indiziert

Die Kontroversen um Psychotherapieschulen in tradierter Form spielen dabei eine zunehmend untergeordnete Rolle. Es entwickelten sich störungsspezifische Therapiestrategien unter **Einschluss von Pharmako-, Sozio- und Psychotherapie**, die für Suchtkranke, Psychosekranke, Patienten mit posttraumatischen Störungen, Zwangserkrankungen oder Depressionen spezifisch ausgerichtet sind und sich in kontrollierten randomisierten Studien als effektiv erwiesen haben.

Dieser klinisch-empirisch und wissenschaftlich begründete Sachverhalt führte dazu, dass sich an den Psychiatrisch-psychotherapeutischen Kliniken in den letzten 15 Jahren Stationen etablierten, auf denen psychotherapeutischen Behandlungsansätzen eine zentrale Bedeutung zukommt. Wolfersdorf et al. [5] gehen aufgrund eigener Erhebungen davon aus, dass bereits Ende 1998 zwei Drittel aller Psychiatrisch-psychotherapeutischer Fachkrankenhäuser über stationäre psychotherapeutische Behandlungsplätze auf störungszentrierten Stationen verfügten und zwar im Mittel etwa 90 Betten pro Klinik. Aufgrund ihrer Erhebung schätzen die Autoren vorsichtig, dass **bei 40% der Patienten der ca. 56.000 stationären Behandlungsplätze in Psychiatrisch-psychotherapeutischen Kliniken Psychotherapie im Zentrum der Behandlung** steht, wobei jedoch meistens eine flankierende Pharmako- und Soziotherapie erfolgt.

Dieser Einschätzung konsequent folgend ist auch die Weiterbildungsordnung für Ärzte für »Psychiatrie und Psychotherapie« gestaltet worden (Abb. 5.3).

Weiterbildungsassistenten behandeln pro Jahr etwa 120 Patienten, d.h. während der Weiterbildungszeit sammelt der Arzt in Weiterbildung unter fachärztlicher Supervision Erfahrungen und Fertigkeiten bei etwa 500 in der Regel schwer erkrankten Patienten mit psychischen Störungen, wobei psychotherapeutische, störungsspezifische Strategien eine zur Pharmako- und Soziotherapie mindestens gleichwertige Stellung einnehmen.

b) Behandlungsspektrum von PM-Kliniken

Welche Patienten werden nun in PM-Akut- und Reha-Kliniken behandelt? Genaue Erhebungen liegen für die Reha-Kliniken vor [6]. Überraschend ergab sich dabei, dass die weitaus größte Zahl der Patienten an **primär psychischen Erkrankungen** leidet.

Im Vordergrund stehen die Diagnosen Depressionen, Angsterkrankungen, Anpassungsstörungen. Patienten mit somatischen Erkrankungen, die durch psychische Störungen in ihrer Entstehung und Aufrechterhaltung bestimmt werden, d.h. psychosomatische Erkrankungen im eigentlichen Sinne, stellen die Ausnahme dar (Abb. 5.4). Nach Koch und Schulz [6] entspricht diese Belegung der von PM-Akutabteilungen. Auch in den neu etablierten PM-Abteilungen an Zentren für Psychiatrie in Baden-Württemberg stehen nach Janssen und Hölzer [7] diese Erkrankungen ganz im Vordergrund des Diagnosespektrums. Psychosomatische oder somato-psychische Erkrankungen werden dagegen nur in geringer Zahl behandelt.

Diese Ergebnisse verdeutlichen erneut das ungelöste Problem, **was eigentlich psychosomatische**

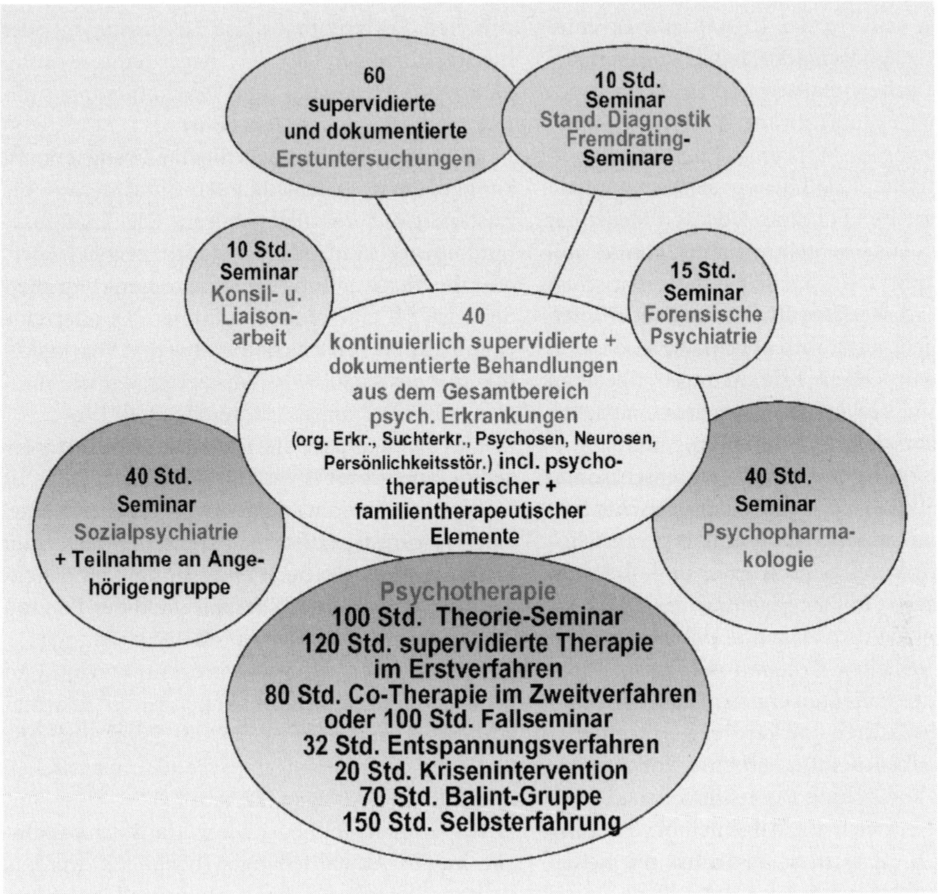

Abb. 5.3 Weiterbildungsordnung für *Psychiatrie und Psychotherapie*. 4 Jahre Psychiatrie und Psychotherapie, 1 Jahr Neurologie

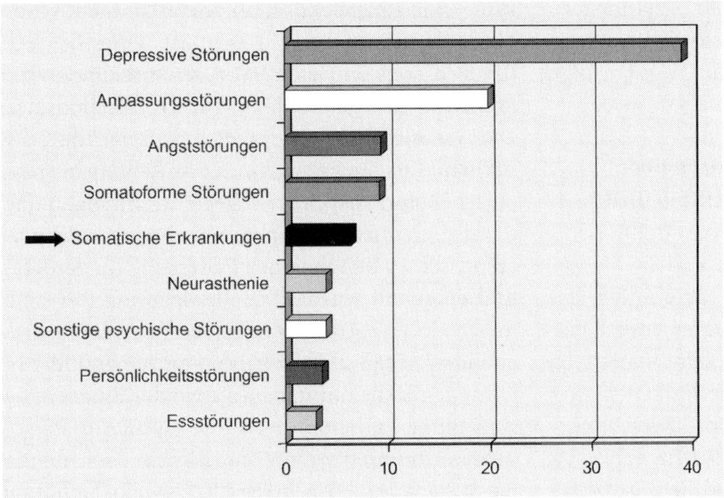

Abb. 5.4 Psychosomatische Rehakliniken: Diagnoseverteilung in Bezug auf die Hauptdiagnose nach ICD-10 in % (nach U. Koch und H. Schulz, 2004) [6]

Erkrankungen sind. In der ICD-10 gibt es unter den etwa 400 Diagnosen des Kapitels V nur einmal den Begriff psychosomatisch und zwar als ein sogenannter »dazu gehöriger Begriff« bei F 45 Somatisierungsstörungen. Wie umstritten der Begriff psychosomatische Krankheiten selbst innerhalb der Gruppe der Psychotherapeutischen Mediziner ist, ergibt sich aus der Stellungnahme von M. von Rad [8]: »Es gibt …….. keine psychosomatischen Krankheiten (dieser **Begriff ist ohnehin obsolet**, wenn auch nicht auszurotten; gemeint sind damit in der Regel körperliche Erkrankungen, für deren Entstehung und Verlauf neben psychosomatischen auch psychosoziale Faktoren relevant sind)«.

Gerade die Patienten mit einer **(chronisch) somatischen Erkrankung mit komorbid psychischer Störung**, die man präziser als »somato-psychische« Erkrankungen bezeichnen würde, sind aber von geringer Relevanz für die gegenwärtige stationäre PM, dies', obwohl vergleichende Untersuchungen bei unterschiedlichen Gruppen chronisch somatisch erkrankter Patienten ergaben, dass Patienten z. B. in orthopädischen und kardiologischen Rehabilitationskliniken deutlich erhöhte Prävalenzraten etwa für komorbide Depressionen und Dysthymien im Vergleich zur Allgemeinbevölkerung aufweisen [10]. Dass diese Patienten nur selten in PM-Kliniken therapiert werden, dürfte durch die dort eingeschränkte Behandlungskompetenz für die somatischen Grunderkrankungen bedingt sein. Die Patienten haben offenbar die Erwartung, in den entsprechenden orthopädischen, kardiologischen etc. Kliniken umfassend behandelt zu werden, d.h. auch die Mitbehandlung ihrer psychischen Begleitstörungen dort qualitativ gut erfolgt.

c) Wie ist die Prozess- und Ergebnisqualität der stationären Versorgung in beiden Systemen?

Für die PM-Akutabteilungen liegen keine systematischen, mehrere Kliniken umfassende Qualitätsstudien vor. Zur Prozessqualität sei jedoch auf folgendes Problem der PM-Kliniken hingewiesen: **Differentialtherapeutische Forschungsergebnisse** der letzten Jahre haben erbracht, dass bei stationär behandlungsbedürftigen psychischen Erkrankungen wie Depressionen oder Zwangsstörungen in der Regel eine Kombination aus Pharmako- und Psychotherapie indiziert und erfolgversprechend ist.

■ Tabelle 5.2 verdeutlicht dies für **Zwangserkrankungen**, die nach dem »Janssen-Gutachten« in die Zuständigkeit der PM gehören. Die Ergebnisse randomisiert kontrollierter Studien zeigen jedoch, dass die Ausgestaltung der Symptomatik entscheidend ist, ob eine reine Psychotherapie oder eine Kombination von Psychotherapie und Pharmakotherapie ein nach Evidenz-basierter Medizin indiziertes Behandlungsverfahren darstellt [9].

Entsprechend ist die Datenlage zur Differenzialtherapie **depressiver Störungsbilder.** Zwar ist bei mittelschweren depressiven Erkrankungen eine störungsspezifische Psychotherapie einer Pharmakotherapie nach etwa 3 Monaten gleichwertig, doch setzt der Therapieeffekt der Psychotherapie deutlich später ein (■ Abb. 5.5).

Bei schweren depressiven Erkrankungen und bei chronifizierten Depressionen ist die Pharmakotherapie in Kombination mit Psychotherapie eindeutig einer alleinigen psychotherapeutischen Behandlung überlegen (■ Abb. 5.6).

Bei vielen Krankheitsbildern, die derzeit stationär in PM-Akutabteilungen behandelt werden, stellt sich somit die Frage, ob eine **alleinige Psychotherapie wirklich ausreicht**, um einen raschen und intensiven Therapieeffekt zu erzielen, oder ob nicht doch, wie es in Psychiatrisch-psychotherapeutischen Kliniken die Regel ist, eine Psychotherapie mit Pharmako- und soziotherapeutischen Maßnahmen zu kombinieren ist. **Offensichtlich hat sich auch in vielen PM-Akut-Abteilungen ein kombinierter Behandlungsansatz durchgesetzt.** Dies ist nicht verwunderlich und zeigt, daß der berufspolitische Versuch einer Aufteilung in »psychische« und »psychiatrische« Erkrankungen und daraus resultierend in pharmakologisch und psychiatrisch zu behandelnde Patienten von der Realität eingeholt wurde. Die Bezeichnung PM stellt daher ein unzutreffendes Etikett für die entsprechenden Abteilungen dar. Von einzelnen PM-Abteilungen ist bekannt, dass sie bei der Eingruppierung ihrer Patienten nach der **Psychiatrie-Personalverordnung (PsychPV)** sogar mehr Patienten in die sogenannte psychiatrische Regelbehandlung

Tabelle 5.2 Differentialtherapie von Zwangsstörungen je nach Symptomatik

1.	Zwangshandlungen → Verhaltenstherapie
2.	Zwangsgedanken > Zwangshandlungen → Verhaltenstherapie +5-HT-Wiederaufnahme-Hemmer
3.	Zwangsstörung +Depression → Verhaltenstherapie +5-HT-Wiederaufnahme-Hemmer
4.	Zwangsstörung +Tic-Erkrankung → Verhaltenstherapie +Neuroleptikum +5-HT-Wiederaufnahme-Hemmer

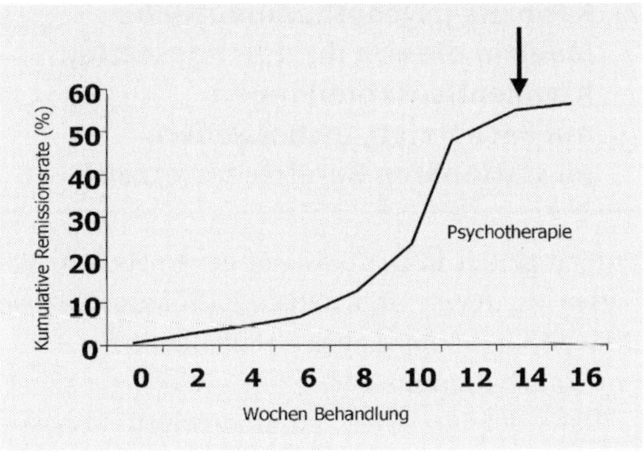

Abb. 5.5 Remissionen depressiv Erkrankter unter Psychotherapie [nach 19]

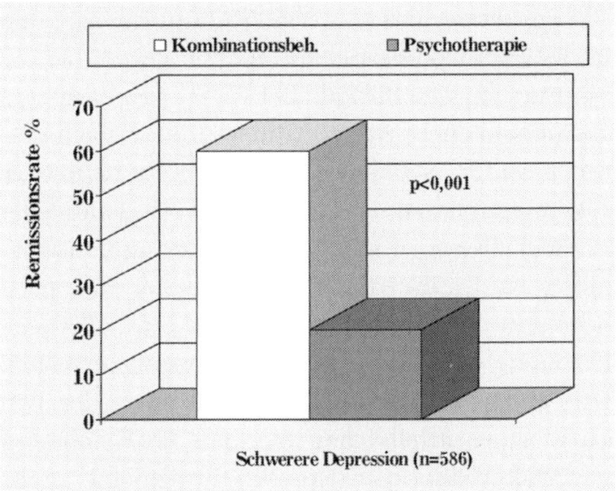

Abb. 5.6 Remissionsrate von Patienten mit einer wiederkehrenden Major Depression [20], die entweder mit Psychotherapie oder mit Psychotherapie in Kombination mit Antidepressiva behandelt wurden.

(A1) als in die Psychotherapie (A5) eingruppieren [7]. An dieser Stelle bleibe nicht unerwähnt, dass sich die PM im Hinblick auf die PsychPV und die damit verbundenen Vorteile z. B. bzgl. der Aufenthaltsdauer, die in PM-Kliniken deutlich länger als in Psychiatrisch-psychotherapeutischen Kliniken ist, sich sehr wohl als **Teil der Psychiatrie erachtet.**

Dass bisher kaum Informationen über die Prozess- und Ergebnisqualität der Behandlung etwa von depressiven Patienten in PM-Akutabteilungen vorliegen, steht in deutlichem Kontrast zu den **umfangreichen Qualitätssicherungsprojekten** zur Struktur-, Prozess- und Ergebnisqualität Psychiatrisch-psychotherapeutischer Abteilungen anhand der **Tracer-Diagnose »Depression«**. Sowohl in einer Qualitätssicherungsstudie Baden-Württembergischer Psychiatrisch-psychotherapeutischer Kliniken als auch im Rahmen des Kompetenznetzes »Depression und Suizidalität« konnte die sehr gute Ergebnisqualität der stationären Depressionsbehandlung in diesen Kliniken belegt werden [11]. Nur etwa 5% der Patienten profitieren nicht von einer stationären Behandlung (Abb. 5.7), deren Effektstärke im Mittel bezüglich der Selbstbeurteilung (Beck-Depressionsindex) bei 1,5 und der Fremdbeurteilung (Hamilton Depressions-Skala) bei über 2,3 beträgt und damit einem starken Effekt entspricht. Die Qualitätssicherungsstudien erbrachten darüber hinaus, dass etwa 75% der Patienten eine störungsspezifische Einzel- oder Gruppenpsychotherapie erhalten (Abb. 5.8). Darüber hinaus waren die Patienten mit der erfolgten Betreuung nach eigenen Angaben sehr zufrieden.

Diese Ergebnisse einer, meistens spezifische Psychotherapien umfassenden, erfolgreichen stationären Depressionsbehandlung stehen der Feststellung von U.F. Malt 2004 in seinem Artikel «German Psychiatric Medicine – An International Perspective« über die Sichtweise des Faches durch Vertreter der PM diametral entgegen: »Some psychiatrists (psychosomatics) sincerely have the opinion that psychiatry is – and always will be – a biological discipline solely using biological treatment methods ….. This is of course not true. However, in the view of these persons, **psychosomatic medicine is an humanistic (or psychotherapeutic) alternative to psychiatry**« [4].

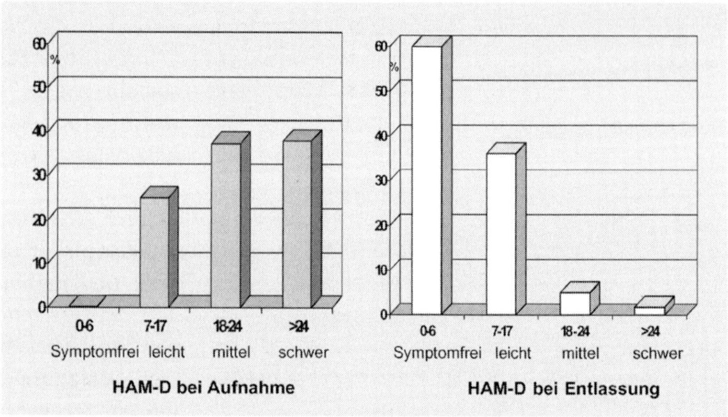

Abb. 5.7 Effekte der stationären psychiatrisch-psychotherapeutischen Behandlung auf die depressive Symptomatologie. Baden-Württembergische QS-Studie; n = 3189 Patienten aus 23 Kliniken [11]

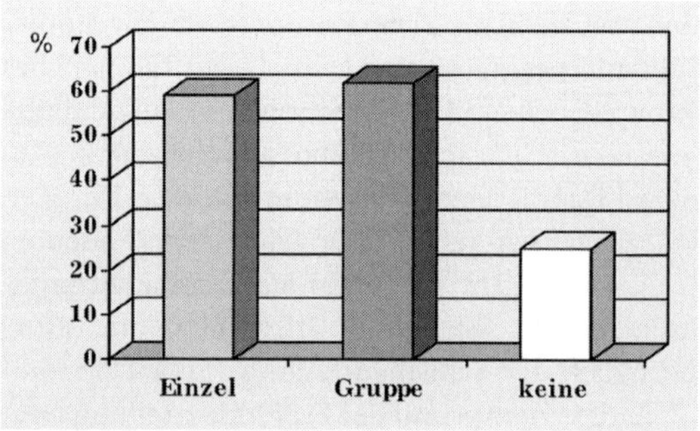

Abb. 5.8 Anteil der depressiven Patienten, die während des stationären Aufenthaltes eine im Mittel 15 Stunden umfassende spezielle psychotherapeutische Behandlung erhielten.

Zusammenfassend bleibt festzuhalten, dass die Einteilung psychischer Erkrankungen in psychogene und psychiatrische Störungen weder wissenschaftlich noch versorgungspolitisch haltbar ist. Eine dem wissenschaftlichen Stand verpflichtete Versorgung psychisch Kranker hat in differenzierter Weise psychotherapeutische, pharmakologische und soziotherapeutische Behandlungsverfahren zu kombinieren. Eine generelle Beschränkung auf psychotherapeutische Methoden ist nicht nur wissenschaftlich problematisch, sondern wirft auch im Hinblick auf die Effektivität erhebliche gesundheitsökonomische Fragen auf. Insofern ergibt sich bisher kein spezifisches Versorgungsprofil für Akutabteilungen der PM.

2. Kann die psychotherapeutische Medizin die von ihr durchgesetzten Krankenhausabteilungen mit Fachärzten, insbesondere im stationären Bereich, besetzen?

Zurzeit gibt es in Deutschland neben etwa 60.000 Betten für Akut- und Rehabilitationspsychiatrie und -psychotherapie etwa 20.000 Betten für Akut- und Rehabilitations-PM.

Daten der Bundesärztekammer zeigen ein massives Missverhältnis der in beiden Gebieten tätigen jeweiligen Fachärzte. In den Krankenhäusern stehen ca. 4.700 Fachärzten und 3.800 Weiterbildungsassistenten der Psychiatrie und Psychotherapie etwa 750 Fachärzte und 150 Weiterbildungsassistenten in der Psychosomatischen Medizin gegenüber. Es könnte sein, dass die Zahl der PM-Weiterbildungsassistenten durch Ärzte, die bereits einen Facharzttitel etwa für Psychiatrie und Psychotherapie oder Allgemeinmedizin erworben haben und sich jetzt in einer zweiten Facharztweiterbildung befinden, höher ist. Dafür spricht die Tatsache, dass nach Auskunft der Bundesärztekammer etwa 100 neue Fachärzte pro Jahr ihre Anerkennung erhalten. Dies ändert aber grundsätzlich nichts an der Tatsache eines **erheblichen Mangels an Fachärzten und Weiterbildungsassistenten** für die jetzt bereits bestehenden Akut- und Reha-Betten der PM.

Abbildung 5.9 verdeutlicht den Mangel an PM-Ärzten für Baden-Württemberg von bereits jetzt ca. 150 nicht durch PM-Ärzte besetzbaren

Stellen. Bei einer entsprechend dem Janssen-Gutachten intendierten Ausweitung dieser Betten auf z. B. 0,2 pro 1000 Einwohner ergäbe sich für die gesamte Bundesrepublik ein Ärztemangel von etwa 2000 Stellen. Besondere Brisanz erhalten diese Daten durch die Tatsache, dass etwa **3000 psychotherapeutische Kassenarztsitze wegen entsprechendem Ärztemangel nicht besetzt sind** (◘ Abb. 5.10). Im stationären Bereich müssten vermutlich fast ausschließlich Fachärzte für Psychiatrie und Psychotherapie dieses Defizit decken. Schon jetzt kann man davon ausgehen, dass mindestens 500 Fachärzte für Psychiatrie und Psychotherapie in diesem zweiten Versorgungsstrang tätig sind (U. Koch, Hamburg, persönliche Mitteilung).

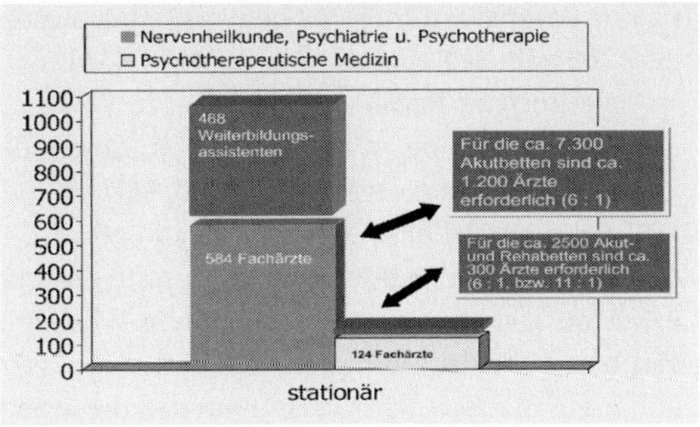

◘ **Abb. 5.9** Zahl der stationär arbeitenden Fachärzte und Weiterbildungsassistenten in Baden-Württemberg und der bestehende Personalmangel

Da bereits jetzt ein **gerade auch in den östlichen Bundesländern deutlicher Mangel an Fachärzten für Psychiatrie und Psychotherapie** besteht (siehe Beitrag von F. Böcker in diesem Heft), droht durch die PM-Abteilungen eine ernsthafte Gefährdung der Pflichtversorgung für psychisch Kranke in den Psychiatrisch-psychotherapeutischen Fachkrankenhäusern einschließlich der forensischen Abteilungen. Gegenwärtig sind nach der Erhebung von Böcker 17 % aller Arztstellen in den Krankenhäusern der neuen Bundesländer nicht besetzbar. Insbesondere die Schaffung neuer Chefarztstellen in den intendierten vielen kleinen PM-Abteilungen eröffnet den Fachärzten für Psychiatrie und Psychotherapie Karrierechancen, die sie aus der Pflichtversorgung schwer psychisch Kranker, der forensischen Psychiatrie, Suchtmedizin und Gerontopsychiatrie abziehen werden. Dieses **»Drainage«-Problem** sollte wesentlich stärkere Beachtung finden.

> Zusammenfassend bleibt festzustellen, dass die vorhandenen und in Ausbildung befindlichen Fachärzte für PM bereits jetzt nicht ausreichen, um die Personalstellen in den PM-Krankenhäusern zu decken. Die PM muss daher auf Ärzte mit der Weiterbildung »Psychiatrie und Psychotherapie« zurückgreifen. Dies führt dort zu einer bedrohlichen Personalknappheit.

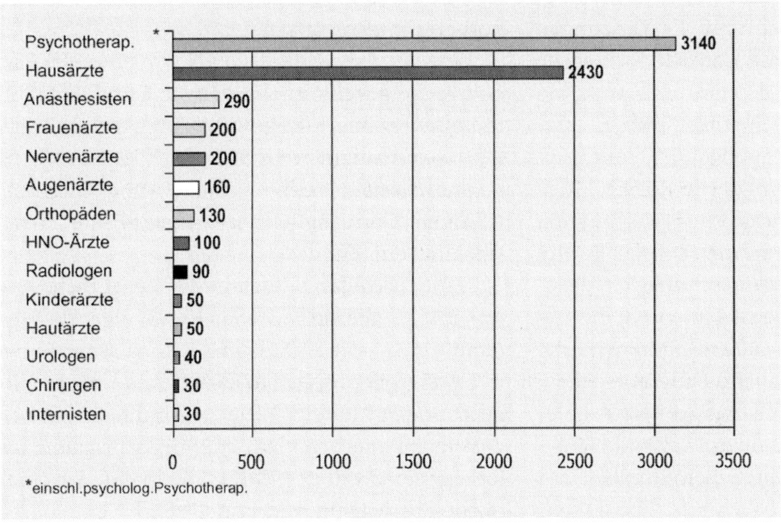

◘ **Abb. 5.10** 2002 nicht besetzte Kassenarztsitze in Deutschland (www.kbv.de)

3. Hat die Psychotherapeutische Medizin das Stigmaproblem psychisch Erkrankter entschärft oder verschärft?

Ein zweiter Versorgungsstrang für weniger schwer Kranke unter Ausschluss von etwa Alkohol-, Psychose- oder Demenz-Kranken könnte mit der Erwartung gekoppelt sein, die leichter Erkrankten vor der Stigmatisierung »psychisch krank« durch die Öffentlichkeit zu bewahren. Diese Sichtweise ist jedoch sehr problematisch. In den letzten Jahren haben die Weltgesundheitsorganisation, die World Psychiatric Association, die Gesundheitsministerkonferenz der Europäischen Gemeinschaft, aber auch viele Selbsthilfe- und Angehörigenorganisationen die Thematik der Stigmatisierung psychisch Erkrankter zu ihrem Thema gemacht. Dies fällt in eine **Zeit deutlich gesteigerter gesellschaftlicher Sensibilität gegenüber der Diskriminierung von Minderheiten**, etwa im Bereich religiöser Zugehörigkeit, sexueller Ausrichtung, Geschlecht, Alter etc. Die sogenannte Stigma-Forschung psychischer Erkrankungen [12] unterscheidet inzwischen eine sogenannte **»öffentliche Stigmatisierung«**, d.h. die Verunglimpfung und Diskreditierung psychisch Erkrankter durch die Gesellschaft, etwa durch Arbeitgeber, Medien, Vermieter etc. und eine **»Selbst-Stigmatisierung«**. Man geht davon aus, dass Patienten, bevor sie erkranken, Ressentiments gegenüber psychischen Erkrankungen »verinnerlichen«, d.h., sie mit der Überzeugung krank werden, dass psychische Erkrankungen selbst verschuldet sind, eine Charakterschwäche darstellen oder psychisch Kranke unzuverlässig wenn nicht sogar unberechenbar sind. Es gibt den Patienten die Überzeugung, nicht nur psychisch krank zu sein, sondern, wie Robert Musil es nannte, an einer »minderwertigen« Krankheit zu leiden. Finzen bezeichnete dies als die **»Zweite Krankheit«** [13]. Die Stigmaforschung hat darüber hinaus nachgewiesen, dass Patienten, die unter einer öffentlichen und Selbst-Stigmatisierung leiden, verzögert professionelle Hilfe aufsuchen, eine schlechtere Compliance und größere Probleme der sozialen Reintegration aufweisen [14].

Im Rahmen der weltweiten Bemühungen um eine Entstigmatisierung psychisch Erkrankter, aber auch ihrer Familien und der Behandlungsinstitutionen stellt sich als besonderes Problem in Deutschland das Vorhandensein **zweier getrennter Versorgungssysteme** dar. Während der Versorgungsstrang »Psychiatrie und Psychotherapie« auch schwerst z.B. selbst- und fremdgefährdende Patienten auch unter geschlossenen Bedingungen, Demenzkranke, Alkoholkranke sowie forensische Patienten behandelt, kann der zweite Versorgungsstrang unter einer neutraler wirkenden Bezeichnung psychisch Kranke unter Ausschluss der Patientengruppen therapieren, die in der Gesellschaft einem besonderen Stigma unterliegen (siehe oben). Insbesondere haben die PM-Abteilungen **keine Pflichtversorgung**, etwa für fremd- und selbstgefährdende Patienten, und keine Aufgaben in der **Forensik**, d.h. Bereichen mit einer besonders schlechten Reputation in der Bevölkerung.

Telefonische Befragungen von 1426 Personen aus Nürnberg und Würzburg im Rahmen des »Kompetenznetzes Depression und Suizidalität« [15] erbrachten, dass nur 30% der Bevölkerung den Einsatz von **Antidepressiva** als sehr geeignet erachtet, Depressionen zu behandeln. Vielmehr glauben 80% der Befragten, daß Antidepressiva abhängig machen, 70 % vermuten, daß diese Substanzen dauerhaft die Persönlichkeit verändern. Aus diesem Grunde ist es problematisch, wenn die PM im Gegensatz zur »Psychiatrie und Psychotherapie« und auch im Widerspruch zu ihrer eigenen gängigen Versorgungspraxis vorgibt, im Regelfall nur Psychotherapie und nicht Pharmakotherapie einzusetzen.

Eine Befragung der DGPPN von etwa 400 Patienten, die bereits in einer Psychiatrisch-psychotherapeutischen Klinik behandelt wurden, ergab, dass weiterhin mehr als **50% des Klientels** dies als stigmatisierend erleben und Psychosomatische Kliniken diesbezüglich als weniger problematisch einschätzen[16].

Dabei ist ihnen jedoch in der Regel nicht klar, was mit psychosomatischer Klinik eigentlich gemeint ist.

Besonders problematisch ist, dass einzelne Kliniken für PM bereits mit dem Argument **werben**, dass ihre Patienten nicht der Stigmatisierung unterliegen, die mit der Aufnahme in eine Psychiatrische Einrichtung verbunden sei.

Der Versuch, weniger schwer kranke Patienten vor der Stigmatisierung psychischer Erkrankungen und der psychiatrischen Behandlungseinrichtungen zu »bewahren«, geht jedoch mit dem Problem einher, dass die schwerer erkrankten Patienten und die »psychiatrischen« Einrichtungen noch eine **zusätzliche Stigmatisierung und Ausgrenzung** erfahren. Dieser Weg ist deshalb unakzeptabel. Auch der Baden-Württembergische Weg, in Zentren für Psychiatrie Abteilungen für PM einzurichten, ist unter dieser Sichtweise als höchst problematisch zu beurteilen. Diese Namensgebung gibt die Behandlungsangebote falsch an und erzeugt bei den Patienten und ihren Angehörigen den Eindruck, dass in einem Großkrankenhaus nur eine in dieser Form ausgezeichnete Abteilung psychotherapeutische Leistungen anbietet, während im übrigen, d.h. größten Teil der Klinik »klassisch psychiatrisch«, d.h. nur pharmakologisch behandelt wird und damit psychisch Erkrankte als »psychiatrische Patienten« ausgewiesen werden.

> Zusammenfassend löst die PM das Stigma-Problem psychischer Erkrankungen nicht. Vielmehr führt sie zu einer Verschärfung des Problems mit einer unübersehbaren Gefahr der Institutionalisierung einer »Zwei-Klassen-Versorgung« psychisch Erkrankter. Dies kann gesellschaftspolitisch nicht gewollt sein.

Resümee

Die dargestellten Fakten machen verständlich, warum die Etablierung eines eigenständigen Gebietes Psychotherapeutische Medizin und insbesondere die Etablierung von entsprechenden Betten *im europäischen Ausland nicht übernommen wurde.*

- Die letzten 10 Jahre haben gezeigt, dass nicht nur in den PM-Rehabilitationskliniken, sondern auch in den PM-Akutkrankenhäusern bzw. Abteilungen ganz überwiegend Patienten mit *primär psychischen Erkrankungen* behandelt werden. Dabei lassen sich weder *ein eigenständiges Patientenspektrum noch eigenständige therapeutische Strategien*, die von Psychiatrisch-psychotherapeutischen Kliniken abggrenzbar wären, für die PM-Kliniken nachweisen. Dies belegt auch die Finanzierung von PM-Akut-Kliniken über die *Psychiatrie-Personalverordnung*. D.h. aber, dass ein von Psychiatrie und Psychotherapie *getrennter Krankenhausplan für PM* (wie 1998 in Baden-Württemberg geschehen und jetzt Grundlage der gerichtlichen Entscheidungen zur ständig weiteren Bettenaufstockung) *nicht begründbar ist* und zu medizinischen und wirtschaftlichen Fehlentwicklungen führt.
- Nur für Psychiatrisch-psychotherapeutische Kliniken konnte bisher in überregionalen Qualitätssicherungsstudien für die große Gruppe depressiv Erkrankter nachgewiesen werden, dass – unter Einbeziehung störungsspezifischer Psychotherapien – eine hocheffiziente stationäre Behandlung erfolgt.
- Die nur in Deutschland erfolgte Gleichsetzung von »Psychosomatik« mit »Psychotherapie« macht dieses Fach offensichtlich für den *ärztlichen Nachwuchs wenig attraktiv*. Dies mag mit der höheren Attraktivität des Psychologiestudiums für vornehmlich an Psychotherapie interessierte Studierende verbunden sein. Die Diskrepanz zwischen verfügbaren Ärzten und den berufspolitisch durchgesetzten Arztstellen im ambulanten wie im stationären PM-Bereich bedrohen das Fachgebiet der »Psychiatrie und Psychotherapie« und ihre Versorgungsaufgaben elementar.
- Zurzeit werden in Deutschland deutlich mehr Patienten stationär als ambulant psychotherapiert (354.000 zu 276.000) [17]. Eine weitere Ausdehnung der PM-Betten läuft der allseits anerkannten Zielsetzung »*ambulant vor stationär*« zuwider.
- Die Problematik einer zusätzlichen Ausgrenzung und Stigmatisierung schwer psychisch Kranker und ihrer Behandlungsinstitutionen durch einen zweiten Versorgungsstrang für in der Regel leichter erkrankte Patienten wird bisher in der Versorgungsplanung nicht adäquat berücksichtigt. Die zweistrangige Versorgung erschwert den notwendigen Prozess der *gesellschaftlichen Akzeptanz und Entstigmatisierung psychisch Erkrankter, ihrer Familien, aber auch ihrer Behandlungseinrichtungen.* Da dem Fachgebiet der Psychiatrie und Psychotherapie sowohl im ambulanten als auch

5

im stationären Bereich eine entscheidende Bedeutung zukommt [18], sollte das zugehörige Versorgungssystem weiter gestärkt und nicht geschwächt werden.

Bei der jetzt schon hohen und noch steigenden Prävalenz seelischer Erkrankungen wird die Reduzierung von Diskriminierung, aber auch der Abbau von Schwellenängsten bezüglich der Inanspruchnahme professioneller Hilfe zu einer zunehmend bedeutungsvollen gesellschaftspolitischen Aufgabe. In einer Zeit, in der die Überwindung bisheriger versorgungspolitisch kontraproduktiver Schnittstellen und Sektoren im Sinne einer *Integrierten Versorgung* auf der politischen Agenda steht, sollten Wege gefunden werden, die hausärztlichen, somatisch-fachärztlichen, psychiatrisch-psychotherapeutischen, psychosomatisch-psychotherapeutischen und psychologisch-psychotherapeutische Versorgungsbereiche zu integrieren und der faktisch weitgehenden Trennung der beiden »Psych-Fachärzte« entgegen zu wirken. Dies liegt im Interesse aller Erkrankten. Der besonderen gesellschaftlichen Verantwortung gegenüber den besonders schwer Erkrankten sollte man sich dabei bewusst sein.

Literatur

1. Janssen, P., Franz, M., Herzog, Th., Häuft, G., Baar, G., Schneider, W.: Wissenschaftliches Gutachten zur Krankenhausplan für das Fachgebiet Psychotherapeutische Medizin im Auftrag des Sozialministeriums Baden-Württemberg. Gesundheitspolitik 43, Stuttgart, 1998.
2. Sozialministerium Baden-Württemberg: Krankenhausplanung für das Fachgebiet Psychotherapeutische Medizin – Rahmenkonzeption. Stuttgart, 1998.
3. Wolfersdorf, M. (Hrsg.): Depressionsstationen/stationäre Depressionsbehandlung. Springer, Berlin-Heidelberg-New York, 1997.
4. Malt, U.F.: German Psychosomatic Medicine: An International Perspective. In: Diefenbacher, A. (ed.): Consultation-liaison psychiatry in Germany, Austria and Switzerland. Advances in Psychosomatic Medicine. Volume 26, 1–7, Basel, Karger, 2004.
5. Wolfersdorf, M., Weißhaupt-Langer, G., Oschinsky, M., Adler, L.: Stationäre Psychotherapie in den Kliniken für Psychiatrie und Psychotherapie in Deutschland. Krankenhauspsychiatrie 12, 138–144, 2001.
6. Koch, U., Schulz, H.: Zur gegenwärtigen Situation der ambulanten und stationären psychotherapeutischen Versorgung in der Bundesrepublik. Vortrag auf der Fachtagung »Psychotherapeutische Medizin auf dem Prüfstand«, 2004.
7. Janssen, P., Hölzer, M.: Psychosomatische Abteilungen im Verbund: von der Planung zur Realisierung. Vortrag auf der Fachtagung »Psychotherapeutische Medizin auf dem Prüfstand«, 2004.
8. von Rad, M.: In: Lexikon der Psychiatrie, C. Müller (Hrsg.), 2. Auflage, Berlin, Springer, 1986.
9. Hohagen, F., Kordon, A.: Zwangsstörungen. In: M. Berger (Hrsg.) Psychische Erkrankungen – Klinik und Therapie. Urban & Fischer, München-Jena, 2004.
10. Härter, M., Baumeister, H., Reuter, K., Wunsch, A., Bengel, J.: Epidemiologie komorbider psychischer Störungen bei Rehabilitanden mit muskuloskelettalen und kardiovaskulären Erkrankungen. Die Rehabilitation, 41, 367–374. 2002.
11. Härter, M., Berger, M., Sütter, P., Keller, F., Metzger, R., Wiegand, W., Schell, G., Stieglitz, R.-D., Wolfersdorf, M., Felsenstein, M.: Externe Qualitätssicherung zur Prozess- und Ergebnisqualität stationärer psychiatrisch-psychotherapeutischer Depressionsbehandlung – ein Modellprojekt der Landesärztekammer Baden-Württemberg. Deutsches Ärzteblatt 101, 27 2004, A-1970.
12. Corrigan, P.W., Rüsch, N.: Mental illness stereotypes and clinical care: Do people avoid treatment because of stigma? Psychiatric Rehabilitation Skills, 6(3), 312–334, 2002.
13. Finzen, A.: Psychose und Stigma. Bonn, Psychiatrie Verlag, 2000.
14. Angermeyer, M.C.: Das Stigma psychischer Krankheiten aus Sicht der Patienten – ein Überblick. Psychiatrische Praxis, 30(7), 358–366, 2003.
15. Hegerl, U., Althaus, D., Stefanek, J.: Public attitudes towards treatment of depression: Effects of an information campaign. Pharmacopsychiatry, 36, 288–291, 2003.
16. Voderholzer, U.: Psychiatrische und psychosomatische Kliniken aus der Sicht von Patienten. Der Nervenarzt, 3, 313–315, 2004.
17. Bühren, P.: Psychosoziale Versorgung in der Medizin – Bedarf steigt mit dem Fortschritt. Deutsches Ärzteblatt (PP), 11, 487–488, 2003.
18. Berger, M.: Die Versorgung psychisch Erkrankter in Deutschland unter besonderer Berücksichtigung des Faches »Psychiatrie und Psychotherapie«. Nervenarzt, 75, 195–204, 2004.
19. Thase, M.E., Buysee D.J., Frank E., Cherry C.R., Cornes C.L., Mallinger A.G., Kupfer D.J.. Which depressed patients will respond to interpersonal psychotherapy? The role of abnormal EEG sleep profiles. Am J Psychiatry, 154, 502–509, 1997.
20. Thase M.E., Greenhouse J.B., Frank E., Reynolds C.F., Pilkonis P.A., Hurley K., Grochocinski V., Kupfer D.J. : Treatment of major depression with psychotherapy or psychotherapy-pharmacotherapy combinations. Arch Gen Psychiatry 54:1009–1015, 1997

Hinweise zur neu erschienenen Psychiatrie-Personalverordnung

J. Fritze

Die Psychiatrie-Personalverordnung (Psych-PV) kennt vermutlich jeder in psychiatrischen Einrichtungen Tätige. Aber es scheint hohe Zeit, sie wirklich zu kennen.

Ärzte und Pflegepersonal wirken emsig an den Stichtagserhebungen mit. Allenthalben aber hört man, dass die Personalansprüche aus der Psych-PV unterschritten werden. Repräsentative Statistiken sind jedoch nicht verfügbar. Die Träger der Fachkliniken für Psychiatrie und Psychotherapie scheinen sich zu scheuen, sich gegenseitig Einblick zu gewähren, wohl in der jahrelang trainierten Hoffnung, in der Konkurrenz am Ende doch noch einen eigenen Vorteil herausschlagen zu können. Und in der Sorge, die Transparenz über die eigenen Daten könnte von Kostenträgern gegen sie verwendet werden (z. B. wenn Overheads die Psych-PV Personalausstattung erodieren). Abteilungen für Psychiatrie und Psychotherapie an Allgemeinkrankenhäusern haben vermutlich das besondere Problem, ihre Personalausstattung nach Psych-PV nicht realisieren zu können, weil ein Teil des Budgets zur Subventionierung somatischer Abteilungen herangezogen wird. Darüber darf verständlicherweise nichts in der Öffentlichkeit geäußert werden. Entsprechend sind Versuche bisher gescheitert, auch nur eine anonymisierte gemeinsame Statistik ins Leben zu rufen. Die Zahlen werden mehr oder weniger hinter vorgehaltener Hand kolportiert. Damit kann man kaum etwas anfangen.

Immerhin scheint der Grad der Erfüllung der Personalansprüche in Fachkliniken für Psychiatrie und Psychotherapie bei 80% zu liegen, mit besonders ausgeprägter Unterdeckung des Bedarfs gerade in forensischen Abteilungen (für die die Psych-PV allerdings nur analog herangezogen werden kann). Aus Abteilungen für Psychiatrie und Psychotherapie an Allgemeinkrankenhäusern sind gar Werte von 70% und 60% zu hören. Da kann man nur hoffen, dass es sich um seltene Ausnahmen handelt.

Gerade für die Abteilungen für Psychiatrie und Psychotherapie an Allgemeinkrankenhäusern scheint die Situation dadurch verschärft, dass nahezu regelhaft das Abteilungsbudget nicht – wie gemäß Psych-PV eigentlich zwingend geboten – gesondert mit den örtlichen Kostenträgern verhandelt wird. Vielmehr scheint weit überwiegend für die psychiatrischen und somatischen Abteilungen eines Hauses ein Gesamtbudget ohne Abteilungsdifferenzierung verhandelt zu werden. Das ist insbesondere im DRG-Zeitalter widersinnig und kontraproduktiv. Das lädt geradezu ein zur Subventionierung notleidender somatischer Abteilungen aus Mitteln, die der Versorgung psychisch Kranker gelten. Kann man das mit psychisch Kranken machen? Jedenfalls geht man das Risiko ein, dass die Krankenkassen Budgetanteile, die für die Versorgung psychisch Kranker gedacht waren, dort aber nicht angekommen sind, zurückfordern.

Die Staatssekretärin Caspers-Merk hat für die Bundesregierung am 07.05.2004 auf eine kleine Anfrage der Bundestagsfraktion der FDP neuerlich klar bestätigt, dass die Personalansprüche gemäß Psych-PV unverändert gelten, und dass »das Personal nicht anderweitig eingesetzt werden darf.«

Wenn durch die Kraft des Faktischen »bewiesen« wird, dass sich psychische Krankheiten »bestens« auch nur mit 70% der nach Psych-PV eigentlich zustehenden Personalausstattung behandeln lassen, dann wird die Psych-PV Makulatur. Um den womöglich fatalen Entwicklungen vorzubeugen und der Psych-PV wieder zu ihrem Zweck zu verhelfen, gehört ihre 4. Auflage auf den Schreibtisch jedes in psychiatrischen Einrichtungen Tätigen, auch wegen der ergänzenden (z. B. bezüglich des DRG-Systems) Hintergrundinformationen.

Rehabilitation

* Aus »Aktion Psychisch Kranke e.V.«, Regina Schmidt-Zadel, Heinrich Kunze, Reinhard Peuktert (2004) Prävention bei psychischen Erkrankungen – Neue Wege in Praxis und Gesetzgebung (Tagungsbericht 31). Psychiatrie-Verlag Bonn.

Rolle der Rehabilitation im Versorgungsspektrum psychischer Erkrankungen

M. Berger, W. Weig, T. Becker

Bedeutung psychischer Erkrankungen – Herausforderung für die Rehabilitation

Das deutsche Gesundheitssystem kann die Früherkennung, Behandlung und Rehabilitation psychischer Erkrankungen derzeit nicht adäquat leisten (Berger 2004). Dies ist für die Belange der Rehabilitation von Menschen mit psychischen Erkrankungen wichtig. Das Problem wird sich voraussichtlich in den kommenden Dekaden intensivieren. ◘ Abb. 1.1 (Seite 4) zeigt, dass die WHO in ihrem World Health Report 2001 feststellt, dass Depressionen mit annähernd 12 Prozent die weltweit führende Ursache für die durch Behinderung beeinträchtigten Lebensjahre bezogen auf die gesamte Lebensspanne (YLLs = years of life lived with disability) darstellen (World Health Organization 2001 a). Unter den 10 wichtigsten Erkrankungen befinden sich außerdem Alkoholismus, Schizophrenien und bipolare Erkrankungen. Engt man die Altersspanne auf 15–44 Jahre ein, wird der hohe Stellenwert psychischer Erkrankungen noch deutlicher.

Depressionen, Alkoholerkrankungen und Schizophrenien rangieren auf den ersten drei Positionen und machen etwa ¼ aller durch Behinderung beeinträchtigten Lebensjahre in dieser Altersgruppe aus. Entsprechend ergaben Berechnungen der Weltbank und der Harvard University zum »Global burden of disease« (◘ Abb. 1.2, Seite 4), dass im Jahre 2020 fünf psychische Störungsbilder unter den 10 wichtigsten Erkrankungen rangieren (Murray & Lopez 1996 a, b) werden. Diese für die Weltbevölkerung erhobenen Daten spiegeln sich auch in den epidemiologischen Daten der Bundesrepublik Deutschland wider.

Insbesondere der im Auftrag des BMGS erhobene Bundesgesundheitssurvey erbrachte, dass die 12-Monats-Prävalenz psychischer Erkrankungen, d. h. Personen, die eine ICD-10-Diagnose im Laufe von 12 Monaten aufweisen, 31 Prozent beträgt (◘ Abb. 1.3, Seite 5; Wittchen & Jacobi 2001, Wittchen et al. 2003). Dabei stehen Angsterkrankungen, Depressionen und somatoforme Störungen im Vordergrund (◘ Abb. 1.4, Seite 5).

Die Schwierigkeiten des Gesundheitssystems, dieser zunehmenden Bedeutung psychischer Erkrankungen gerecht zu werden sowie das Chronifizierungspotential psychischer Erkrankungen bei inadäquater Behandlung werden an einer starken Zunahme der Krankschreibungen, aber auch der Berentungen wegen psychischer Störungen deutlich. Erhebungen der Deutschen Angestellten-Krankenversicherung (DAK) für die Spanne wischen 1997 und 2001 zeigen, dass die so bedingten Arbeitsunfähigkeitstage aufgrund psychischer Erkrankungen mit 51 Prozent den deutlichsten Zuwachs über diesen Zeitraum erbrachten (◘ Abb. 1.5, Seite 6; DAK 2002). Der Bundesgesundheitssurvey wies entsprechend nach, dass inzwischen über 40 Prozent der Krankschreibungen im Zusammenhang mit psychischen Störungen stehen.

Da nach onkologischen Erkrankungen psychische Störungen die längsten Krankschreibungen verursachen, entstehen durch die Krankengeldfortzahlungen nach sechs Wochen für die gesetzlichen Krankenversicherungen hohe Zusatzkosten. Auch bei den Frühberentungen stellen inzwischen nach Daten der Rentenversicherungen psychische Erkrankungen die häufigste Ursache dar. Während insgesamt die Zahl der Frühberentungen in den letzten Jahren deutlich gesunken ist, ist nur bei psychischen Erkrankungen ein weiterer Anstieg, insbesondere bei Frauen, eingetreten. Insgesamt erfolgen etwa 28 Prozent der Frühberentungen aufgrund psychischer Erkrankungen (◘ Abb. 1.6, Seite 6; VDR 2002).

Es kann damit ein Bedeutungszuwachs psychischer Erkrankungen einerseits sowie ein Potential für Chronifizierung, Wiedererkrankungen und hohe Krankheitslast andererseits bei psychischen Störungen sowohl international als auch für Deutschland festgestellt werden.

Aktuelle Konzeptionen für die Rehabilitation bei psychischen und psychosomatischen Störungen

1. Die Bundesarbeitsgemeinschaft für Rehabilitation (BAR) hat im Frühjahr 2004 die *Rahmenempfehlungen zur ambulanten Rehabilitation bei psychischen und psychosomatischen Erkrankungen* veröffentlicht (im folgenden ARPP abgekürzt; BAR 2004 a). Dabei wurde neben dem am 01. Juli 2001 in Kraft getretenen SGB IX auch die Internationale Klassifikation der Funktionsfähigkeit, Behinderung und Gesundheit (ICF) der WHO berücksichtigt (World Health Organization 2001 b; BAR 2003). Die ICF ist ein Modell der Wechselwirkungen zwischen Komponenten der funktionalen Gesundheit bzw. ihren Beeinträchtigungen sowie zwischen Gesundheitsproblemen und ihren Kontextfaktoren, mit dem der gesamte Lebenshintergrund der betroffenen Person berücksichtigt werden soll. Die ARPP-Konzeption nennt (in ihrem allgemeinen Teil) als Teile medizinischer Rehabilitation die Rehabilitationsdiagnostik, den Rehabilitationsplan mit Beschreibung des Rehabilitationsziels, die Rehabilitationsdurchführung und ihre Überprüfung sowie die Dokumentation des Rehabilitationsverlaufs und der -ergebnisse.

Im speziellen Teil werden einleitend die Risiken chronischer Verläufe, rezidivierender Verschlechterungen und vielfältiger Komorbidität im Verlauf psychischer und psychosomatischer Erkrankungen genannt. Die Umbenennung der in Deutschland nur historisch herleitbaren Begrifflichkeit »psychosomatische Rehabilitation« für die psychotherapeutische Rehabilitation zu jetzt »Rehabilitation psychischer und psychosomatischer Erkrankungen« erfolgte, um weitere terminologische Verwirrung zu verhindern, da nicht psychosomatische Störungen, sondern primär psychische Erkrankungen wie Depressionen oder Angststörungen den größten Raum in der psychotheraptischen Rehabilitation im stationären Bereich bereits jetzt einnehmen und wohl auch im ambulanten Bereich einnehmen werden (S. 35). Das ARPP-Konzept zielt auf eine Übertragung der Konzepte stationärer »psychosomatischer Rehabilitation«, wie sie in Deutschland praktiziert werden, auf das ambulante, wohnortnahe Setting. Dies entspricht in der gängigen Terminologie im psychiatrisch-psychotherapeutischen Versorgungssystem einer tagesklinischen Leistungserbringung. Als Diagnosespektrum nach ICD-10 werden genannt:

- Depressive Störungen,
- Belastungs- und Anpassungsstörungen,
- Angststörungen,
- Somatoforme Störungen,
- Psychosomatische Erkrankungen (wie z.B. Essstörungen) und
- Körperliche Störungen, bei denen psychische Faktoren eine wesentliche Rolle spielen.

Akute Psychosen, chronische psychotische Prozesse, manifeste Suizidalität, stoffgebundene Abhängigkeitserkrankungen sowie fremdgefährdendes dissoziales Verhalten sind ausgeschlossen.

Eine diagnostische Öffnungsklausel erlaubt eine weitere Öffnung des diagnostischen Indikationsbereiches. Die für das Konzept relevanten Funktionsstörungen betreffen Dimensionen der Persönlichkeit, emotionale Funktionen, Funktionen psychischer Energie und des Antriebs, der Selbstwahrnehmung, höherer kognitiver Leistungen, Denkfunktionen, Körperfunktionen, Schlaf- sowie psychomotorische Funktionen. Auch die Beeinträchtigungen von Aktivitäten und Teilhabe, die infolge dieser Schädigungen eintreten, werden breit beschrieben. Die Rehabilitationsziele werden in Bezug auf psychopathologische Beeinträchtigungen, Aktivitäten und Teilhabe sowie Kontextfaktoren (Arbeitsplatz, berufliche Umschulung und Wiedereingliederung sowie Aspekte von Lebensstil und Stressbewältigung) definiert. Behandlungsfrequenz und Rehabilitationsdauer sind variabel, im Rahmen eines interdisziplinären Behandlungssettings sind in der Regel täglich mindestens vier bis maximal sechs Stunden Therapiezeit an fünf bis sechs Tagen in der Woche vorgesehen. Es wird zwar in der Rahmenempfehlung von einem »ganzheitlichen Rehabilitationskonzept« gesprochen, doch stehen psychotherapeutische Interventionen ganz im Vordergrund. Behandlungselemente sind neben der Psychotherapie in begrenztem Maße, d.h. nur in zweiter Linie, die medikamentöse Therapie, sozialtherapeutische Elemente, arbeitsbezogene Trainingsmaßnahmen, Ergotherapie, Sport- und Physiotherapie, Entspannungsverfahren, Gesundheitsbildung und -beratung.

Die Rehabilitationseinrichtung muss unter ständiger Leitung und Verantwortung eines Facharztes für Psychiatrie und Psychotherapie oder für Psychosomatische Medizin und Psychotherapie stehen, der über eine mindestens zweijährige, vollzeitige (bei Teilzeit entsprechende) rehabilitative und sozialmedizinische Erfahrung verfügen muss und die Zusatzbezeichnung Sozialmedizin und/oder Rehabilitationswesen erworben haben sollte. Je nach dem Umfang der Einrichtung sind darüber hinaus weitere Ärzte, ferner mindestens ein approbierter Psychologischer Psychotherapeut, gegebenenfalls weitere Diplom-Psychologen, sowie Mitarbeiter der Berufsgruppen Ergotherapie, Sozialarbeit, Sporttherapie, Physiotherapie, Krankenpflege sowie Diätassistenz/Ökotrophologie für die ambulante psychosomatische Rehabilitation gefordert. Die Schlüssel Rehabilitationsteilnehmer: Mitarbeiter betragen für Ärzte 1:16, für Psychologen 1:20, für Ergotherapeuten und Sozialarbeiter 1:40, für die Krankenpflege 1:40 bis 1:20 und für die übrigen Berufsgruppen 1:80. Bei kleineren Einrichtungen werden sich daraus (möglicherweise geringfügige) stundenweise Beschäftigungen ergeben, so dass sich die nebenamtliche Tätigkeit von ansonsten in anderen Bereichen (z.B. der Akutversorgung oder im Sozialpsychiatrischen Dienst) tätigen Mitarbeiterinnen und Mitarbeitern anbietet. Die deutliche Betonung ärztlich oder psychologisch erbrachter Psychotherapie wird auch durch den (niedrigen) Personalrichtwert für Pflegemitarbeiter von 1:40 bis 1:20 und Ergotherapie 1:40 deutlich.

Das Diagnosespektrum für die Indikation zu diesem Angebotstyp ist weit gefasst. Dies hat zu der Sorge Anlass gegeben, das Angebot der ambulanten Rehabilitation psychischer und psychosomatischer Störungen könnte, obwohl vornehmlich psychotherapeutisch orientiert:

- für die vorhandenen Strukturen psychiatrisch-psychotherapeutischer Komplex-Versorgung insbesondere den Tageskliniken, zu einer fachlich wesentlich enger indizierten, aber kostengünstigeren bedrohlichen Konkurrenz werden;
- aufgrund der Zentrierung auf psychotherapeutische Behandlungsangebote bei diesem Typ der Rehabilitation eine angemessene, die komplexen biologischen und psychosozialen Aspekte berücksichtigende Rehabilitation, wie sie für Menschen mit psychischen Erkrankungen in der Regel erforderlich ist, verfehlen und schwächen.

Neben der Sicherstellung der Trägerschaft, der Räumlichkeiten und des Personals muss die Einrichtung ein Rehabilitationsangebot definieren und ein Rehabilitationskonzept erstellen, das mit den Rahmenempfehlungen konform ist. Rehabilitationseinrichtungen können mit den Landesverbänden der gesetzlichen Krankenversicherung Versorgungsverträge gemäß § 111 SGB V abschließen, ferner Leistungsvereinbarungen mit den Trägern der gesetzlichen Rentenversicherung, die auf regionaler Ebene in der Regel durch die zuständige Landesversicherungsanstalt (LVA) vertreten werden. Zwingend erforderlich ist der Abschluss derartiger Vereinbarungen nicht. Es ist auch möglich, im Einzelfall für einen Rehabilitationsteilnehmer/eine Rehabilitationsteilnehmerin den Antrag auf Gewährung der Leistungen zur medizinischen Rehabilitation in der entsprechenden Rehabilitationseinrichtung zu stellen und auf der Grundlage von Einzelvereinbarungen abzurechnen.

2. Derzeit wird bei der BAR die Empfehlungsvereinbarung über die Zusammenarbeit der Krankenversicherungsträger und der Rentenversicherungsträger sowie der Bundesagentur für Arbeit bei der Gewährung von Rehabilitationsmaßnahmen in Rehabilitationseinrichtungen für psychisch kranke und behinderte Menschen (Empfehlungsvereinbarung RPK) vom 17.11.1986 neu gefasst, durch die die ambulante und stationäre medizinische und berufliche Rehabilitation bei psychischen Erkrankungen geregelt wird. Das heißt, es wird auch in der ambulanten Rehabilitation eine zweistrangige Versorgung psychisch Erkrankter geben! Ein Entwurf der entsprechenden BAR-Arbeitsgruppe liegt vor (02. Juni 2004). Die Empfehlungen werden in den Gremien der BAR weiter abgestimmt, sie werden voraussichtlich im Jahr 2005 in Kraft treten. Auch in diesem Konzept wird auf die ICF-Klassifikation der WHO Bezug genommen (WORLD HEALTH ORGANIZATION 2001 b). Die RPK-Einrichtung wird als eigenständiges, möglichst wohnortnahes Angebot im regionalen Versorgungssystem definiert. Hinsichtlich der Diagnosen stehen schizophrene, schizotype, affektive Störungen sowie schwere Persönlichkeits- und Verhaltensstörungen im Vordergrund. Weitere Störungen (organische psychische Störungen, neurotische Störungen) kommen in Einzelfällen in Betracht. Intelligenzminderungen sowie Suchtstörungen können als komorbide Faktoren, nicht aber als alleinige Diagnosen Berücksichtigung finden. Ein Schweregradkriterium wird eingeführt (ausgeprägte Schädigungen, daraus resultierende Beeinträchtigungen von Aktivitäten und Teilhabe). Die rehabilitationsspezifischen Befunde (Schädigungen, Beeinträchtigungen von Aktivitäten und Teilhabe sowie Kontextfaktoren) werden referiert, auch bei diesem Angebot ist eine positive Rehabilitationsprognose erforderlich. Die ambulante Rehabilitation wird explizit genannt, ihre Bedingungen werden geschildert, die wohnortnahe Erbringung der RPK-Maßnahme wird favorisiert.

Die Unterschiede des jetzigen Entwurfs zu den Rahmenempfehlungen zur ambulanten Rehabilitation bei psychischen und psychosomatischen Erkrankungen (ARPP) sind wie folgt:

- Beim Diagnosenspektrum werden im Entwurf der Arbeitsgruppe in erster Linie psychotische, affektive Erkrankungen sowie schwere Persönlichkeits- und Verhaltensstörungen sowie psychische Störungen aufgrund einer Schädigung oder Funktionsstörung des Gehirns einschließlich organisch bedingter Persönlichkeits- und Verhaltensstörungen genannt, ein Schweregradkriterium wird eingeführt.
- Das Methodenspektrum unterscheidet sich, da zwar in beiden Konzepten psychotherapeutische Verfahren integrierter Bestandteil sind, im RPK-Konzept aber gleichgewichtig biologische (pharmakotherapeutische und andere) sowie psychosoziale Behandlungsansätze, insbesondere psychoedukative Verfahren, Soziotherapie und Ergotherapie, Einbeziehung der Angehörigen, Erprobungen im privaten Leben und in Betrieben stehen.
- Die nahtlose Verzahnung der medizinischen und beruflichen Rehabilitation zu einer Gesamtmaßnahme nimmt in der überarbeiteten RPK-Empfehlungsvereinbarung einen zentralen Stellenwert ein.
- Im RPK-Konzept wird die Dauer der Maßnahme bezogen auf die Art und Schwere der vorliegenden psychischen Erkrankung und die sich daraus ergebende Komplexität der erforderlichen Rehabilitationsmaßnahmen, zwischen drei Monaten und einem, in Ausnahmen bis zu zwei Jahren angegeben.
- Die RPK-Empfehlungsvereinbarung umfasst ambulante und stationäre Rehabilitation »aus einer Hand«, während es für den Bereich »psychische und psychosomatische Erkrankungen« separate Empfehlungsvereinbarun-

gen für stationäre einerseits und ambulante Rehabilitation andererseits gibt.

Die Gemeinsamkeiten beider Maßnahmetypen (ARPP und RPK) seien ebenfalls genannt:

- *Rehabilitationsbedürftigkeit* muss gegeben sein. Dies setzt eine (oder mehrere) nicht nur vorübergehende Funktionsbeeinträchtigungen, Beeinträchtigungen der Aktivitäten und der Teilhabe im Sinne von ICF voraus.
- *Rehabilitationsfähigkeit* wird vorausgesetzt. Die/der Rehabilitand/in muss in der Lage sein, an der Rehabilitationsmaßnahme angemessen und aktiv teilzunehmen, im Falle ambulanter Leistungserbringung selbständig zu wohnen und das Rehabilitationsangebot z. B. mit öffentlichen Verkehrsmitteln zu erreichen. Dem können akute Krankheitssymptome, Selbst- oder Fremdgefährdung entgegenstehen.
- Eine positive *Rehabilitationsprognose* wird vorausgesetzt, das Rehabilitationsziel muss voraussichtlich in angemessener Zeit mit den vorhandenen Mitteln erreichbar sein.
- Rehabilitationsleistungen sind *nicht indiziert* bei Patienten, die aufgrund der Schwere ihrer Erkrankung der besonderen Mittel stationärer oder teilstationärer psychiatrischer oder sonstiger Krankenhausbehandlung bedürfen.

Diskussion und Würdigung

Aus Sicht der DGPPN ist bedenklich, dass die in den beiden Konzepten (ARPP und RPK) aufgeführten Rehabilitationsgründe bis auf Einzelaspekte (Interpretation der Realität, wahnhaftes Erleben) identisch sind, wenn man vom Schweregrad-Kriterium absieht (welches Erkrankungen mit schweren, überdauernden Krankheitsfolgen dem RPK-Konzept zuordnet). Die Patienten, die stationäre oder ambulante Rehabilitation bei »psychischen und psychosomatischen Erkrankungen« erhalten, wurden zuvor – wenn sie Krankenhausbehandlung benötigten – meist in Kliniken für Psychiatrie und Psychotherapie behandelt. Der Übergang von der Akutbehandlung zur Rehabilitation ist also auch mit einem Wechsel des Fachgebietes verbunden, wenn die Leitung durch einen Facharzt für psychosomatische Medizin erfolgt, was wieder die Fehlentwicklung der Aufteilung in diese beiden benachbarten Fachgebiete deutlich macht. Selbstverständlich gibt es historisch und hinsichtlich der Leistungs- und Kostenträger weitere Unterschiede wie die Beteiligung der Bundesagentur für Arbeit an der Finanzierung der Leistungen in Rehabilitationseinrichtungen für psychisch Kranke (RPK). Jedoch ist deutlich, dass in der jetzt geplanten Eingrenzung des RPK-Angebotes auf schwer und chronifiziert psychisch Kranke eine Gefahr liegt. Die Sorgen sind, dass die Änderungen bei den Rehabilitationsleistungen für psychisch kranke Menschen – mit einem neuen Instrument der ambulanten Rehabilitation bei (leichteren) psychischen und psychosomatischen Erkrankungen sowie einem überarbeiteten RPK-Angebot (für schwerer Kranke) erstens zu einer Zuspitzung der Ausgrenzung schwer und chronisch psychisch Kranker führt (2 Klassenversorgung). Wenn bedacht wird, dass das Konzept zur ambulanten Rehabilitation bei psychischen und psychosomatischen Erkrankungen ein vorwiegend psychotherapeutisches Behandlungskonzept ist, d. h. pharmako- und soziotherapeutischen Komponenten in der Behandlungsrealität nicht den gebührenden Raum geben kann (Personalressourcen), so besteht zweitens die Sorge, dass die Beschränkung des multidisziplinären und integrierten RPK-Modells auf schwer und »schwerst« Kranke das rehabilitative Angebot für mittelschwer und noch nicht massiv chronifiziert Kranke verschlechtern und dieser Gruppe Erkrankter den Zugang zu einer wichtigen Komponente des Hilfesystems verstellt. Dies gilt insbesondere, wenn die Kostenträger aus Kostengründen versuchen, von psychiatrisch-psychotherapeutischer Tagesklinik-Behandlung in die ARPP-Einrichtungen umzulenken.

Abhilfe kann in diesem Zusammenhang eine Öffnung des RPK-Modells für ein breiteres Spektrum von Störungen und Störungsschweregraden bieten, welche mit einer **inneren Differenzierung der RPK** zu verbinden wäre. Das heißt, dass jenen Patienten, die das komplexe Leistungsangebot der RPK benötigen, dieses auch unabhängig von der Diagnose und dem Erkrankungsschweregrad zur Verfügung stehen sollte. Insbesondere müssen auch in RPK-Einrichtungen ambulante medizinische Rehamaßnahmen unter drei Monaten möglich gemacht werden (siehe unten). Als weitere Sorge wird geäußert, dass der Aufwand für Einleitung, Aufnahmegutachten, Zwischenbericht, Verlängerung und Abschlussbericht im RPK-Konzept größer sein könnte, als dies für das ARPP-Konzept gilt. Allerdings gelten auch für die Beantragung von Maßnahmen nach dem ARPP-Konzept grundsätzlich ähnliche Bedingungen wie für die RPK-Maßnahmen (siehe allgemeiner Teil).

Eine wichtige Frage betrifft weiterhin die Trägerschaft der RPK-Einrichtungen nach dem überarbeiteten Konzept. Eine (institutionelle) Trennung in Akutbehandlung und Rehabilitation ist bei psychischen und psychosomatischen Erkrankungen inhaltlich sehr problematisch. Insofern wäre wünschenswert, dass Einrichtungen der psychiatrisch-psychotherapeutischen Akutversorgung Träger für Angebote nach der überarbeiteten RPK-Empfehlungsvereinbarung sein können. Weiterhin stellt sich die Frage, ob Jugendliche (unter der Voraussetzung einer Kooperation mit Fachärzten für Kinder- und Jugendpsychiatrie und Psychotherapie) sowie Patienten in der Altersgruppe der über 65jährigen in RPK-Einrichtungen rehabilitative Leistungen werden in Anspruch nehmen können. Aus Sicht der DGPPN sollten die RPK-Leistungen auch weniger schwer und chronisch erkrankten Menschen, z. B. Patienten mit/nach einer depressiven Episode oder Zwangserkrankung oder Persönlichkeitsstörung, die einer komplexen Rehabilitation bedürfen, über einen kürzeren Zeitraum, z. B. vier bis sechs Wochen zur Verfügung stehen. Für diese Patientengruppe bestünde in ARPP-Einrichtungen die Gefahr von »Fehlplazierung« und Unterversorgung und damit das Risiko der Fehlallokation von Ressourcen.

Für FachärztInnen für Psychiatrie und Psychotherapie sowohl in der niedergelassenen Praxis, in Fachkrankenhäusern und Abteilungen für Psychiatrie und Psychotherapie, wird im Rahmen der diskutierten Entwicklungen die rehabilitative Medizin einen noch größeren Raum hinsichtlich der Fort- und Weiterbildung, der Patientenberatung, der Erstellung von Behandlungsplänen, der Indikationsstellung und Begutachtung und in der Kooperation mit Einrichtungen der Rehabilitation als bisher einnehmen. Es ergibt sich auch die Möglichkeit, selbst entsprechend dem örtlichen Bedarf Rehabilitationsangebote zu initiieren und dort ärztlich mitzuarbeiten im Sinne einer in das Fach Psychiatrie und Psychotherapie integrierten, patientengerechten (personenzentrierten) rehabilitativen Medizin psychischer Störungen. Die Rahmenempfehlungen eröffnen neue Möglichkeiten für Psychiatrisch-psychotherapeutische Kliniken und Abteilungen bzw. ihre Träger, aber auch niedergelassene Fachärzte für Psychiatrie, Psychotherapie undNervenheilkunde im Verbund mit psychologischen Psychotherapeuten und Angehörigen anderer Fachberufe des Gesundheitswesens (Sozialarbeiter, Ergotherapeuten, Fachkräfte für psychiatrische Krankenpflege). Weitere Vernetzungen, z. B. über örtliche Träger oder Hilfsvereine können Angebote der ambulanten Rehabilitation bei psychischen und psychosomatischen Erkrankungen, künftig auch der medizinischen und beruflichen Rehabilitation nach dem RPK-Modell vor Ort aufbauen und den zuständigen Kosten- und Leistungsträgern anbieten. Als Partner kommen die Träger der gesetzlichen Rentenversicherung und der gesetzlichen Krankenversicherung, nur im Bereich der beruflichen Rehabilitation nach dem RPK-Modell auch die Agenturen für Arbeit in Frage. Andere Kostenträger (private Krankenversicherungen, Beihilfestellen, Sozialhilfeträger) kommen im Einzelfall in Betracht und werden im allgemeinen Leistungen dann auch übernehmen, wenn ein Angebot durch die primär zuständigen Kosten- und Leistungsträger bereits anerkannt ist.

Rehabilitative Medizin psychischer Störungen

Die momentane Gestaltung der ARPP und der RPK durch die BAR stellt unseres Erachtens noch kein komplexes, wohl abgestimmtes und vor allem bedarfsgerechtes Konzept dar.

Die rehabilitative Medizin psychischer und psychosomatischer Störungen muss vor dem

Hintergrund störungsspezifischer Therapieansätze, der Realität gewachsener Strukturen, aber auch vor dem Hintergrund des in Deutschland geltenden Leistungsrechts in mehrere Segmente ausdifferenziert werden (Weig 2003):

1. Längerfristige sowohl stationäre als auch ambulante Rehabilitation für Menschen mit psychischen Störungen, die infolge ihrer erheblichen Beeinträchtigungen, ihrer Funktionsfähigkeiten und Teilhabe an Lebensbereichen komplexe Rehabilitationsleistungen unter Einbeziehung der Bundesagentur für Arbeit benötigen (RPK-Modell, siehe oben); dies gilt insbesondere für schwer und chronisch psychiatrisch Erkrankte.
2. Eine kürzerfristige medizinische Komplex-Rehabilitation etwa von Patienten mit Depressionen, Zwangserkrankungen, Persönlichkeitsstörungen, bipolaren Erkrankungen, bei denen dem RPK-Konzept entsprechend Pharmako-, Psycho- und Soziotherapie gleichwertig und aufeinander abgestimmt zur Anwendung kommen. Eine klare Differenzierung zur psychiatrisch-psychotherapeutischen Tagesklinik ist vorzunehmen.
3. Psychotherapeutische Rehabilitation: Für die Abgrenzung von anderen Segmenten der Rehabilitation psychischer Störungen ist es wichtig, dieses Angebot auf die Zielgruppe von Menschen auszurichten und zu begrenzen, bei denen psychische und somatische Störungsbilder bestehen, die miteinander verwoben sind und dazu führen, dass die Erwerbsfähigkeit gefährdet ist und die Rehabilitationsprognose im Hinblick auf die Erhaltung oder Wiederherstellung der Erwerbsfähigkeit hinreichend günstig ist. In der psychotherapeutischen Rehabilitation kommt wie in dem jetzigen ARPP-Konzept psychotherapeutischen Interventionen ein besonderer Stellenwert zu. Für die Abgrenzung von anderen Segmenten der Rehabilitation psychischer Störungen sind weniger nosologische Zuordnungen, etwa nach ICD 10, entscheidend, sondern der Schweregrad und die Fähigkeitsstörungen entsprechend ICF d. h. komplexe pharmako- und soziotherapeutische Maßnahmen sind nicht indiziert. Bei dieser Form der Rehabilitation handelt es sich leistungsrechtlich um ausschließlich medizinische Leistungen der Rehabilitation. Je nach den individuellen Voraussetzungen ist die gesetzliche Rentenversicherung oder die gesetzliche Krankenversicherung Kostenträger.
4. Rehabilitation bei substanzabhängigen Störungen (Suchtrehabilitation): Die Rehabilitation bei substanzabhängigen Störungen (Abhängigkeitserkrankungen) ist leistungsrechtlich durch die Vereinbarung Abhängigkeitserkrankungen geregelt. Es hat sich gezeigt, dass die Aufteilung in die Entzugsbehandlung zu Lasten der GKV und die Entwöhnungsbehandlung als Maßnahme der medizinischen Rehabilitation zu einer fachlich nicht zu begründenden Fragmentierung der Behandlung führt. Sie begrenzt die in psychiatrischen Einrichtungen durchgeführte Akutbehandlung in diesem Bereich (Entgiftung) in kontraproduktiver Weise und schließt einen Teil der Zielgruppe von wirksamen rehabilitativen Leistungen aus. Eine entsprechende Weiterentwicklung ist daher erforderlich. Für die medizinische Rehabilitation Abhängigkeitskranker besteht ein spezialisiertes, relativ ausgedehntes Netzt stationärer Einrichtungen, dessen Regionalisierung und Öffnung für ambulante Rehabilitationsangebote derzeit betrieben wird. Ähnlich wie in der psychosomatischen Rehabilitation ist die Leistungszuständigkeit der Renten- bzw. Krankenversicherung klar geregelt.
5. Gerontopsychiatrische Rehabilitation: Ein qualifiziertes und spezialisiertes Angebot gerontopsychiatrischer Rehabilitation existiert bisher in Deutschland (fast) nicht, obwohl die sozialrechtlichen Voraussetzungen vorhanden sind. Es finden sich lediglich rehabilitative Anteile in der stationären und insbesondere teilstationären gerontopsychiatrischen Versorgung (z. B. gerontopsychiatrische Tagesklinik). In dem Konzept der ambulanten *geriatrischen* Rehabilitation kommen psychische Störungen nur eine periphere Rolle zu (BAR 2004 b). Der Bedarf an spezifischen gerontopsychiatrischen Rehabilitationsleistungen ist jetzt schon

erkennbar und wird voraussichtlich dramatisch wachsen, da aufgrund der demografischen Entwicklung und weiterer struktureller Veränderungen mit einem überproportionalen Anstieg pflegebedürftiger alter Menschen zu rechnen ist, deren Pflegeabhängigkeit insbesondere durch den Einfluss psychischer Störungen (dementielle Erkrankungen, aber auch depressive Syndrome im Alter etc.) bestimmt ist. Rehabilitation wird hier insbesondere zur Vermeidung oder Verminderung von Pflegeabhängigkeit und die teilweise oder vollständige Wiederherstellung der Selbständigkeit in der alltäglichen Lebensführung sein. Leistungsrechtlich ist die Krankenversicherung zuständig. Die Problematik liegt darin, dass die zu erwartenden Einsparungen der Pflegeversicherung, also einem anderen Zweig der Sozialversicherung, zugute kommen würden. Hier besteht erheblicher Entwicklungsbedarf.

6. Rehabilitation in der Kinder- und Jugendpsychiatrie und -psychotherapie: Auch notwendige Rehabilitationsangebote für psychisch erkrankte Kinder und Jugendliche (z.B. schulische Rehabilitation) gehören in den Gesamtrahmen einer rehabilitativen Medizin psychischer Störungen. Dies setzt den intensiven Austauch mit der wissensschaftlichen Fachgesellschaft und dem Berufsverband der Kinder- und Jugendpsychiatrie und -psychotherapie voraus.

Abschließend muss betont werden, dass die Frührehabilitation bei psychischen Störungen einen essentiellen Teil der psychiatrisch-psychotherapeutischen ambulanten und Krankenhausbehandlung darstellt. Auch bei eher kurzfristigen oder episodischen psychischen Störungen, die nicht langfristig zu schwerwiegenden Einschränkungen der Teilhabe führen, sind rehabilitative Maßnahmen zur Abkürzung der Behandlung, Förderung der Wiedereingliederung und Vermeidung von Chronifizierung sinnvoll. Derartige Maßnahmen, die früh einsetzen müssen, sind Bestandteil der Akutbehandlung. Frührehabilitation bei psychischen Störungen kann innerhalb des bestehenden Akutversorgungssystems durch Spezialisierung stationärer, teilstationärer und ambulanter Angebote von Kliniken und niedergelassenen Fachärzten (in Verbindung mit der Behandlungsleistung Soziotherapie) realisiert werden. Leistungsrechtlich handelt es sich bei der Frührehabilitation um Krankenbehandlung und nicht um Rehabilitation im Sinne des SGB IX.

Psychiatrische und psychotherapeutische Behandlung enthält notwendig rehabilitative Elemente. Eine Abgrenzung zwischen Rehabilitation und Behandlung aufgrund der angewendeten Methoden, wie in der somatischen Medizin, ist in der Medizin psychischer Störungen nicht möglich. Die rechtlichen Vorschriften des Sozialgesetzbuches, insbesondere § 39 SGB V (Abs. 1 letzter Satz: »..., die akutstationäre Behandlung umfasst auch die im Einzelfall und zum frühestmöglichen Zeitpunkt einsetzenden Leistungen zur Frührehabilitation«), in Verbindung mit der Psychiatrie-Personalverordnung definieren nach herrschender Meinung eindeutig rehabilitative Anteile der psychiatrisch-psychotherapeutischen Behandlung, die bei entsprechendem Bedarf des Patienten in einer Phase der Behandlung im Vordergrund stehen können (Psych-PV A6/A3, S6/S3, G6/G3, vgl. auch Amtl. Begründung zu § 5: »...Ausrichtung auf Wiedereingliederung... mehrdimensionale rehabilitative Behandlung von krankheitsbedingten Einbußen...« (Kunze & Kaltenbach 2003) als Krankenbehandlung, für welche die gesetzliche Krankenversicherung leistungszuständig ist. Es wäre fatal, dem von Seiten der Krankenversicherungen und des Medizinischen Dienstes teilweise unternommenen Versuch einer Aushöhlung dieser Vorschriften nachzugeben und dieses Segment leistungsrechtlich aus der Krankenbehandlung herauszunehmen. Die »deutsche Krankheit« der Fragmentierung von Behandlung, Reha und Eingliederung würde durch eine weitere Schnittstelle verstärkt und der Bereich, der dem Leistungsbestimmungsrecht der Leistungsträger unterliegt, erweitert. Künftig ergeben sich durch die Einführung von Konzepten der integrativen Versorgung in der Psychiatrie und Psychotherapie neue Chancen zur Überwindung der Fragmentierungen. Der Bereich der rehabilitativen Medizin psychischer Störungen eignet sich besonders gut zu einer solchen Integration.

Literatur

Berger M (2004) Die Versorgung psychisch Erkrankter in Deutschland – unter besonderer Berücksichtigung des Faches »Psychiatrie und Psychotherapie«. Nervenarzt, 75: 195-204.

Bundesarbeitsgemeinschaft für Rehabilitation (BAR) (2003) Arbeitshilfe für die Rehabilitation und Teilhabe psychisch kranker und behinderter Menschen. Schriftenreihe der BAR, Heft 9, Frankfurt am Main.

Bundesarbeitsgemeinschaft für Rehabilitation (BAR) (2004 a) Rahmenempfehlungen zur ambulanten Rehabilitation bei psychischen und psychosomatischen Erkrankungen (22. Januar 2004). Frankfurt am Main – diese gelten als Teil II in Verbindung mit den Rahmenempfehlungen zur ambulanten medizinischen Rehabilitation (gültig seit 01. April 2004).

Bundesarbeitsgemeinschaft für Rehabilitation (BAR) (2004 b) Rahmenempfehlungen zur ambulanten geriatrischen Rehabilitation (01.01.2004), Frankfurt am Main.

DAK (2002) DAK Gesundheitsreport 2002. DAK Gesundheitsmanagement. DAK Hauptgeschäftsstelle Hamburg.

Kunze H, Kaltenbach L (Hg.) (2003) Psychiatrie-Personalverordnung. Textausgabe mit Materialien und Erläuterungen für die Praxis. Kohlhammer, Stuttgart.

Murray CR, Lopez AD (1996 a) The global burden of disease: A comprehensive assessment of mortality and disability from diseases, injuries and risk factors in 1990 and projected to 2020. Cambridge, MA, Harvard School of Public Health on behalf of the World Health Organizationa and the World Bank (Global Burden of Disease and Injury Series, Vol. I).

Murray CR, Lopez AD (1996 b) Global Health Statistics. Cambridge, MA, Harvard School of Public Health on behalf of the World Health Organization and the World Bank (Global Burden of Disease and Injury Series, Vol. II).

VDR (2002) VDR-Statistik der Rentenversicherungen. Verband Deutscher Rentenversicherungsträger (VDR), Frankfurt am Main.

Weig W (2003) Psychiatrische Rehabilitation. In: Möller HJ, Laux G, Kapfhammer HP (Hg.): Psychiatrie & Psychotherapie Springer, Berlin/Heidelberg/New York , 820-831.

Wittchen HU, Jacobi F, Hoyer J (2003) Die Epidemiologie psychischer Störungen in Deutschland. Vortrag im Rahmen des Kongresses: Psychosoziale Versorgung in der Medizin. Hamburg 28.-30.09.2003.

Wittchen HU, Jacobi F (2001) Die Versorgungssituation psychischer Störungen in Deutschland – Eine klinisch-epidemiologische Abschätzung anhand des Bundesgesundheitssurveys 1998. Bundesgesundheitsblatt 44, 993-1000.

World Health Organization (2001 a) The World Health Report 2001. Mental Health: New Understanding, New Hope. World Health Organization, Geneva.

World Health Organization (2001 b) International Classification of Functioning, Disabilities and Handicaps (ICF) Genf. Die deutsche Version gibt es bisher nur als Internetdatei (www.ifrr.vdr.de).

Integrierte Versorgung

---

* aus »Der Nervenarzt 12, 2003. Seite 1157–1159. Springer Berlin Heidelberg New York« und »psychoneuro 29 (11), 2003. Seite 535-537. Georg Thieme Verlag Stuttgart«

** aus »Der Nervenarzt 8, 2004. Seite 842–843. Springer Berlin Heidelberg New York«

Integrierte Versorgung: Was ist das? Wie funktioniert das?

J. Fritze

Mit dem Gesundheitsreformgesetz 2000 wurde die sog. Integrierte Versorgung eingeführt. Damit wurde angestrebt, die Abschottung zwischen den Versorgungssektoren (ambulant, stationär, Rehabilitation) zu überwinden. Das ist immer dann besonders wünschenswert, wenn im Krankheitsverlauf Leistungen aus allen drei Sektoren medizinisch notwendig sind. Das gilt in zunehmendem Maße, je mehr der Krankheitsverlauf zur Chronifizierung oder Rezidiven neigt. Damit sind psychische Krankheiten für die integrierte Versorgung grundsätzlich prädestiniert.

Politisches Hauptziel war und ist, mit integrierter Versorgung die Wirtschaftlichkeit zu erhöhen, d.h. Ausgaben der Krankenkassen zu senken oder zumindest künftige Ausgabensteigerungen zu mindern. Darüber hinaus erhofft man sich durch bessere Koordination der Behandlungskomponenten auch bessere Behandlungsqualität, am Ende also bessere Behandlungsergebnisse.

Tatsächlich ist von der gesetzlichen Möglichkeit so gut wie kein Gebrauch gemacht worden. Die Gründe werden in der Komplexität der gesetzlichen Vorgaben gesehen. Gründe liegen aber auch darin, dass die Krankenhäuser in solchen Verträgen Erweiterungen ihrer ambulanten Behandlungsmöglichkeiten erreichen wollen, was mit den Interessen der nur ambulant tätigen Berufsgruppen kollidiert. Vermutlich bestehen aber auch grundlegende Bedenken aller potentiellen Vertragspartner, einerseits ökonomische Verantwortung an integrierte Versorgungsnetze abzugeben, dies auch vor dem Hintergrund, dass bisher solche Netze im Rahmen von Modellvorhaben (§-63 SGB V) oder Strukturverträgen (§-73a SGB V) ökonomisch wenig erfolgreich waren. Andererseits bestehen aber wohl auch Bedenken, solche ökonomische Verantwortung zu übernehmen. Dabei wären die Risiken auf Seiten der niedergelassenen Ärzte gering, indem die Teilnahme an Integrierter Versorgung die weitere vertragsärztliche Tätigkeit nicht ausschließt. Schließlich hat die Realisierung der Integrierten Versorgung durch die Einführung erster Disease-Management-Programme (DMP), die grundsätzlich ebenfalls zu Integration durch Überwindung der Sektorgrenzen führen sollen, wenn auch auf jeweils eine einzelne Hauptkrankheit fokussiert, an Kraft verloren.

Die Verträge mußten mit der zwischen den Spitzenverbänden der gesetzlichen Krankenkassen und der Kassenärztlichen Bundesvereinigung zu schließenden Rahmenvereinbarung (§-140d SGB V) in Einklang stehen. War die jeweilige Kassenärztliche Vereinigung nicht Vertragspartner, so konnte sie dem Vertrag widersprechen, wenn auch nur insoweit, wie er nicht mit der Rahmenvereinbarung übereinstimmte. Die Vorschriften zur Vergütung (§-140c) ließen verschiedene Optionen offen, ermöglichten aber die Übernahme der gesamten Budgetverantwortung durch die Vertragspartner oder auch von Teilbereichen (kombinierte Budgets). Die Gesamtvergütungen waren im Interesse der Beitragsstabilität um die Vergütungsanteile der integrierten Versorgung zu bereinigen (§-140f).

Der Einbezug von Hausärzten war verpflichtend; welche weiteren Fachgruppen zu beteiligen waren, blieb optional. Die Versicherten konnten sich freiwillig einschreiben. Sie verpflichteten sich, die Steuerungsfunktion des Hausarztes (Gatekeeper) als primärer Anlaufstelle zu akzeptieren. Der Versicherte hatte dem Datenaustausch zwischen den Vertragspartnern zuzustimmen. Dem Versicherten konnte als Satzungsleistung ein Bonus gewährt werden, sofern die integrierte Versorgung Einsparungen ermöglichte.

Die am 27.10.2000 zur Vermeidung der Ersatzvornahme geschlossene Rahmenvereinbarung nach §-140d SGB V geht über den Inhalt des Gesetzes nur insofern hinaus, als sie einen (komplizierten) mathematischen Algorithmus zur Bereinigung der ärztlichen Gesamtvergütungen (§-16 der Rahmenvereinbarung) festlegt. Ansonsten blieben die vom Gesetz vorgegebenen Optionen offen. Die (fakultative, §-140e) Rahmenvereinbarung zwischen den Spitzenverbänden der Krankenkassen und der Deutschen Krankenhausgesellschaft zur Regelung des stationären Sektors kam erst am 17.12.2001 zustande und beschränkt sich im wesentlichen auf Wiederholungen des Gesetzestextes.

Im zum 01.01.2004 in Kraft tretenden GKV-Modernisierungsgesetz hat die Politik – im Wege einer großen Koalition – einen neuen Anlauf genommen, das Konzept integrierter Versorgung zu vitalisieren. Das Verfahren wird vereinfacht. Insbesondere wird die Initiative allein der einzelnen Krankenkasse übertragen. Die bisherige Zulassung oder Ermächtigung zur vertragsärztlichen Versorgung wird nicht vorausgesetzt. Rahmenvereinbarungen der Bundesebene fallen ebenso weg wie Einspruchsrechte der kassenärztlichen Vereinigung. Das schließt selbstverständlich nicht aus, dass sich mehrere oder gar alle Krankenkassen einer Region als Einkäufer zusammentun (und dadurch ihre Marktmacht erhöhen und den Wettbewerb mindern), was im Interesse des Machtausgleichs zwangsläufig dazu führen wird, dass sich auf Anbieterseite ebenfalls Koalitionen bilden werden, also auch kassenärztliche Vereinigungen und Konsortien von Krankenhäusern, womöglich auch Landeskrankenhausgesellschaften ins Spiel kommen.

Gemäß §-140a SGB V neuen Rechts »können die Krankenkassen Verträge über eine verschiedene Leistungssektoren übergreifende Versorgung der Versicherten oder eine interdisziplinär-fachübergreifende Versorgung mit den in §-140b Abs.-1 genannten Vertragspartnern abschließen. Soweit die Versorgung der Versicherten nach diesen Verträgen durchgeführt wird, ist der Sicherstellungsauftrag nach §-75 Abs.-1 eingeschränkt.« Unter den Vertragspartnern nach §-140b sind die kassenärztlichen Vereinigungen zwar nicht mehr explizit genannt, aber implizit enthalten. Gemäß amtlicher Begründung ist politisch aber gewollt, die Versorgung auf einzelvertraglicher Grundlage und nicht im Rahmen eines kollektivvertraglich vereinbarten Normensystems durchzuführen. Ausdrücklich werden in §-140b ambulante und stationäre Vorsorge- und Rehabilitationseinrichtungen genannt. Mitwirken können auch Apotheken einschließlich Versandapotheken. Es gilt der nunmehr vom sog. Gemeinsamen Bundesausschuß nach §-91 SGB V zu definierende Leistungskatalog, d.h. darüber hinausgehende Leistungen dürfen nicht erbracht werden.

Gemäß §-140b Absatz 4 »gilt der Grundsatz der Beitragssatzstabilität nach §-71 Abs.-1 für Verträge, die bis zum 31. Dezember 2006 abgeschlossen werden, nicht.« Gemäß §-140d neu »hat jede Krankenkasse zur Förderung der integrierten Versorgung in den Jahren 2004 bis 2006 jeweils Mittel bis zu 1 vom Hundert von der nach §-85 Abs.-2 an die Kassenärztliche Vereinigung zu entrichtenden Gesamtvergütung sowie von den Rechnungen der einzelnen Krankenhäuser für voll- und teilstationäre Versorgung einzubehalten.« Dieser Betrag kann auf ca. € 700 Mio. jährlich geschätzt werden (laut amtlicher Begründung auf der Basis des Jahres 2002 € 660 Mio.). Wenn der Leistungerbringer, z. B. Vertragsarzt oder Krankenhaus, an einer integrierten Versorgunsgform mitwirkt, kann er die 1%ige Einbusse ausgleichen und darüber hinausgehende Erlöse erzielen. Übersteigt der Ressourcenverbrauch durch integrierte Versorgung das eine Prozent, so sind die Gesamtvergütungen für die vertragsärztliche Versorgung morbiditätsadjustiert zu bereinigen, d.h. diese Gesamtvergütungen verringern sich weiter. Nicht an der integrierten Versorgung mitwirkende Vertragsärzte werden also mit Honorareinbußen belegt. Das ist allerdings schiedsstellenfähig. Zu bereinigen sind auch die Arzneimittelbudgets mit Rückwirkung auf die arztgruppenspezifischen Richtgrößen. Werden andererseits die Mittel nicht vollständig von integrierten Versorgungsformen verbraucht, sind sie anteilig an die kassenärztlichen Vereinigungen bzw. die Krankenhäuser auszuzahlen.

Die Teilnahme der Versicherten bleibt freiwillig, wenn auch für ein Jahr bindend. Die datenschutzrechtlichen Voraussetzungen (s.o.) bleiben bestehen. Für Versicherte, die an einer integrierten Versorgung nach §-140a (oder anderen, z.B. Hausarzt-zentrierten Versorgungsformen) teilnehmen, kann »die Krankenkasse gemäß §-65a SGB V in ihrer Satzung für die Dauer der Teilnahme Zuzahlungen (§-60 SGB V), die nach diesem Gesetz zu leisten sind, ermäßigen. Sie kann in ihrer Satzung die Beiträge mit Ausnahme der nicht vom Mitglied zu tragenden Anteile und der Beitragszuschüsse nach §-106 des Sechsten Buches sowie §-257 Abs.-1 Satz 1 für diese Versicherten ermäßigen«. Integrierte Versorgungsformen haben alle auch sonst geltenden (und im neuen Recht verschärften) Anforderungen an die Qualitätssicherung zu erfüllen.

Das wesentliche Interesse der Krankenkassen an integrierter Versorgung liegt primär darin, Ausgaben zu senken. Es soll den Krankenkassen aber nicht abgesprochen werden, dass ihnen auch an der mutmaßlich zu erreichenden Verbesserung der Ergebnisqualität zugunsten der Versicherten gelegen ist. Da der stationäre Sektor mit rund 35% der Leistungsausgaben der Krankenkassen den größten Kostenblock darstellt, bietet sich hier das größte Einsparpotential. Ziel der Krankenkasse ist also, Krankenhausaufenthalte zu vermeiden und zu verkürzen. Spezielles Ziel ist auch, die Ausgaben für Arzneimittel (rund 16% der Leistungsausgaben) zu senken. Die Senkung der Ausgaben für ärztliche Behandlung (rund 17%) wäre zweifellos auch willkommen. Wie können diese Ziele erreicht werden? Grundsätzlich, indem einzelvertraglich Entgelte vereinbart werden, die unter den derzeitigen Entgelten liegen. Das lässt sich am ehesten erreichen, indem Entgelte für Leistungskomplexe vereinbart werden, die ambulante und stationäre Leistungen umfassen. Das Morbiditätsrisiko würde also partiell auf Krankenhaus und ambulant tätige Leistungserbringer, am besten auch Rehabilitationseinrichtungen, verteilt.

Damit wären auch die Rentenversicherer als Träger der medizinischen Rehabilitation, soweit die Erwerbsfähigkeit gefährdet ist, und der beruflichen Rehabilitation in die Vertragsverhandlungen einzubeziehen; das dürfte schwierig sein. Darüber hinaus kämen bei psychisch Kranken in besonderem Maße die Träger der Sozialhilfe ins Spiel bezüglich der Wiedereingliederungshilfen. Als Kostenträger für Kranken(haus)behandlung wird die Sozialhilfeverwaltungen im neuen Recht von den Krankenkassen vertreten, denen sie die Kosten zu erstatten haben. Auch die Arbeitsverwaltung einzubeziehen, was eigentlich für die berufliche Reintegration wäre, einzubeziehen, dürfte eine Illusion sein. Bedeutsam und vermutlich erreichbar wäre, die komplementären Dienste (z.B. Einrichtungen des betreuten Wohnens) in – am ehesten separaten – Verträgen einzubinden. Das wäre insbesondere wichtig, um »Wartezeiten« im Krankenhaus zu vermeiden.

Auf Seiten der sog. Leistungserbringer besteht selbstverständlich das Interesse, trotz im Vergleich zum Ist geringerer Erlössumme aus den im Leistungskomplex zusammengefassten Einzelleistungen das Ergebnis (den Gewinn) zu erhöhen. Das kann nur gelingen, wenn eigene Kosten vermindert werden – in der Versorgung psychischer Krankheiten sind das überwiegend (im Krankenhaus rund 80%) Personalkosten. Das wäre die von der Politik angestrebte Effizienzsteigerung. Sie ist erreichbar, wenn weniger Personalzeit einer höheren Zahl von Patienten gewidmet wird, also Zeiten für andere Aufgaben eingespart werden. Außerdem könnten Einsparungen zu Lasten Dritter, also z.B. bei Arzneimitteln, dem eigenen Ergebnis gutgeschrieben werden. Das alles verlangt eine optimierte Koordination der Behandlungsabläufe und die Fokussierung (Beschränkung) auf tatsächlich therapierelevante (Evidenz-basierte), kosteneffektive Interventionen. Das bedeutet im Umkehrschluss, dass auf weniger relevante Leistungen verzichtet wird.

Zu den zu integrierenden Leistungserbringern gehören grundsätzlich selbstverständlich alle im multimodalen Behandlungskonzept mitwirkenden Berufsgruppen (also z. B. auch Ergotherapeuten, Physiotherapeuten, Sozialpädagogen, u.a.m.). Hausärzte sind nicht zwingend einzubeziehen. Dies läge aber vermutlich im Interesse der Kostenträger und wäre vermutlich auch insofern sinnvoll, als rund 70% der von Depressionen, Angstkrankheiten und Demenzen Betroffenen primär und auch langfristig hausärztlich versorgt werden und die Krankenhauseinweisungen überwiegend durch Hausärzte erfolgen.

Welche Entgeltformen schlussendlich vereinbart werden, ist eine Detailfrage. Je umfassender die Leistungskomplexe in einem Entgelt zusammengefasst werden (und selbstverständlich je knapper dieses Entgelt bemessen wird), desto mehr wird das Morbiditätsrisiko auf die Seite der sog. Leistungserbringer verlagert. Im Extrem ist ein sektorübergreifendes, d.h. kombiniertes Budget für alle psychisch kranken Versicherten einer (oder mehrerer) Krankenkasse denkbar. Hier wäre das Morbiditätsrisiko vollständig der Seite der Leistungserbringer übertragen. Wie diese es dann unter einander aufteilen, bliebe binnenvertraglichen Regelungen vorbehalten. Das andere Extrem wäre, dass die Krankenkasse mit jedem Leistungserbringer individuelle Vergütungsvereinbarungen trifft (ob sie sich dazu bereitfinden wird?), diese aber verpflichtend an bestimmte Abläufe koppelt. Hier wären auch erfolgsabhängige »Gewinnbeteiligungen« der Leistungserbringer denkbar. Zwischen beiden Extremen gibt es eine Vielzahl von Varianten, deren ökonomische Auswirkungen auf beiden Seiten abgeschätzt werden müssen.

Wenn das größte Einsparpotential (zumindest aus Kostenträgersicht) im Krankenhaus liegt, kann das einerseits nur Personalabbau bedeuten, der dem Krankenhaus kaum willkommen sein wird, oder andererseits, neue Geschäftsfelder zu erschließen, in denen das vorhandene, aber nicht mehr auszulastende Personal tätig wird. Als ein neues Geschäftsfeld bietet sich die Rehabilitation – sei es ambulant oder stationär – an. Die Rehabilitation bietet sich auch deshalb an, weil unter dem auch künftigen Druck der Kostenträger (über den Medizinischen Dienst) auf die Verweildauern (speziell in Einrichtungen für Psychiatrie und Psychotherapie bzw. Psychosomatik, nicht im durch das DRG-System geregelten somatischen Bereich) traditionell im psychiatrischen Krankenhaus erbrachte Rehabilitation kaum noch zu gewährleisten sein wird. Die Rehabilitation wäre insbesondere attraktiv, wenn sie berufliche Rehabilitation zu Lasten der Rentenversicherung einschließt. Die Kostenträger werden hier aber kaum damit einverstanden sein, dass der Krankenhausträger selbst rehabilitativ tätig wird. Ausgründungen von Rehabilitationseinrichtungen steht aber grundsätzlich nichts im Wege.

Aus systemischer Perspektive geht das Kalkül am Ende aber nur auf, wenn es Verlierer gibt. Vom Gesetz vorgesehene Verlierer sind diejenigen Vertragsärzte und Krankenhäuser, die nicht an integrierten Versorgungsformen mitwirken. Je erfolgreicher die integrierte Versorgung sein wird, desto mehr Geld wird der traditionellen Regelversorgung entzogen. Zu den Verlierern zu gehören, kann am Ende bedeuten, aus dem Kreis der Leistungserbringer auszuscheiden. Auch das ist politisch – und zwar parteiübergreifend – gewollt, seien davon Krankenhausabteilungen oder ganze Krankenhäuser oder Vertragsärzte betroffen. Das nennt sich »solidarischer Wettbewerb« (eigentlich ein Widerspruch in sich).

Engagement der DGPPN zur Etablierung von Integrierten Versorgungsnetzen für psychische Erkrankungen

M. Berger

Mit dem § 140 SGB V hat die Bundesregierung die gesetzlichen Vorgaben zum Aufbau Integrierter Versorgungsnetze geschaffen. Gerade die Versorgung psychischer Erkrankungen hat bisher durch die fehlende Vernetzung von Hausärzten, Fachärzten, Psychologischen und Ärztlichen Psychotherapeuten, Krankenhäusern und Rehabilitationseinrichtungen gewichtige Qualitätsmängel und könnte durch IV-Netze eine entscheidende Verbesserung erfahren. Entsprechend diesen Möglichkeiten sind bereits in verschiedenen Regionen und für unterschiedliche Indikationen IV-Konzepte in Entwicklung. Ziel der Etablierung solcher Netze ist sowohl eine qualitative als auch eine ökonomische Optimierung der Versorgung.

Der Vorstand der DGPPN hat beschlossen, für die 4 häufigsten und gewichtigsten psychischen Erkrankungen (**Depression, Schizophrenie, demenzielle Erkrankungen, Alkoholismus**) evidenzbasierte Rahmenkonzepte (d.h. Versorgungsleitlinien, Behandlungspfade mit Optimierung von bisherigen Schnittstellenproblemen, Basis- und Verlaufsdokumentation, Qualitätsindikatoren, Qualitätssicherungssysteme und Fortbildungsmaßnahmen) zu erstellen (◘ Abb. 9.1). Diese Vorarbeiten sollten die Konzipierung, Vertragsabschlüsse und Implementierung von lokalen IV-Netzen bei diesen Krankheitsbildern entscheidend erleichtern.

Evidenzbasierte Rahmenbedingungen liefern, neben einer Qualitätsverbesserung der Versorgung, auch die notwendige Basis für eine Kostenkalkulation des gesamten Netzes sowie der einzelnen Netzpartner.

Bei der Erstellung solcher Rahmenkonzepte kann bei den genannten Krankheitsbildern auf entscheidende Vorarbeiten in den vom BMBF geförderten Kompetenznetzen zurückgegriffen werden. Die einzelnen Arbeitsschritte bezüglich Versorgungsleitlinien, Schnittstellenoptimierung, Fortbildungsprogrammen, etc., werden mit den in den IV-Netzen beteiligten anderen Berufsgruppen, d.h. Hausärzten, Nervenärzten, Ärztlichen und Psychologischen Psychotherapeuten und Neurologen, erarbeitet und konsentiert werden.

Die Thematik »Depression« wurde in den letzten Monaten von einer Expertenkommission bereits intensiv bearbeitet, so dass hier in den nächsten 2 Monaten eine konsentierte Publikation der Rahmenkonzeption vorgesehen ist.

Die Rahmenkonzeptionen sollen den lokalen Gruppierungen ermöglichen, darauf aufbauend für die Region passende Organisations- und Vertragsformen zu erarbeiten. Bei Verwendung der zentral erarbeiteten Rahmenkonzeptionen bietet sich die Möglichkeit einer zentralen vergleichenden Auswertung der Erfahrungen und Ergebnisse der einzelnen Netzwerke und die

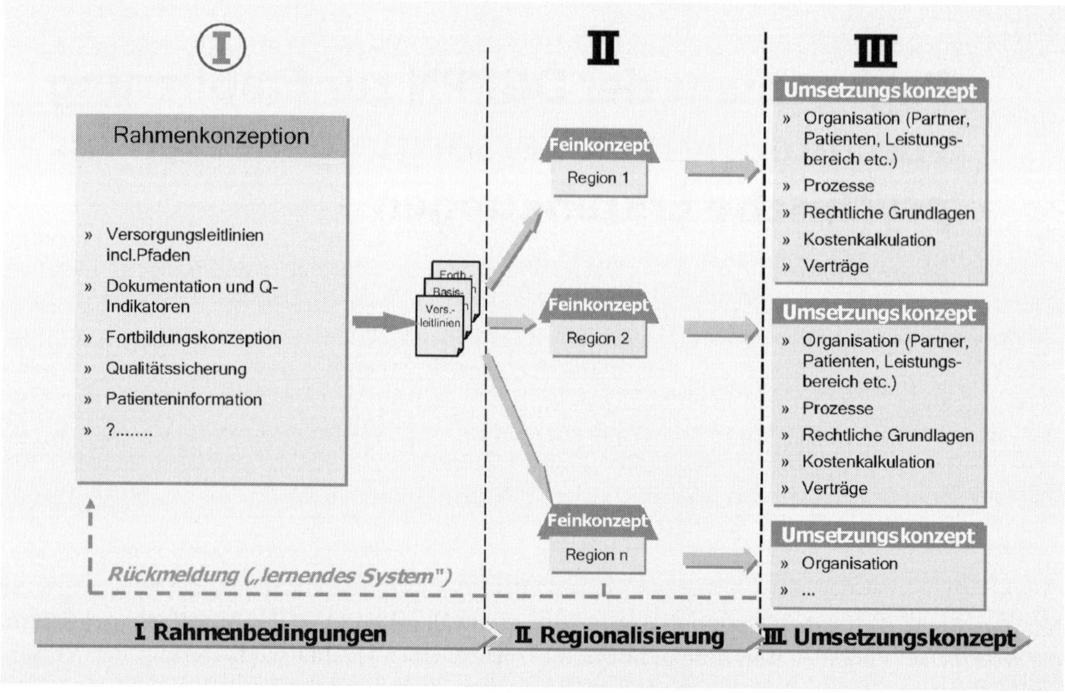

■ **Abb. 9.1** Entwicklung der Rahmenkonzeption im Rahmen eines Stufenmodells

Chance, diese wiederum in die Rahmenkonzeption einfließen zu lassen (im Sinne eines lernenden Systems).

Zur Koordinierung des Gesamtengagements der DGPPN für IV-Netze hat der Vorstand eine **zentrale Arbeitsgruppe »Integrierte Versorgung psychischer Erkrankungen«** unter der Leitung von Frau Dr. Hauth, Chefärztin des St. Josephs-Krankenhauses Weissensee, Berlin, gebildet *(E-Mail: i.Hauth@alexius.de)*. Frau Hauth wird alle Aktivitäten zu der Gesamtthematik, d.h. auch anderer IV-Projekte und -Initiativen, die ihr von den Mitgliedern der DGPPN sowie anderen Gruppierungen gemeldet werden, erfassen, koordinieren, – wenn gewünscht – auf die Homepage der DGPPN stellen, entsprechende Anfragen beantworten und eine Informationsplattform zu gesetzlichen und administrativen Aspekten von IV-Netzen erstellen.

Diese koordinierende, zentrale Tätigkeit erfolgt in enger Zusammenarbeit mit Herrn Dr. Reuther *(E-Mail: preuther@rz-online.de)*, der diese Aufgabe für den Berufsverband Deutscher Nervenärzte (BVDN) übernommen hat. Es ist vorgesehen, alle Aktivitäten der Wissenschaftlichen Fachgesellschaften mit denen der Berufsverbände (BVDN, BVDP) engstens abzustimmen.

Für die Erarbeitung der Rahmenkonzeptionen der **vier Krankheitsbilder** wurden vom Vorstand der DGPPN folgende **verantwortlichen Koordinatoren** bestimmt:

1. Depression:
Prof. Dr. Berger /
Priv.-Doz. Dr. Dr. Härter, Freiburg
(E-Mail:
mathias_berger@psyallg.ukl.uni-freiburg.de /
martin_haerter@psyallg.ukl.uni-freiburg.de)
Prof. Dr. Dr. Schneider, Aachen
(E-Mail: fschneider@ukaachen.de)

2. Schizophrenie:
Prof. Dr. Gaebel, Düsseldorf
(E-Mail: wolfgang.gaebel@uni-duesseldorf.de)
Dr. Hauth, Berlin
(E-Mail: i.Hauth@alexius.de)

3. Alkoholismus:
Prof. Dr. Falkai, Homburg
(E-Mail: Pspfal@uniklinik-saarland.de)
Prof. Dr. Mann, Mannheim
(E-Mail: mann@as200.zi-mannheim.de)

4. Demenzielle Erkrankungen:
Prof. Dr. Maier, Bonn
(E-Mail: w.maier@ uni-bonn.de)
Prof. Dr. Henn, Mannheim
(E-Mail: henn@zi-mannheim.de)

Diese Koordinatoren werden, wenn nicht wie in der Arbeitsgruppe »Depression« bereits geschehen, die Vorstände der für die Netze relevanten anderen Berufsverbände und Wissenschaftlichen Gesellschaften zur Bildung von Arbeitsgruppen für die Erarbeitung der jeweiligen Rahmenkonzepte kontaktieren. Bereits lokal bestehende Initiativen und Interessenten werden gebeten, mit den Koordinatoren in Verbindung zu treten. Dies kann auch über die zentrale Arbeitsgruppe, d.h. Frau Dr. Hauth, erfolgen.

Über diese Inititative der DGPPN in Kooperation mit den Berufsverbänden werden das BMGS, das BMBF, die Spitzenverbände der Krankenkassen, die Rentenversicherungsträger und die Medizinischen Dienste der Krankenversicherungen informiert, um auf diesem Wege auch andere Initiativen zu IV-Netzen, etwa der Krankenkassen, mit den DGPPN-Initiativen zu verbinden.

Anhang

Befragung der Fachgesellschaften durch den Sachverständigenrat für die Konzertierte Aktion im Gesundheitswesen zur Frage von Über-, Unter- und Fehlversorgung: Stellungnahme der Deutschen Gesellschaft für Psychiatrie, Psychotherapie und Nervenheilkunde (DGPPN) aus dem Jahr 2001

J. Fritze, H. Saß, M. Schmauß

Vorbemerkungen

Die Deutsche Gesellschaft für Psychiatrie, Psychotherapie und Nervenheilkunde (DGPPN) begrüßt, im Befragungsverfahren des Sachverständigenrates beteiligt zu werden. Der psychiatrischen Versorgung sind in den letzten 30 Jahren im Gefolge der Psychiatrie-Enquête (1975), des Expertengutachtens (1988) und der Psychiatrie-Personalverordnung (PsychPV; 1990) bedeutsame Fortschritte vergönnt gewesen. Jedoch ist die psychiatrische Versorgung unter den derzeitigen Kostenbegrenzungen in besonderem Maße bedroht, nicht gleichmäßig (§ 70 SGB V) am wissenschaftlichen und therapeutischen Fortschritt teilhaben zu können. Auch wenn die Stigmatisierung und Diskriminierung psychisch Kranker in den letzten Dekaden explizit abgenommen hat, so lebt sie – wahrscheinlich ungewollt – implizit »in den Köpfen« fort und beeinflußt dadurch potentiell auch Allokationsentscheidungen. Gleichzeitig liegt es in der Natur psychischer Krankheiten, daß die Betroffenen in ihren Möglichkeiten, ihre berechtigten Interessen durchzusetzen, benachteiligt sind. Sie bedürfen dabei der Unterstützung Dritter. Es ist ein besonderes Anliegen der Deutsche Gesellschaft für Psychiatrie, Psychotherapie und Nervenheilkunde als wissenschaftliche Fachgesellschaft, die Anliegen der psychisch Kranken nachhaltig zu unterstützen. Dabei müssen sich unsere Bemühungen und auch die nachfolgenden Ausführungen auf die psychischen Krankheiten des Erwachsenenalters beschränken.

Die psychiatrische Versorgung ist von den Problemen, die hinter den Fragen des Sachverständigenrates stehen und die der Sachverständigenrat in seinem Papier »Bedarf, bedarfsgerechte Versorgung, Über-, Unter- und Fehlversorgung im Rahmen der deutschen gesetzlichen Krankenversicherung – Herleitung grundlegender Begriffe« (April 2000) diskutiert hat, ausgesprochen betroffen, indem die Begrenzungen der für gesetzlich Versicherte bereitgestellten Ressourcen (»Budgetierung«) und die angestrebte Verbesserung der Wirtschaftlichkeit (»Mobilisieren von Wirtschaftlichkeitsreserven«) unmittelbare Auswirkungen gerade auf die psychiatrische Versorgung haben, die nicht unbedingt zu einer parallelen Verbesserung der Qualität erbrachter Behandlungen (Abbau von Fehlversorgung) führen.

Die Deutsche Gesellschaft für Psychiatrie, Psychotherapie und Nervenheilkunde (DGPPN) verfügt nicht über eigenes statistisches Material. Deshalb nimmt die DGPPN zu den aufgeworfenen Fragen unter Verwendung allgemein zugänglicher, von Dritten erhobener Zahlen Stellung. Diese Daten werden aus Sicht der DGPPN im Sinne der Fragestellungen interpretiert. Ohne in jedem Einzelfall die Limitierungen bezüglich Datenqualität und Repräsentativität zu beurteilen und gelegentlich auch beurteilen zu können, werden Generalisierungen auf das Gesamtsystem der psychiatrischen Versorgung in Deutschland versucht. Leider erlauben die uns zugänglichen Daten nur in Einzelfällen eine regionale Differenzierung, so daß diesbezüglich den Wünschen des Sachverständigenrates kaum entsprochen werden kann. Dies ist ein Problem der noch rudimentären Gesundheitsberichterstattung in Deutschland.

Die psychiatrische Versorgung wird quantitativ dominiert von einer relativ begrenzten Anzahl von Krankheitsentitäten, nämlich den Suchtkrankheiten, Demenzen, Depressionen (inklusive der bipolaren affektiven Störungen), Schizophrenien, Angstkrankheiten, Persönlichkeitsstörungen. Jede dieser Krankheitsgruppen ist ätiopathogenetisch wahrscheinlich in sich deutlich heterogener, als dies die derzeitige psychiatrische Nosologie zu erkennen gibt. Ursache für die noch recht undifferenzierte psychiatrische Nosologie ist die bedauerliche Tatsache, daß sich psychiatrische Diagnostik unverändert weitgehend allein auf die Psychopathologie stützen muß, daß also diagnostische Kriterien höherer Objektivität (z. B. spezifische Laborparameter) unverändert fehlen. Die Psychiatrie ist ein relativ junges Fachgebiet, ihr Forschungsgegenstand – die Funktionen des Gehirns – gleichzeitig außerordentlich komplex. Dies bedingt, daß psychiatrische Forschung bis zur Anwendung der Ergebnisse zum Nutzen der Kranken besonders große Anstrengungen verlangt. Wegen der tiefgreifenden Mängel in den Kenntnissen zur Ätiopathogenese psychischer Krankheiten und der damit verbunden weitgehend nur symptomatischen statt pathophysiologisch oder gar ätiologisch orientierten Therapiemöglichkeiten sollte eigentlich jede psychiatrische Therapie in aktive Forschungskonzepte eingebettet sein. Jedenfalls sollte sich jeder psychiatrisch und psychotherapeutisch Tätige des experimentellen Charakters seines Handelns bewußt sein. Dem trägt die Bundesregierung seit zwei Jahren Rechnung, indem das Bundesministerium für Bildung und Forschung im Förderprojekt »Kompetenznetzwerke für die Medizin (MedNet)« unter insgesamt 9 Projekten (bei 160 Projektanträgen) zwei psychiatrische Projekte (MedNet »Depression und Suizidalität«, Koordinator: Prof. Ulrich Hegerl, Ludwig-Maximilians-Universität München und MedNet »Schizophrenie«, Koordinatoren: Prof. Wolfgang Gaebel, Universität Düsseldorf, und Prof. Hans-Jürgen Möller, Ludwig-Maximilians-Universität München) fördert.

10

1 Relevanz psychischer Krankheiten: Übersicht

Im Jahre 1975 legte die Psychiatrie-Enquête-Kommission ihren im Auftrag der Bundesregierung erstellten Bericht vor. Ziel der Empfehlungen dieses Berichtes war die Humanisierung der Behandlung und Gleichstellung der psychisch Kranken gegenüber somatisch Kranken. Dazu gehörten u.a. die Prinzipien der stationären Versorgung in gemeindenahen Krankenhaus-Abteilungen statt in entlegenen Großkrankenhäusern und der Reintegration der psychisch Kranken mittels eines gegliederten Systems ambulanter beratender, stützender und rehabilitativer Hilfen durch komplementäre Dienste. Tatsächlich hat die psychiatrische Versorgung sich in den letzten 20 Jahren grundlegend zugunsten der Kranken gewandelt. Die Verlagerung der stationären Behandlung aus Großkrankenhäusern in die Gemeinden ist inzwischen weit fortgeschritten, ebenso die Enthospitalisierung. Diese führte zu einem Bettenabbau von ca 118000 im Jahre 1970 auf 56392 im Jahre 1998 (stat. Bundesamt), also um ungefähr 52%. Die Enthospitalisierung und Rückführung der Kranken in ihre Gemeinden hat sich auch in den letzten Jahren fortgesetzt, erkennbar am Rückgang der psychiatrischen Fachkrankenhäuser (◘ Abb. 1.1) und der dort aufgestellten Betten (◘ Abb. 1.2).

Es ist plausibel anzunehmen, daß mit diesem Bettenabbau eine Verlagerung von Kosten aus dem stationären Sektor in die ambulante Versorgung verbunden war. Diese Kosten sind unseres Wissens nie seriös abgeschätzt worden. Ein entsprechender formalisierter Transfer der Ressourcen aus dem einen in den anderen Versorgungssektor ist nicht erfolgt. Allerdings kann auch nicht ohne weiteres behauptet werden, durch die Enthospitalisierung wären im stationären Sektor in bedeutsamem Umfang Ressourcen freigesetzt worden

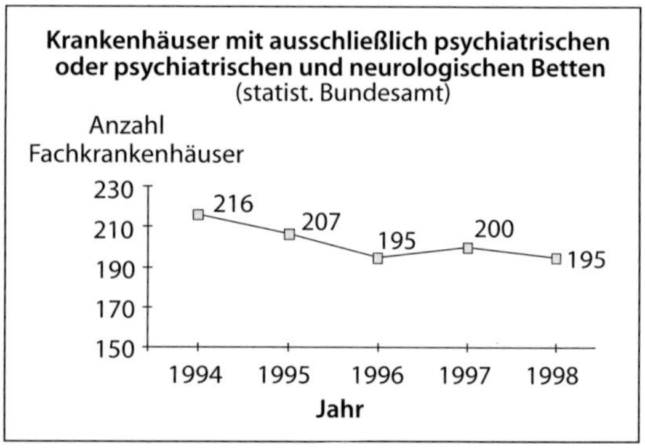

◘ **Abb. 1.1** Psychiatrische Fachkrankenhäuser in Deutschland (stat. Bundesamt) 1994–1998

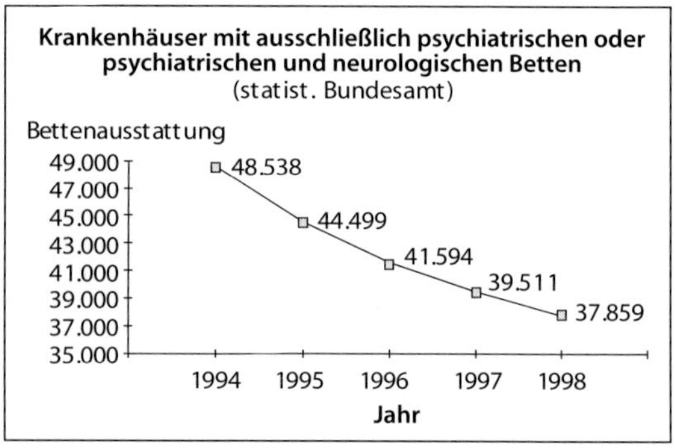

◘ **Abb. 1.2** In psychiatrischen Fachkrankenhäusern aufgestellte Betten (stat. Bundesamt) 1994–1998

(das wäre einer wissenschaftlichen Analyse wert). In der Zeit von 1991 bis 1995 ist die personelle Ausstattung psychiatrischer Krankenhäuser und Abteilungen dank der Psychiatrie-Personalverordnung (PsychPV) deutlich verbessert worden, was eine verstärkte Patientenzentrierung der Behandlung ermöglicht hat. Da ca. 80% der Kosten eines psychiatrischen Krankenhauses aus Personalkosten resultieren, mag es gut sein, daß die verbesserte personelle Ausstattung psychiatrischer Krankenhäuser und Abteilungen die durch Enthospitalisierung freigewordenen Ressourcen mehr als aufgezehrt hat. Objektive, flächendeckende Statistiken zur Personalausstattung stehen wohl nicht öffentlich zur Verfügung; die im Rahmen der PsychPV vorgeschriebene Evaluation (Kunze et al. 1998) mußte sich auf Selbstauskünfte anhand einer Fragebogenaktion beschränken. Entsprechend dieser – auch wegen unvollständigen Rücklaufs nur begrenzt aussagefähigen – Erhebung seien die Personalansprüche entsprechend PsychPV 1995 nahezu vollständig erfüllt gewesen.

Entsprechend vom BKK-Bundesverband publizierter Daten tragen psychische Krankheiten mit 10.9% oder 37.7 Mrd. DM zu den direkten Krankheitskosten (1994; BKK Bundesverband 1999) bei und liegen damit an Rang 4 der direkten Krankheitskosten (■ Abb. 1.3). Entsprechend Gesundheitsbericht 1998 gehen – erstaunlicherweise – nahezu 80% der direkten Kosten psychischer Krankheiten zu Lasten der Krankenhausbehandlung (■ Abb. 1.4). Die Grundlagen dieser Kostendaten wurden leider nicht publiziert, so daß sie sich einer direkten Überprüfung entziehen.

Immerhin erlaubt die vom statistischen Bundesamt gepflegte Krankenhausstatistik (Fallzahlen, Verweildauern) in Verbindung mit den im Krankenhausreport 1995 (für 1993) genannten bzw. vom Verband der privaten Krankenversicherung geschätzten (für 1998) Tagespflegesätzen eine Abschätzung der Krankenhauskosten (■ Tab. 1.1).

Die Diskrepanz zwischen dieser Schätzung der Kosten für stationäre Behandlung und den Angaben des Gesundheitsberichts 1998 (80% von 37,7 Mrd. DM entsprechen ungefähr 30 Mrd. DM) liegt auf der Hand und ist für uns nicht auflösbar. Sie ist auch nicht annähernd auflösbar, wenn man die für uns nicht transparenten Kosten für stationäre Rehabilitation einbeziehen würde; diese können jedenfalls keinesfalls zwei Drittel der gesamten stationären Kosten ausmachen. Jedenfalls ist eindrucksvoll genug, daß die psychischen Krankheiten mit ca. 10% zu den gesamten Krankenhauskosten beitragen. Das entspricht ungefähr dem Doppelten der stationären Behandlungskosten der ischämischen Herzkrankheiten (ICD 410-414), soweit das hier derzeit gemischte Krankenhausentgeltsystem mit Fallpauschalen und Sonderentgelten neben tagesgleichen Pflegesätzen eine Abschätzung zuläßt. Die

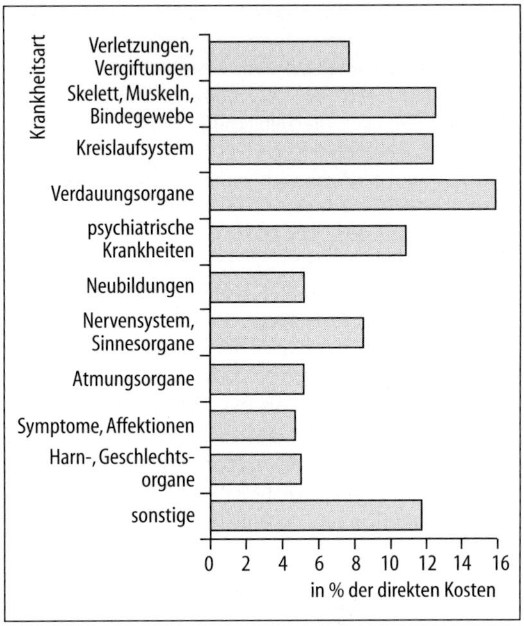

■ **Abb. 1.3** Verteilung der direkten Krankheitskosten nach Krankheitsgruppen (1994; BKK-Bundesverband; Gesundheitsbericht 1998)

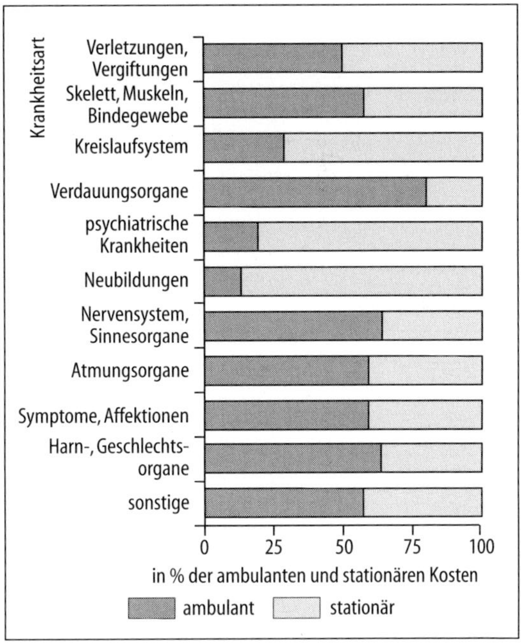

■ **Abb. 1.4** Aufteilung der direkten Krankheitskosten auf die ambulante und stationäre Versorgung nach Krankheitsgruppen (Gesundheitsbericht 1998)

ischämischen Herzkrankheiten sind die derzeit führenden Todesursachen.

Mit wachsender Tendenz nehmen bei den Arbeitsunfähigkeitstagen die psychischen Krankheiten bei Versicherten der Betriebskrankenkassen inzwischen mit Rang 6 (1997: 5.8%; 1998 5.8%; 1999 6.1%) nach Muskel- und Skelettkrankheiten (29.2%/28.7%/27.2%), Atemwegserkrankungen (16.8%/17.2%/18.6%), Verletzung/Vergiftungen (14.1%/14.3%/14%), Verdauungskrankheiten (7.8%/7.8%/7.7%) und Herz-Kreislaufkrankheiten (7.3%/6.7%/6.4%) ein (◘ Abb. 1.5; BKK Bundesverband 1998-2000). Vergleichbare Relationen finden sich bei Versicherten der Deutschen Angestellten Krankenkasse (◘ Abb. 1.6; DAK 2000), wobei die psychischen Krankheiten mit den Krankheiten des Herz-Kreislauf-Systems fast gleichauf liegen (◘ Abb. 1.6). Bei den Behandlungstagen im Krankenhaus rangieren psychische Krankheiten bereits mit 13,5% an Rang 2 (◘ Abb. 1.7). Die uns zugänglichen Daten erlauben leider keine Differenzierung entsprechend der einzelnen zugrunde liegenden Krankheiten. Ebenso ist eine regionale Differenzierung unmöglich. Datenhalter sind die gesetzlichen Krankenkassen bzw. die Träger der Rentenversicherungen und die statistischen Landesämter.

Auch bei den stationären Rehabilitationsleistungen rangieren psychische Krankheiten bei Männern am zweiten Platz (◘ Abb. 1.8), bei Frauen am dritten Platz (◘ Abb. 1.9). Dabei gilt es allerdings zu Bedenken, daß diese stationären Rehabilitationsleistungen weit überwiegend der Psychotherapie psychosomatischer Krankheiten gelten (s.u.).

Bei den vorzeitigen Berentungen wegen Erwerbsunfähigkeit haben die psychischen Krankheiten bei den Frauen in den letzten Jahren die Krankheiten des Bewegungsapparates vom ersten Platz verdrängt (◘ Abb. 1.10), während sie bei den Männern unverändert den dritten Platz einnehmen (◘ Abb. 1.11). Zeiten der Arbeitsunfähigkeit und das vorzeitige Ausscheiden

◘ Tabelle 1.1 Schätzung der Kosten für Krankenhausbehandlung wegen psychischer Krankheiten im Vergleich zu den gesamten Kosten

	ICD	Jahr	Fälle	VWD	TPS		
V. Psychiatrische Krankheiten	290-319	1994	726962	40,7	308 DM	9.110.217.783 DM	10,2%
Alle Krankheiten	alle	1994	14455386	13,0	476 DM	89.699.096.196 DM	
V. Psychiatrische Krankheiten	290-319	1998	838203	27,8	387 DM	9.010.711.404 DM	9,7%
Alle Krankheiten	alle	1998	15939026	10,8	543 DM	93.366.762.165 DM	

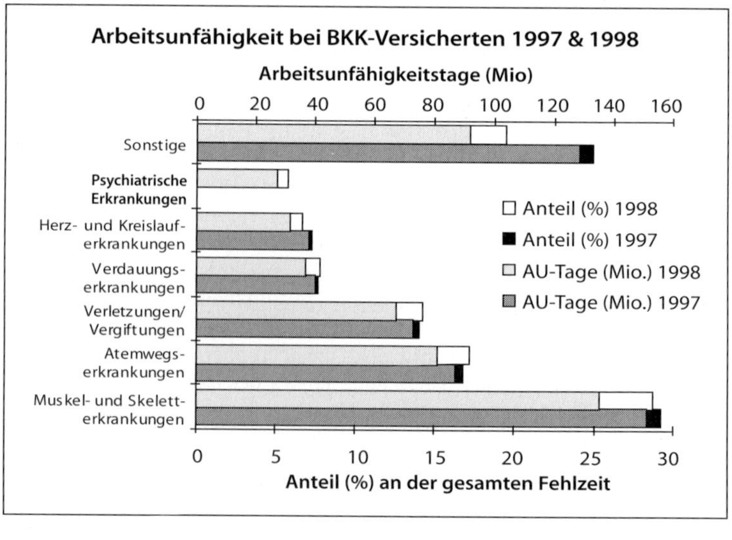

◘ Abb. 1.5 Bedeutung psychischer Krankheiten für die Arbeitsunfähigkeit am Beispiel von Versicherten der Betriebskrankenkassen im Vergleich der Jahre 1997 und 1998

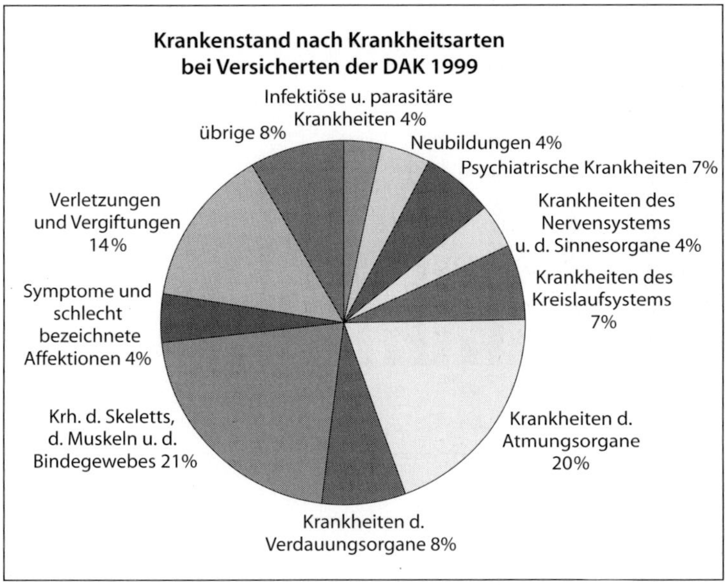

Abb. 1.6 Bedeutung psychischer Krankheiten für die Arbeitsunfähigkeit am Beispiel von Versicherten der Deutschen Angestellten Krankenkasse (DAK) im Jahre 1999

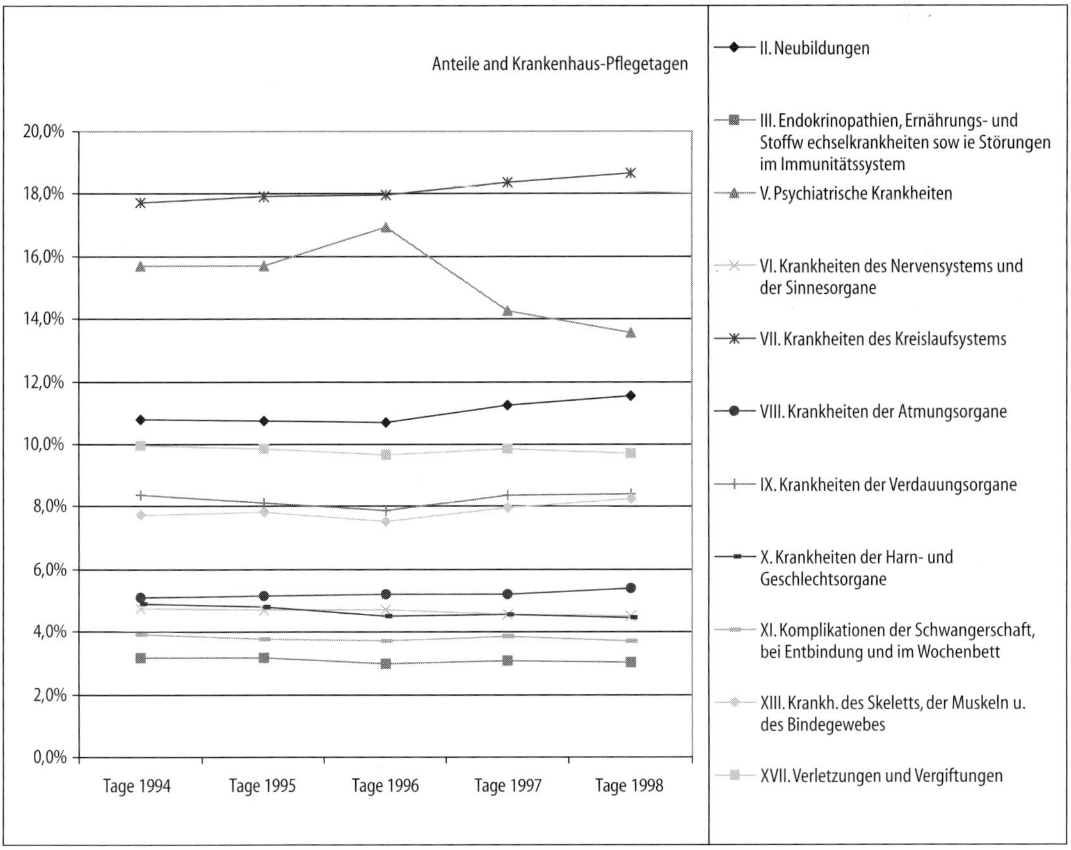

Abb. 1.7 Pflegetage im Krankenhaus nach Haupt-Krankheitsgruppen im Zeitverlauf als Anteil an den gesamten Krankenhaus-Pflegetagen des jeweiligen Jahres

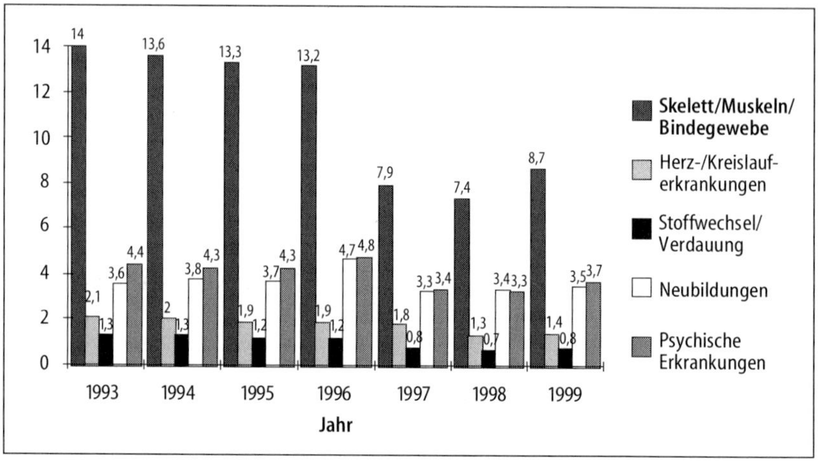

Abb. 1.8 Stationäre Rehabilitationsleistungen pro 1000 Versicherte zu Lasten der Rentenversicherungsträger nach Diagnosegruppen: Frauen (VDR 2000)

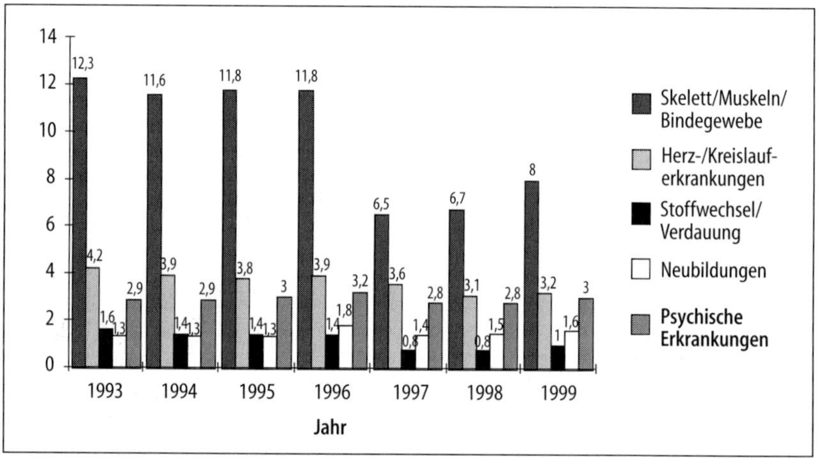

Abb. 1.9 Stationäre Rehabilitationsleistungen pro 1000 Versicherte zu Lasten der Rentenversicherungsträger nach Diagnosegruppen: Männer (VDR 2000)

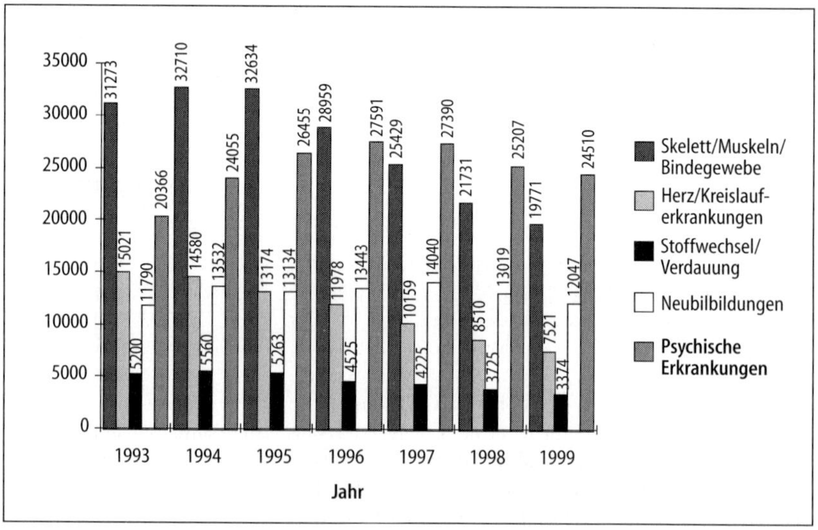

Abb. 1.10 Vorzeitige Berentungen wegen Erwerbsunfähigkeit nach ausgewählten Krankheitsgruppen bei Frauen (VDR 2000)

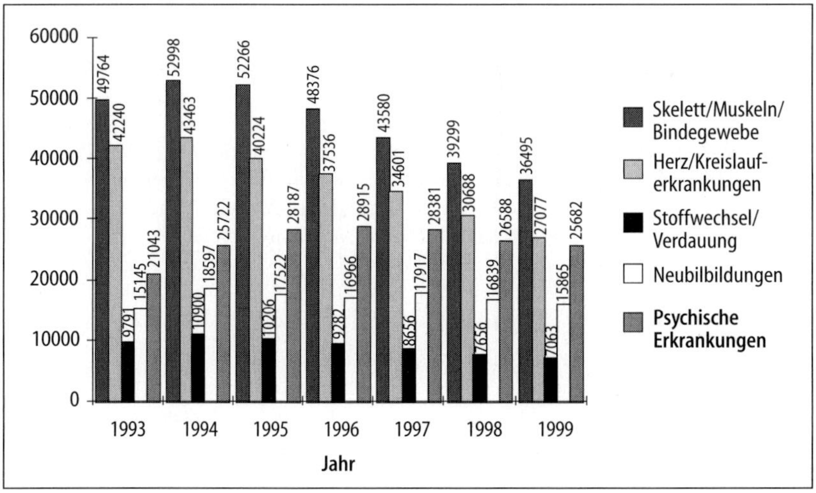

Abb. 1.11 Vorzeitige Berentungen wegen Erwerbsunfähigkeit nach ausgewählten Krankheitsgruppen bei Männern (VDR 2000)

aus dem Erwerbsleben bedeuten entgangene Produktivität und damit indirekte Krankheitskosten. Damit kommt den psychischen Krankheiten eine herausragende gesundheitsökonomische Bedeutung zu.

Literatur

Kunze H, Pohl J, Krüger U: Bundesweite Erhebung zur Evaluation der Psychiatrie-Personalverordnung. Schriftenreihe des Bundesministeriums für Gesundheit Band 99. Nomos, Baden-Baden 1998

http://www.vdr.de/

http://www.dak.de/dakintern/html/_jbericht.html

http://www.bkk.de/

Krankenhausstatistik des statistischen Bundesamtes 1995–1999

2 Einzelne Indikationen

2.1 Depression

Das National Institute of Mental Health (NIMH) gibt für die USA an, daß jährlich 7% der Männer und 12% der Frauen an einer Depression leiden. Dem entsprechen für Deutschland Daten, die das Max Planck Institut für Psychiatrie in München (4,4% bzw. 13,5%) als Teil einer internationalen Studie erhoben hat (Abb. 2.1.1). Da es sich meist (s.u.) um lebenslang rezidivierende Störungen handelt, liegen Punktprävalenz und Lebenszeitprävalenz in ähnlicher Größenordnung. Das wären also für Deutschland 7,8 Mio Betroffene, 2,8 Mio Männer und 5 Mio Frauen. Ungefähr 1% der Bevölkerung leidet an einer bipolaren Störung (ohne Geschlechtswendigkeit), also ca. 0,82 Mio Bundesbürger. Im Rahmen des Gesundheitssurvey 1998 (Wittchen et al. 1999) belief sich die 4-Wochen-Prävalenz affektiver Störungen auf 6,3% und damit in guter Übereinstimmung mit anderen Erhebungen (Abb. 2.1.2). Cohortenanalysen weisen darauf hin, daß die Inzidenz und Prävalenz der Depression zunimmt. Die »Burden of Illness Study« der Weltbank und WHO (Murray et al. 1997) hat ergeben, daß Depression weltweit im Jahre 2020 den zweiten Rang der Behinderung verursachenden Krankheiten einnehmen wird.

Depressionen verursachen erhebliche indirekte Krankheitskosten durch Arbeitsunfähigkeit (Abb. 2.1.3 & 2.1.4). Für die USA (1990/1991) wurden die totalen jährlichen Kosten der unipolaren Depression auf 43,7 Mrd. US$ (Greenberg 1993) und die der bipolaren Störung auf 25,6 Mrd. US$ (Jann & Cohen 1998) geschätzt. Ungefähr 60% entsprechen indirekten Kosten. Aussagefähige Krankheitskosten-Studien (cost of illness studies) liegen für Deutschland nicht vor.

Depression ist eine lebensgefährliche Krankheit, indem sie die führende Ursache für Selbsttötung darstellt (Abb. 2.1.5). Die Selbsttötung (1995/1998/1999: 12888/11648/11100, zum Vergleich: 9465/7772/7749 Verkehrstote) nimmt nach Unfällen und bösartigen Tumoren den 3. Rang der Todesursachen vor dem 45. Lebensjahr ein (Stat. Bundesamt). (Auf eine Kritik der amtlichen Statistik über die Verkehrstoten bezüglich des Ignorierens der Spättodesfälle wird hier ebenso verzichtet wie auf eine Diskussion der möglichen, sich in der Zahl der Drogentoten und Verkehrstoten verbergenden Dunkelziffer an Suiziden.) Die Suizidraten sind in Deutschland seit Jahren rückläufig i.w. infolge eines

Rückgangs der Suizidraten in den neuen Ländern, die dort zuvor bereits Ende des 19. Jahrhunderts erhöht waren (◘ Abb. 2.1.6). Damit ist die Abnahme anderen als versorgungsmedizinischen Ursachen zuzuschreiben. Dafür spricht auch, daß die Suizidraten in der ehemaligen DDR deutlich von politischen Ereignissen beeinflußt wurden (◘ Abb. 2.1.6). Dafür spricht des weiteren, daß die Einführung der antidepressiven Pharmakotherapie und die Ausweitung der Psychotherapie bisher keinen erkennbaren Einfluß auf die Suizidraten ausgeübt haben (◘ Abb. 2.1.6).

Im internationalen Vergleich liegen die Suizidraten in Deutschland im Mittelfeld (◘ Abb. 2.1.7). Zwischen den alten und neuen Bundesländern bestehen unverändert Unterschiede der Suizidraten, die sich insbesondere aus regionalen Unterschieden ergeben. Für das Jahr 1998 hat das statistische Bundesamt folgende Suizidzahlen und -raten angegeben:

	Suizidraten				**Suizidtote**		
	total	**Männer**	**Frauen**	**Ratio**	**total**	**Männer**	**Frauen**
Hamburg	19.6	26.8	12.8	2.1	333	220	113
Sachsen	18.9	29.2	9.3	3.1	852	636	216
Thüringen	17.9	26.4	9.8	2.7	442	318	124
Sachsen-Anhalt	17.5	27.3	8.2	3.3	471	357	123
Bremen	16.8	24.4	11.1	2.4	113	78	35
Bayern	16.1	24.5	8.0	3.1	1942	1445	497
Brandenburg	16.0	25.5	6.8	3.8	413	324	89
Schleswig-Holstein	15.4	23.0	8.1	2.8	423	309	114
Rheinland-Pfalz	15.4	24.0	7.2	3.3	619	472	147
Baden-Würtemberg	15.0	23.0	7.4	3.1	1565	1173	392
Niedersachsen	13.9	21.0	7.2	2.9	1092	804	288
Berlin	13.4	17.8	8.7	2.0	447	294	153
Hessen	12.2	17.5	7.1	2.5	735	516	219
Mecklenburg-Vorpommern	11.3	17.1	5.7	3.0	204	152	52
Nordrhein Westfalen	10.6	16.2	5.3	3.1	1900	1410	490
Saarland	8.8	13.2	4.7	2.8	95	69	26

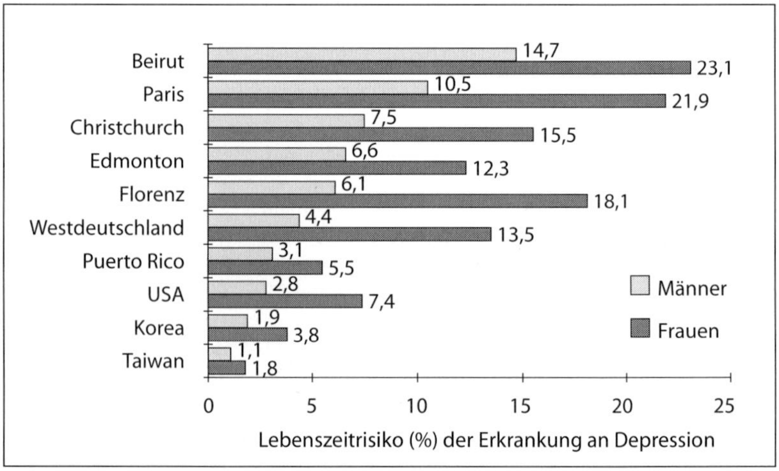

◘ Abb. 2.1.1 Lebenszeit-Prävalenz der Major Depression im internationalen Vergleich (Weissman et al. 1996)

10

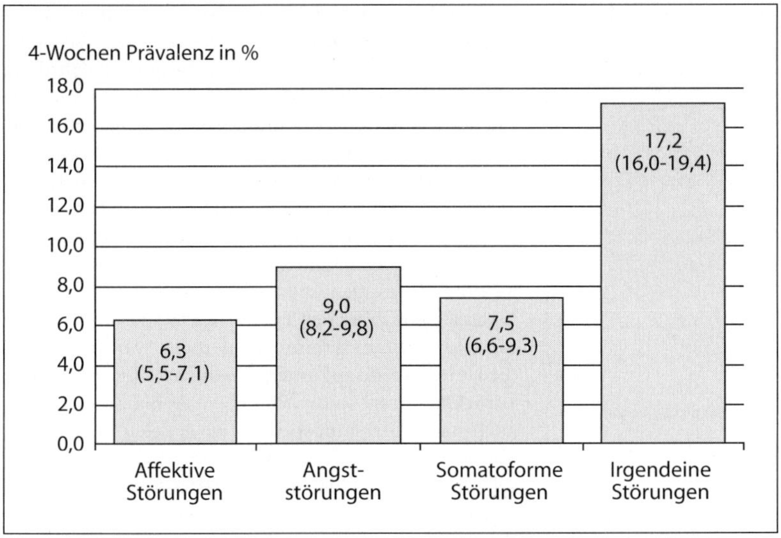

Abb. 2.1.2 4-Wochen-Prävalenz affektiver, Angst- und somatoformer Störungen in Deutschland im Gesundheitssurvey 1998 (Wittchen et al. 1999)

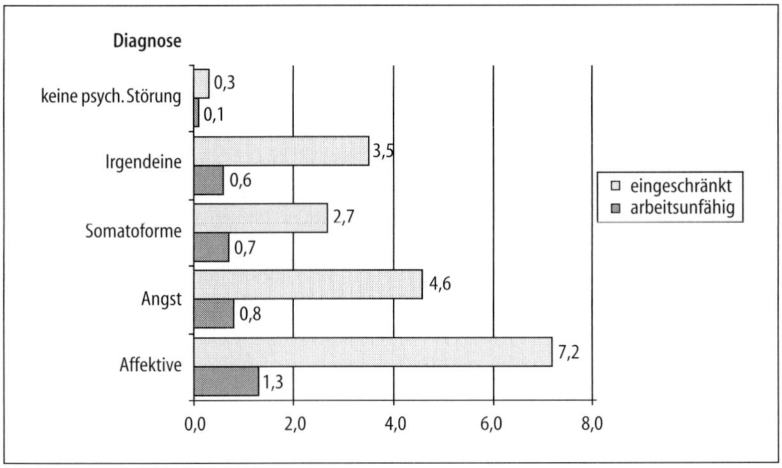

Abb. 2.1.3 Tage mit teilweise oder vollständig fehlender Arbeitsfähigkeit (in den letzten 4 Wochen) bei affektiven, Angst- und somatoformen Störungen im Gesundheitssurvey 1998 (Wittchen et al. 1999)

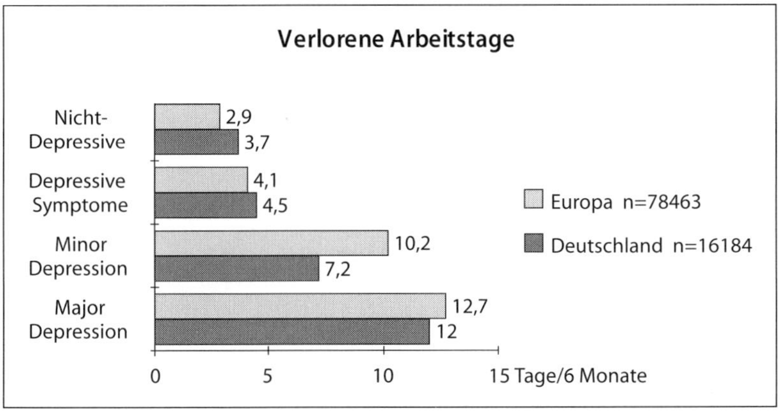

Abb. 2.1.4 Depressionsbedingt verlorene Arbeitstage innerhalb 6 Monaten im europäischen Vergleich (Depres-Studie; Lepine et al. 1997)

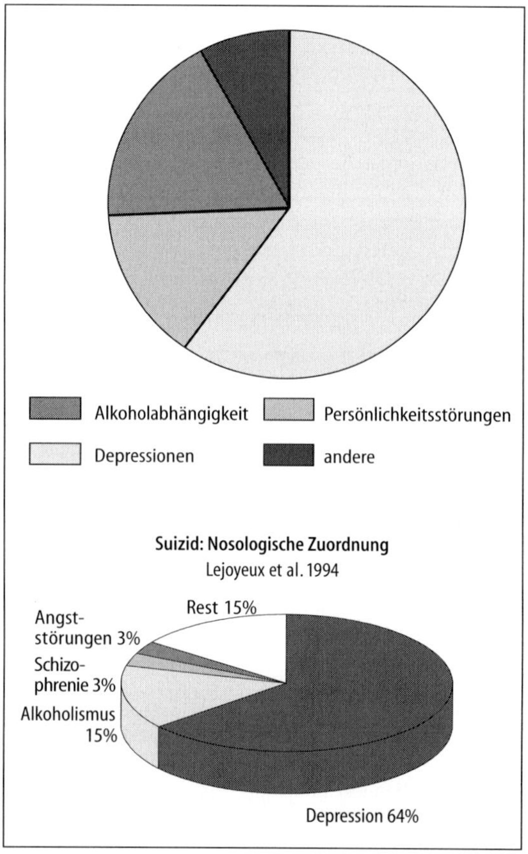

Abb. 2.1.5 Nosologische Zuordnung von Suiziden in Deutschland (oben; Gesundheitsbericht 1998) und in einer Meta-Analyse (Lejoyeux et al. 1994)

Für die Altersverteilung der Suizidziffern findet sich für die alten und neuen Bundesländer das sogenannte »ungarische Muster«, d. h. die Suizidgefährdung nimmt mit dem Alter sowohl für Männer als auch für Frauen signifikant zu (Schmidtke 1997). Es gibt hierbei auch noch einen deutlichen Unterschied zwischen den einzelnen Bundesländern. Während in den jüngeren Altersgruppen die Unterschiede zwischen den einzelnen Bundesländern eher zufällig sind, sind die Ziffern der über 35jährigen vor allem in den Ländern Sachsen, Thüringen und Sachsen-Anhalt hoch. Für die Unterschiede zwischen den Bundesländern in den Gesamtsuizidziffern könnte man daher vermuten, daß die Unterschiede auf unterschiedliche Alterspyramiden zurückzuführen sind. Ähnliche Ergebnisse sind aber auch nach Altersadjustierung zu erzielen. Meist weist die höchste Suizidziffer bei Männern das Land Sachsen, die zweithöchste das Land Sachsen-Anhalt und die dritthöchste das Land Thüringen auf. Nordrhein-Westfalen, Saarland und Hessen liegen am unteren Ende der Rangreihe. Bei den Frauen erhält das Land Sachsen den Rangplatz 1, Rang 2 Thüringen und Rang 3 Sachsen-Anhalt. Zu den Ursachen dieser regionalen Schwerpunkte läßt sich im Sinne von Fehl- oder Unterbehandlung keine verläßliche Aussage treffen. Soweit Daten vorliegen, bestanden diese Schwerpunkte bereits Ende letzten Jahrhunderts (Muller & Bach 1994). Ursachenanalysen fehlen. Die Gründe sind wahrscheinlich vielfältig. Dennoch und trotz der Abnahme der Suizidrate in den letzten Jahren liegt Deutschland im internationalen Vergleich nicht günstig. Da der Mehrzahl der Suizide eine Depression zugrunde liegt und diese bei der Mehrzahl zum Zeitpunkt des Suizids nicht behandelt war, obwohl in den Wochen zuvor bei der

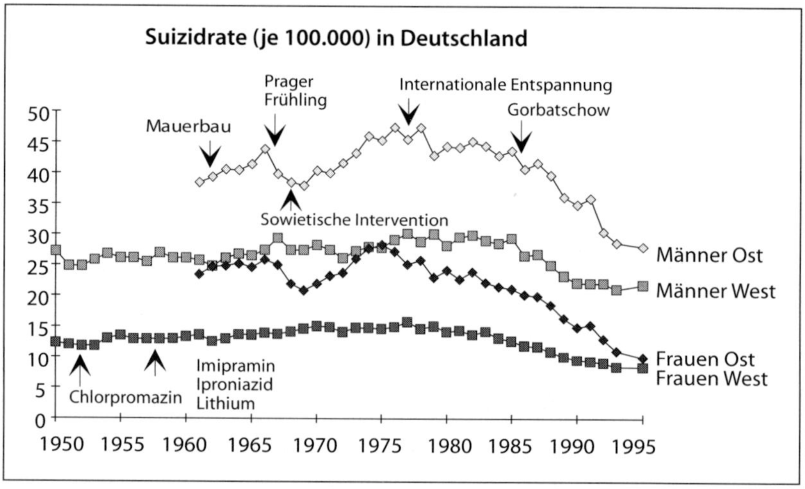

Abb. 2.1.6 Suizidraten in Deutschland im Vergleich der neuen und alten Bundesländer (Statistisches Bundesamt und Daten von Prof. Felber, Dresden)

Mehrzahl Arztkontakt bestand, spiegelt die Suizidrate wahrscheinlich Unterversorgung wider.

Die Subgruppe der affektiven Psychosen hat das höchste Suizidrisiko (Lejoyeux et al. 1994). Bis zum Tod von Patienten mit einer lebenslangen Anamnese irgendwelcher depressiver Syndrome beträgt die Suizidrate etwa 4 %, bei wegen dieser Erkrankung stationär behandelten Patienten etwa 14–15% (Miles 1977). Möglicherweise suizidieren sich Männer früher als Frauen (Isometsa et al. 1994).

Depressiv Kranke konsultieren in Deutschland und international überwiegend Allgemeinärzte/Hausärzte (◘ Abb. 2.1.8). Eine Reihe repräsentativer Erhebungen (z.B. WHO-Studie: Linden et al. 1996, Depress-Studie: Lepine et al. 1997, Tylee et al. 1999; Linden et al. 1999) haben ergeben, daß psychische Störungen, bei denen eine Indikation für Antidepressiva besteht, in bedeutsamem Maße nicht erkannt und – selbst wenn erkannt – nicht adäquat behandelt werden. Diesbezüglich am besten untersucht wurde die Depression. Danach werden nur 50% der Depressionen als solche erkannt, hiervon weniger als die Hälfte (Depress-Studie: 11%) mit Antidepressiva behandelt (◘ Abb. 2.1.9 & 2.1.10). Ähnliche Ergebnisse lieferte eine im Jahre 2000 von Wittchen berichtete Erhebung »Depression 2000«, deren ordentliche Publikation noch aussteht. In dieser Studie wurden 14758 Patienten erfasst, die zufällig am Stichtag 04.04.2000 eine von bundesweit ebenfalls zufällig ausgewählten 412 Praxen eines Allgemein- oder praktischen Arztes aufgesucht hatten. Alle Patienten füllten das Depression-Screening-Questionnaire (DSQ, Deutsche Version, 11 Fragen) aus. Dessen Sensitivität liegt bei 90%. Entsprechend DSQ erfüllten 10,9% der Patienten die Kriterien einer Depression, jedoch wurde diese Diagnose nur bei 55% tatsächlich gestellt.

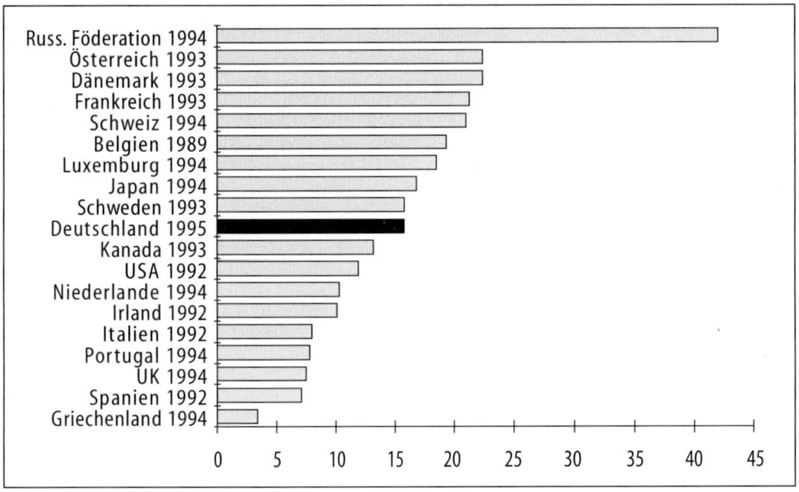

◘ **Abb. 2.1.7** Suizidraten im internationalen Vergleich (WHO)

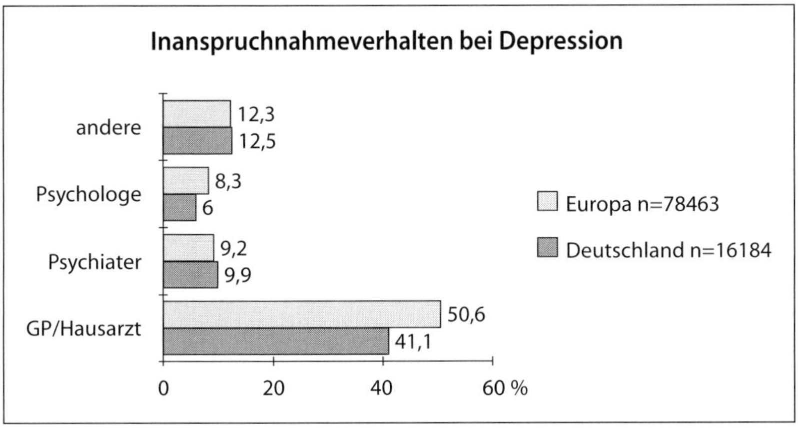

◘ **Abb. 2.1.8** Inanspruchnahme professioneller Hilfe im europäischen Vergleich (Depres-Studie; Lepine et al. 1997)

Die Gründe für die Bedarfsunterdeckung sind vielfältig. Genannt seien Defizite in Krankheitsverständnis, Krankheitsgefühl und Krankheitseinsicht auf Seiten der Kranken sowie Grenzen von Kenntnissen und Fertigkeiten auf Seiten der Therapeuten. Diese Defizite sind relevant, indem nicht nur Lebensqualität, Arbeitsfähigkeit und Erwerbsfähigkeit auf dem Spiel stehen, sondern infolge der bei allen genannten Indikationen erhöhten Suizidrate das Leben der Kranken. (Auf die direkten und indirekten, bei suffizienter Pharmakotherapie auch partiell vermeidbaren Krankheitskosten sei nur hingewiesen). Die Defizite auf Seiten der Kranken bewirken fehlende Inanspruchnahme von Behandlungsangeboten, falsche Inanspruchnahme (Fehlallokation in somatischen Fachgebieten infolge somatischen Krankheitskonzepts) und Non-Compliance auch mit der ggf. adäquat konzipierten Therapie. Sie bedürfen der Information, wozu auch die Entstigmatisierung psychischer Krankheit gehört.

Depressiv Kranke werden weit überwiegend (70-80%) vom Haus- und Allgemeinarzt betreut. Dessen psychiatrische und psychopharmakologische Kenntnisse stammen im wesentlichen aus dem Medizinstudium. In der Weiterbildung zum Allgemeinarzt ist das Fachgebiet Psychiatrie nur fakultativ vertreten. Es wäre zu prüfen, ob der Allgemeinarzt hiermit adäquat auf einen Anteil von ca. 25% (ca. 15% depressiv Kranke) der Klientel seiner Praxis (Linden et al. 1996) vorbereitet ist. Der Zusatztitel psychosomatische Grundversorgung ist nur Voraussetzung, um die entsprechenden Leistungspositionen des EBM abrechnen zu dürfen. Grundsätzlich setzt die Versorgung psychisch Kranker, hier speziell depressiv Kranker jedoch keine spezifische Weiterbildung voraus. Dies gilt auch für die Psychopharmakotherapie.

Depression tritt häufig komorbid bei somatischen Krankheiten auf und verschlechtert hier die Prognose. Dies gilt z. B. für 25% der überlebten Herzinfarkte (Lavoie & Fleet 2000) und 25% der überlebten Schlaganfälle (Carson et al. 2000; Ramasubbu 2000). Ob allerdings antidepressive Pharmakotherapie die durch Depression getrübte Überlebensprognose bessert, bleibt zu beweisen (Carney et al. 1999; Fruhwald et al. 1999). Immerhin ist aber zweifelsfrei, daß die Behandlung der Depression die Lebensqualität verbessert, was einen Wert an sich darstellt. International ist bekannt, daß nur ein Bruchteil dieser als somatogen oder psychosomatisch zu bezeichnenden Depressionen (bei psychischen Krankheiten ist immer von Multikonditionalität auszugehen) erkannt und behandelt wird. Es gibt keinen Grund anzunehmen, die Erkennens- und Behandlungsrate wäre in Deutschland günstiger. Originäre Daten zur diesbezüglichen Versorgungslage (d.h. Über-, Unter- oder Fehlversorgung) in Deutschland liegen nicht vor (Frühwald et al. 1999).

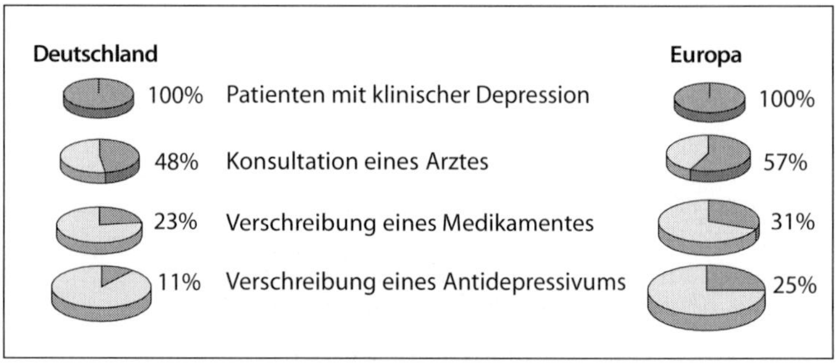

Abb. 2.1.9 Inanspruchnahmeverhalten und Therapieentscheidungen bei Depression in Deutschland im europäischen Vergleich (Depres-Studie; Lepine et al. 1997)

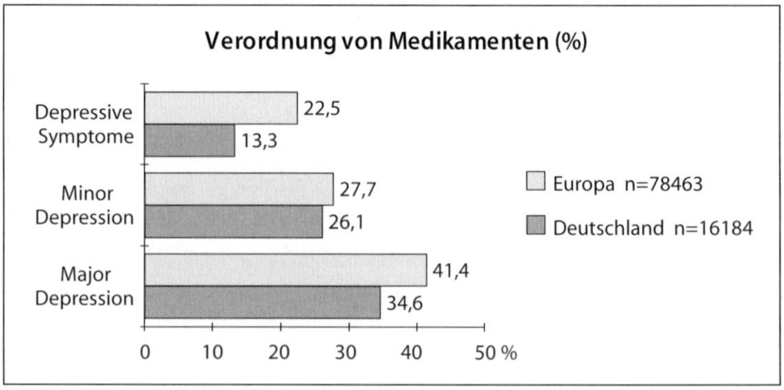

Abb. 2.1.10 Arzneimittelverordnung in Abhängigkeit vom Ausprägungsgrad einer Depression in Deutschland im europäischen Vergleich (Depres-Studie; Lepine et al. 1997)

Obwohl die Verordnung von Antidepressiva seit Jahren stetig steigt (◘ Abb. 2.1.11), haben eigene, hier nicht detailliert darzulegende Schätzungen anhand der o.g. Prävalenzen und der vom Verlaufstyp abhängigen Behandlungsdauern einerseits und der Verordnungsdaten des Arzneiverordnungsreports 1999 andererseits ergeben, daß der Bedarf nominal nur zu ca. 20% gedeckt ist. Dies stimmt i.w. mit o.g. Erhebungen überein. Dabei ist allerdings nicht differenzierbar, welche Behandlungskomponenten von der Unterversorgung betroffen sind, Behandlung überhaupt oder zu kurze Behandlung (entsprechend Leitlinien mindestens 6 Monate) oder Unterdosierung. An der Unterdosierung der unverändert die ambulante antidepressive Pharmakotherapie beherrschenden trizyklischen Antidepressiva (TCA; ◘ Abb. 2.1.12 & 2.1.13) bestehen kaum Zweifel (Linden et al. 2000); das ist ein internationales Problem (Lawrenson et al. 2000), dem am ehesten

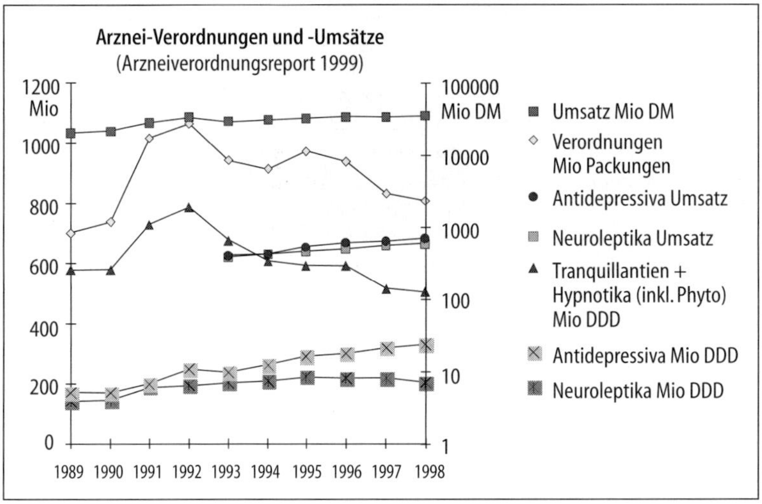

◘ **Abb. 2.1.11** Umsätze und Verordnungen von Psychopharmaka zu Lasten der GKV im Vergleich zum Gesamtvolumen (eigene Auswertung nach Daten der Arzneiverordnungsreporte 1995 bis 1999)

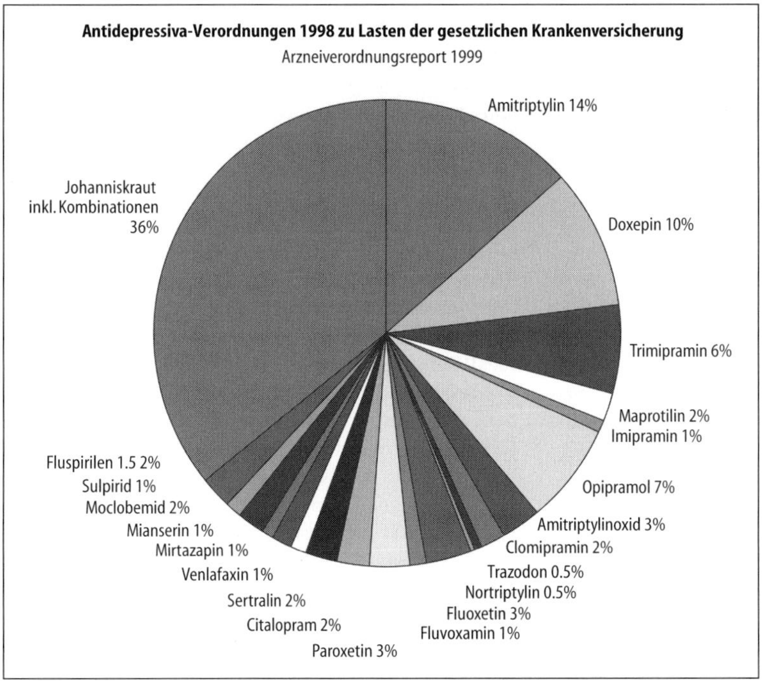

◘ **Abb. 2.1.12** Verteilung der Verordnung von Antidepressiva (Fluspirilen gehört eigentlich nicht dazu, wird aber auch in dieser Indikation eingesetzt) zu Lasten der GKV im Jahre 1998 (Arzneiverordnungsreport 1999)

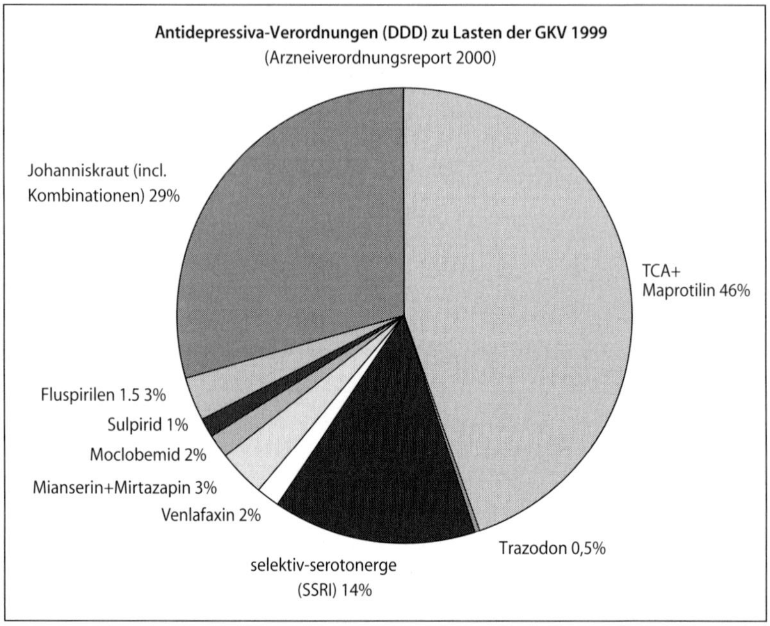

Abb. 2.1.13 Verteilung der Verordnung von Antidepressiva zu Lasten der GKV im Jahre 1999 (Arzneiverordnungsreport 2000)

die Sorge der Verordner vor den Nebenwirkungen und auch schwerwiegenden Risiken dieser Pharmaklasse einerseits und die parallele Beobachtung des Erfolges dieser subtherapeutischen Dosen (dank hoher Placebo-Response) zugrunde liegen. Angesichts der Nebenwirkungen und Risiken der TCA auch in subtherapeutischer Dosis besteht der Verdacht, daß es sich hier um Fehlversorgung handelt. Im internationalen Vergleich fällt auf, daß die besser verträglichen modernen Antidepressiva in Deutschland eine unverändert untergeordnete Rolle spielen (Abb. 2.1.14), auch wenn sich dies tendentiell ändert (Abb. 2.1.15 & 2.1.16). Einer der Gründe für die Präferenz der TCA in Deutschland liegt in den Kosten: unter gedeckeltem Arzneimittelbudget (siehe auch 4.6) wird die Verordnung der »alten«, generisch verfügbaren Antidepressiva (und Johanniskraut-Extrakte) dank ihrer ca. 3- bis 4-fach geringeren Tagesbehandlungskosten (siehe Tab. 2.1.1) begünstigt, so daß bei der Verordnung ihre spezifische Indikation in den Hintergrund tritt.

Auch wenn für Deutschland keine verläßlichen Zahlen verfügbar sind, so bestehen doch kaum Zweifel, daß die unzureichende Behandlungsdauer (notwendig wären z. B. laut Therapieempfehlung der Arzneimittelkommission der deutschen Ärzteschaft (AkdÄ) mindestens 6 Monate) mit Antidepressiva in Deutschland ein ähnliches Problem wie international (Farmer 1997; Lawrenson et al. 2000) darstellt. Unzureichende Behandlungsdauer ist mit einem Rezidivrisiko (Relapse) der Indexepisode von ca. 70% innerhalb von 1 Jahr nach Remission belastet. Jedes Rezidiv birgt das Risiko des Suizids (abgesehen vom subjektiven Leid für die Kranken und ihre Angehörigen und von direkten und indirekten Krankheitskosten).

Johanniskraut-Extrakte machen den größten Anteil der Antidepressiva-Verordnungen aus (Abb. 2.1.12 & 2.1.13). Die Dominanz von Johanniskraut-Extrakten stellt im europäischen Vergleich eine deutsche Besonderheit dar (Abb. 2.1.14). Sie sind zur Behandlung schwerer Depression nicht zugelassen, es gibt hierzu keine schlüssigen Daten aus Wirksamkeitsstudien. Ist eine Depression so schwer, daß sie Arbeitsunfähigkeit bedingt, so ist die Indikation für Johanniskraut also fraglich. Für Johanniskraut fehlen Daten zur Wirksamkeit in der Erhaltungstherapie und Rezidivprophylaxe. Es fragt sich also, ob mit Johanniskraut-Extrakten lege artis (6-18 Monate) behandelt werden kann. Erst recht fragt sich, ob rezidivierende Depressionen mit Johanniskraut-Extrakten lege artis behandelt werden können. 70-80% aller Depressionen nehmen einen rezidivierenden Verlauf; das Risiko, innerhalb von 5 Jahren nach einer ersten depressiven Episode erneut depressiv zu erkranken, beläuft sich auf ungefähr 60%. Insofern legt der hohe Verordnungsanteil von Johanniskraut-Extrakten den Verdacht nahe, daß ein nicht exakt quantifizierbarer Anteil der Patienten mit Johanniskraut fehlversorgt ist.

Bei bipolarer Störung (d.h. affektiven Psychosen, bei denen sowohl Depressionen als auch Manien auftreten) ist die Rezidivprophylaxe mit Lithium (oder Carbamazepin als zweite Wahl) indiziert, wenn sich mindestens eine weitere Episode in den vorhergehenden 4 Jahren

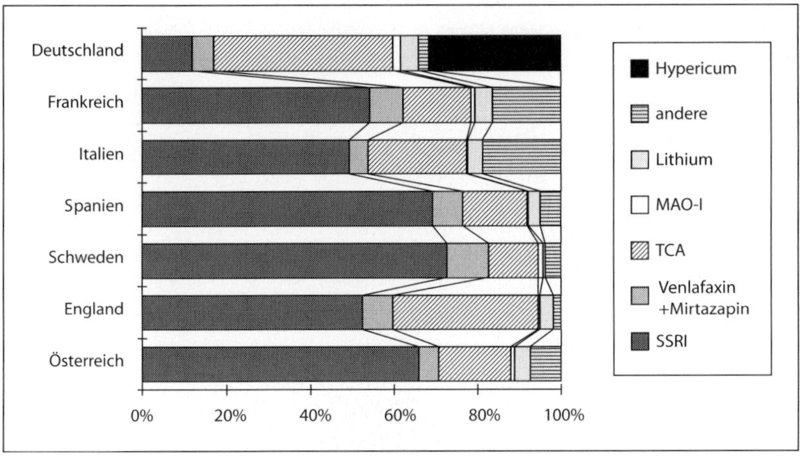

Abb. 2.1.14 Verteilung der Verordnung von Antidepressiva im europäischen Vergleich (Institut für Medizinische Statistik (IMS) 1999)

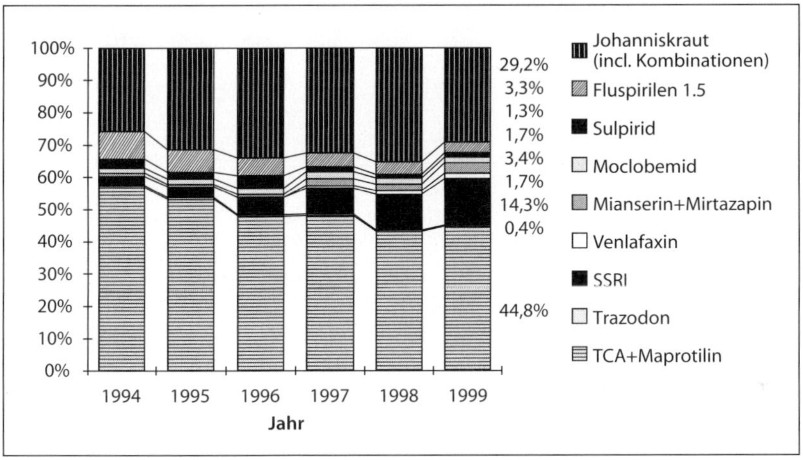

Abb. 2.1.15 Verteilung der Verordnung (DDD) von Antidepressiva zu Lasten der GKV im Zeitverlauf (Arzneiverordnungsreport 1995-2000)

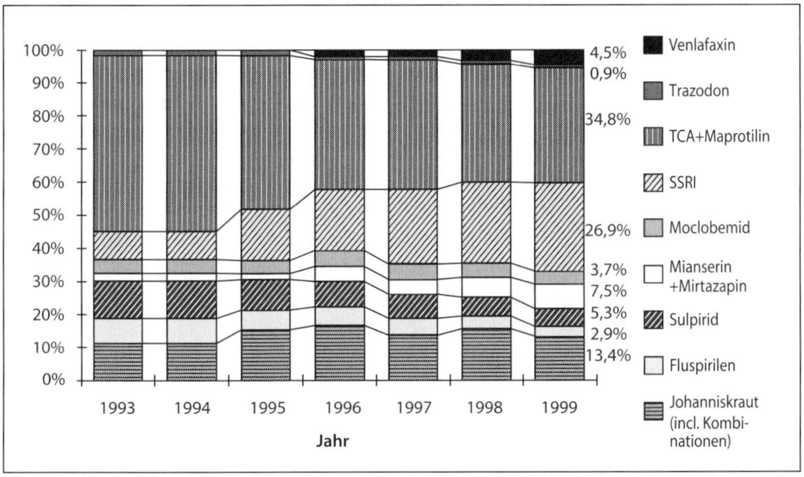

Abb. 2.1.16 Verteilung der Umsätze von Antidepressiva zu Lasten der GKV im Zeitverlauf (Arzneiverordnungsreport 1995–2000)

Tabelle 2.1.1 Tagesbehandlungskosten von Antidepressiva

Antidepressivum	eigene Analyse	Arzneiverordnungsreport 1999
Citalopram	3,00 DM	2,99 DM
Fluoxetin	3,87 DM	3,55 DM
Fluvoxamin	4,20 DM	3,90 DM
Paroxetin	3,87 DM	4,03 DM
Sertralin	2,98 DM	3,02 DM
Mirtazapin	4,14 DM	5,56 DM
Moclobemid	5,94 DM	3,80 DM
Nefazodon	3,81 DM	–
Reboxetin	4,12 DM	–
Venlafaxin	5,58 DM	4,67 DM
Mittelwert	4,15 DM	3,94 DM
selektiv-serotonerge (SSRI)	3,58 DM	3,50 DM
andere neue Antidepressiva: (Mirtazapin, Nefazodon, Reboxetin, Venlafaxin)	4,72 DM	4,68 DM
Hypericum	0,92 DM	0,92 DM
»alte«, generisch verfügbare Antidepressiva: (TCA, Maprotilin, Trazodon, Mianserin)	1,38 DM	1,38 DM
Clomipramin	2,29 DM	2,29 DM

findet. Vieles spricht hier dafür, die Rezidivprophylaxe bereits nach der ersten manischen Episode zu beginnen (Fritze 1997). Entsprechend den Empfehlungen der WHO (1989) soll die prophylaktische Behandlung bei bipolar Kranken nach der 2. Episode beginnen. Das Rezidivrisiko besteht bei rezidivierender unipolarer Depression wie bei bipolarer Störung lebenslang fort, so daß eine lebenslange Rezidivprophylaxe anzustreben ist, besonders bei kurzen freien Intervallen (< 5 Jahre) und bei Suizidversuchen in der Anamnese. Suizidversuche in der Anamnese sind ein bedeutsamer Risikofaktor für künftigen Suizid. Lithium ist das einzige Medikament, für das eine suizidpräventive Wirkung als bewiesen angesehen werden kann (Ahrens 1997), so daß unter Lithium die Mortalität affektiv Kranker derjenigen der Allgemeinbevölkerung entspricht. Legt man nur die Prävalenz der bipolaren Störung als Indikation zugrunde, so deckt das Verordnungsvolumen von Lithium (eigene Analysen nach Daten des Arzneiverordnungsreports) nominal nur »7%« des Bedarfs (Tab. 2.1.2). Dies entspricht den von anderen (Lehmann et al. 1994) gefundenen Ergebnissen. Das Verordnungsvolumen von Carbamazepin (als potentielle Alternative) ist vernachlässigbar gering (dabei überwiegend den Epilepsien geltend), so daß von einer Unterversorgung mit Lithium von ungefähr 80% auszugehen ist (eigene Analysen).

Die Krankenhausstatistik des Statistischen Bundesamtes basiert (bis einschließlich 1999) auf der ICD-9. Sie erlaubt kaum relevante Aussagen bezüglich der affektiven Störungen, da nicht-psychotische Depressionen ohne weitere Differenzierung der Gruppe der sog. Neu-

Tabelle 2.1.2 Schätzung der Bedarfsdeckung mit Verordnungen von Lithium anhand der Prävalenz der bipolaren Störung und der Verordnungsdaten des Arzneiverordnungsreports 1999

Krankheits-gruppe	Mio Betroffene Deutschland (1-Jahres-Prävalenz)	minimal notwendige Behandlungs-dauer	bei %	SOLL Behandlungs-tage (= Mio DDD)	IST (Mio DDD) GKV 1998:	Bedarfs deckung:
bipolare Störung	0,82	12 Mo	100%	299,3		
davon GKV-versichert (ca. 87%)	0,7134	12 Mo	100%	260,391	18,5	7,1%

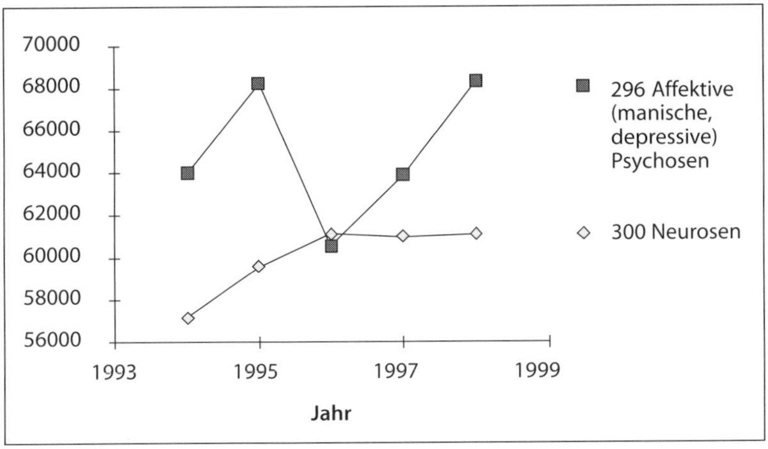

Abb. 2.1.17 Krankenhausfälle wegen affektiver Psychosen und sog. Neurosen (Statist. Bundesamt)

rosen (ein veralteter Begriff) zugeordnet, also mit den verschiedenen Angstkrankheiten auf dem nur dreistellig ausgewiesenen ICD-Kode zusammengefasst werden. Des weiteren lassen sich die psychotischen unipolar-rezidivierenden Depressionen nicht von den bipolaren affektiven Psychosen differenzieren, da in der Krankenhausstatistik nur der dreistellige ICD-Kode ausgewiesen wird.

Die Zahl der Krankenhausfälle zeigt für die Periode 1994 bis 1998 für die affektiven Psychosen unsystematische Schwankungen (Abb. 2.1.17), die sich bei Berücksichtigung der Schwankungen der Verweildauer (Abb. 2.1.18) aus erhöhten Wiederaufnahmeraten bei verkürzter Verweildauer erklären könnten. Jede Interpretation kann nur spekulativ bleiben, da die Statistik keine Differenzierung zwischen Fällen und Patienten erlaubt. Immerhin legen die Fallzahlen im Vergleich zu den geschätzten Prävalenzen (s.o., u.a. Tab. 2.1.2) nahe, daß deutlich weniger als 10% der von affektiven Psychosen Betroffenen in einem Jahr hospitalisiert werden. Die Zahl der Krankenhausfälle mit sog. Neurosen zeigt einen in der Periode 1994-1998 zunehmenden Trend (Abb. 2.1.17) bei abnehmender Verweildauer (Abb. 2.1.18).

Die Altersverteilungen der Krankenhausfälle zeigen über die Jahre keine systematischen Veränderungen (Abb. 2.1.19 & 2.1.20). Wegen der o.b. fehlenden nosologischen Differenzierung lassen sich aus dieser Statistik kaum Aussagen im Sinne von Unter-, Über- oder Fehlversorgung ableiten. Angesichts des bekannten chronisch-rezidivierenden oder chronischen Verlaufs der Mehrzahl auch der sog. »Neurosen« (ICD-9: 300) legt der Vergleich der Altersverteilungen (Abb. 2.1.19 & 2.1.20) immerhin nahe, daß bei den affektiven Psychosen (mit kumulativem Anstieg der Fallzahlen infolge Wiederaufnahme derselben Patienten) wahrscheinlich überwiegend die Schwere der Krankheitsepisoden Anlaß zur Krankenhausbehandlung gibt (Abb. 2.1.19), während bei den sog. »Neurosen« vermutlich eher diagnostische Abklärung (bei geringerer Wiederaufnahmerate) die Krankenhausbehandlung veranlasst (Abb. 2.1.20). Ob diese Interpretation zutrifft und ggf. die genannten Motive sachgerecht sind, bedarf

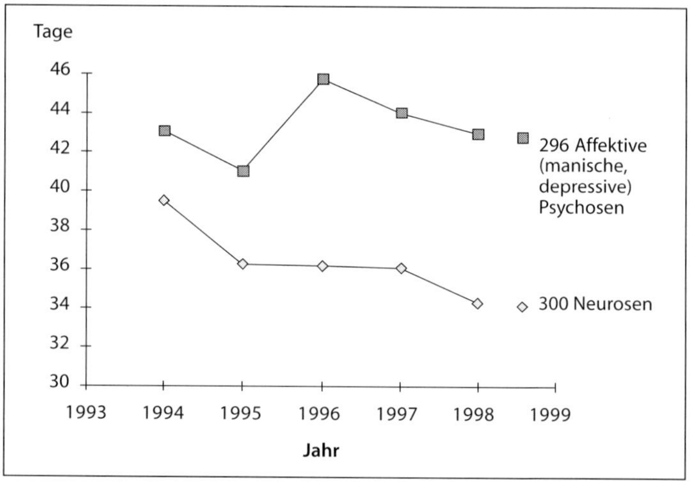

Abb. 2.1.18 Krankenhaus-Verweildauer wegen affektiver Psychosen und sog. Neurosen (Statist. Bundesamt)

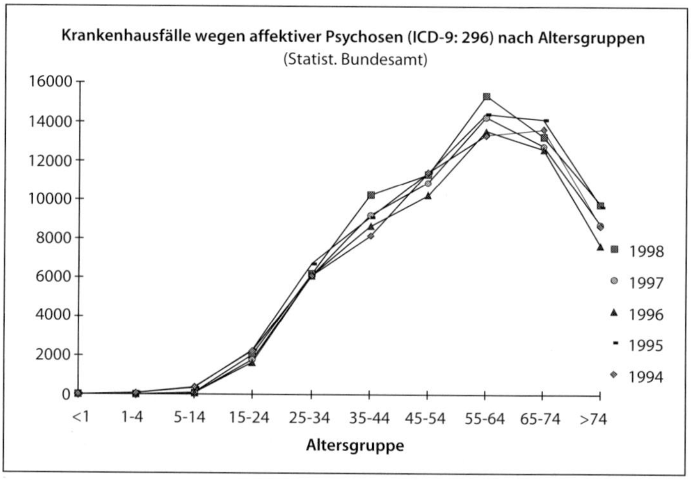

Abb. 2.1.19 Krankenhausfälle wegen affektiver Psychosen nach Altersgruppen und Jahr

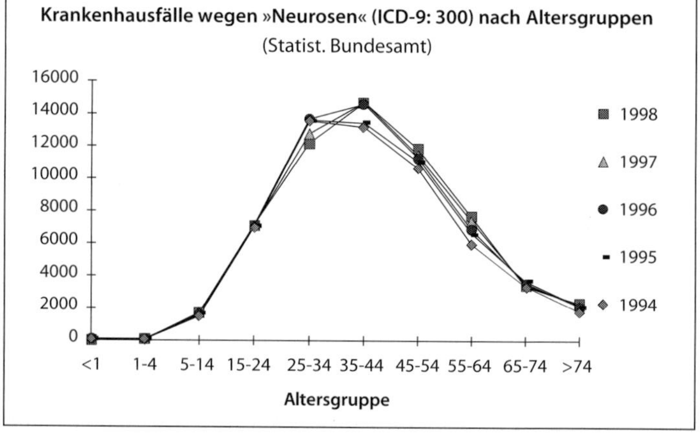

Abb. 2.1.20 Krankenhausfälle wegen sog. »Neurosen« nach Altersgruppen und Jahr

der Untersuchung. Die Schwankungen der Verweildauer von Jahr zu Jahr bei Kindern und Jugendlichen mit affektiven Psychosen (◘ Abb. 2.1.21) bzw. wegen »Neurosen (◘ Abb. 2.1.22) erklären sich am ehesten als statistisches Artefakt aus den geringen Fallzahlen in diesen Altersgruppen.

Die Geschlechtsverteilung der Krankenhausfälle entspricht bei den sog. »Neurosen« in etwa dem aus epidemiologischen Studien bekannten höheren Betroffensein der Frauen (◘ Abb. 2.1.23). Das Dominieren des weiblichen Geschlechts bei den Krankenhausfällen wegen affektiver Psychosen wäre nur dann verständlich, wenn es sich weit überwiegend um unipolar rezidivierende Depressionen handelt (was der klinischen Erfahrung entspricht). Die längere Verweildauer der Frauen (◘ Abb. 2.1.24) scheint sich derjenigen der Männer anzugleichen.

Die antidepressive Pharmakotherapie steht in »Konkurrenz« zur antidepressiven Psychotherapie. Bei leichter bis mittelschwerer, unipolarer Depression erlauben die bisherigen Studien keine Differentialindikation zwischen einer spezifischen Psychotherapie und antidepressiver Pharmakotherapie, so daß die Entscheidung nach Aufklärung über Risiken und Nebenwirkungen (auch der Psychotherapie) primär beim Kranken entsprechend seinen subjektiven Präferenzen liegt (Elkin et al. 1995; Thase et al. 1997). Bei schwerer, insbesondere stationär behandlungsbedürftiger Depression ist die Überlegenheit der antidepressiven Pharmakotherapie belegt (z. B. American Psychiatric Association 1993, 2000; Deutsche Gesellschaft für Psychiatrie, Psychotherapie und Nervenheilkunde 2000), so daß sie obligat ist. Ohne dies mit Zahlen belegen zu können, legen uns Einzelfallbeobachtungen den Verdacht nahe, daß

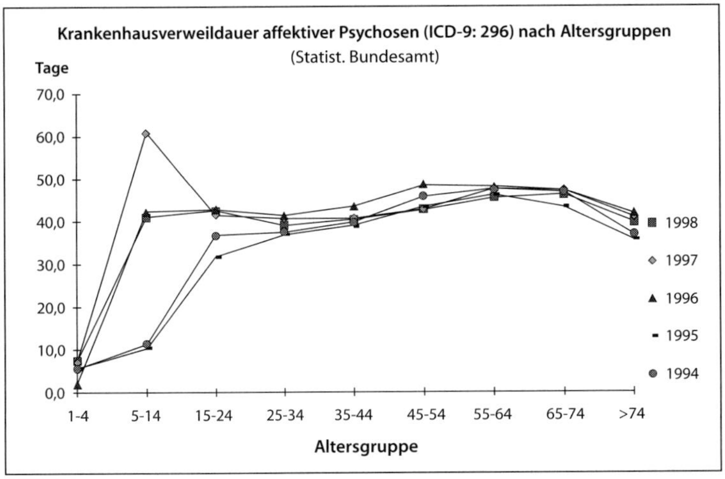

◘ **Abb. 2.1.21** Krankenhaus-Verweildauer wegen affektiver Psychosen nach Altersgruppen und Jahr

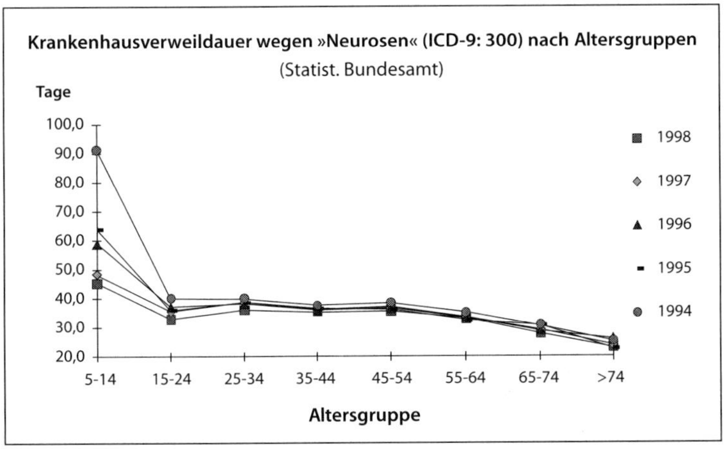

◘ **Abb. 2.1.22** Krankenhaus-Verweildauer wegen sog. »Neurosen« nach Altersgruppen und Jahr

die Auswahl zwischen antidepressiver Pharmakotherapie und spezifischer Psychotherapie und hier zwischen verschiedenen Psychotherapieverfahren derzeit überwiegend von speziellen Neigungen und Kompetenzen des Arztes/Therapeuten im Wechselspiel mit subjektiven Präferenzen des Kranken bestimmt wird. Dies legt jedenfalls die generelle Dominanz tiefenpsychologisch orientierter Psychotherapie in Deutschland nahe (siehe 4.2). Das ist Fehlversorgung. Das Risiko solcher Fehlversorgung wird dadurch erhöht, daß im Genehmigungsverfahren für Psychotherapie entsprechend der Psychotherapie-Richtlinien Ärzte für Psychiatrie und Psychotherapie nicht obligat beteiligt sind, weder konsiliarisch noch als Gutachter. Deshalb bedarf es einer Revision der Psychotherapie-Richtlinien. Wir sind uns bewußt, daß dies nicht zum Aufgabenfeld des Sachverständigenrates gehört. Entsprechende Interventionsversuche der DGPPN beim Bundesausschuß der Ärzte und Krankenkassen wurden dahingehend beantwortet, eine entsprechende Änderung der Psychotherapie-Richtlinien setze den von der DGPPN zu erbringenden Beweis voraus, daß Patienten infolge der derzeitigen Regelung tatsächlich Schaden genommen haben (was hier nicht weiter kommentiert werden soll).

Evaluationsstudien zur tatsächlichen psychotherapeutischen Versorgung depressiv Kranker fehlen. Wissenschaftlich belegt ist derzeit die antidepressive Wirksamkeit der Interpersonalen Therapie (IPT) nach Klerman & Weissman (Weissman & Markowitz 1994) und der kognitiven Therapie nach Beck (Dobson 1989), bedingt der alleinigen Verhaltenstherapie (Jacobson et al. 1996) sowie der tiefenpsychologisch fundierten Kurzzeittherapie (Holm-Hadulla 1997). Die empirische Basis nimmt in dieser Rangreihe ab (Grawe et al. 1994). Für die Wirksamkeit der Psychoanalyse gibt es keinen methodischen Ansprüchen genügenden Beleg (Fonagy

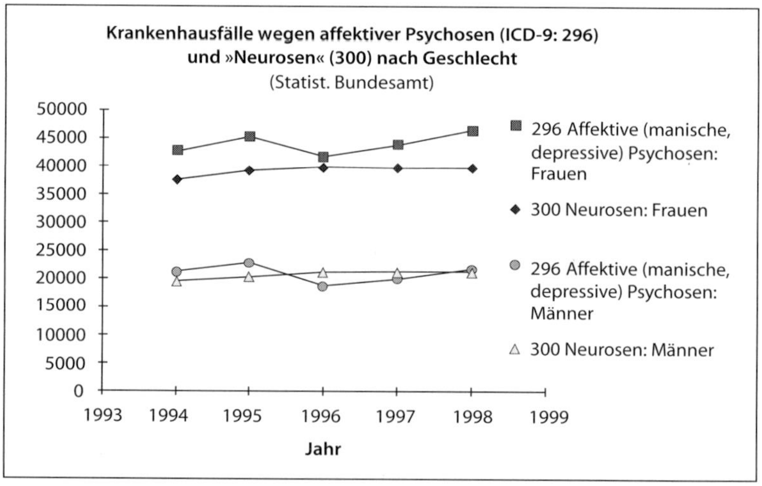

Abb. 2.1.23 Krankenhausfälle wegen affektiver Psychosen und sog. Neurosen nach Geschlecht

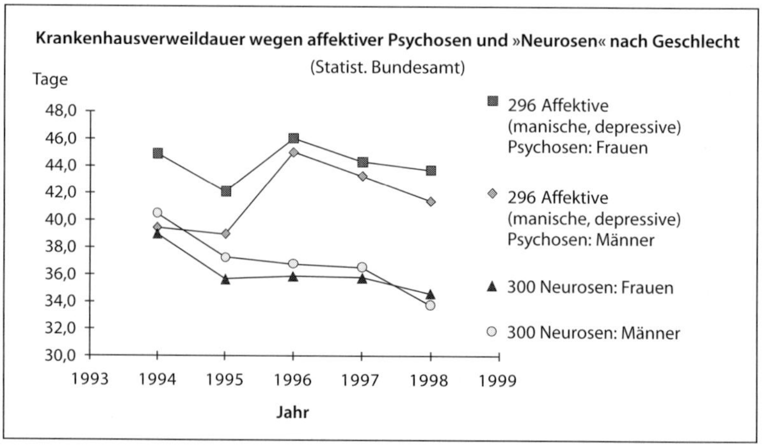

Abb. 2.1.24 Krankenhausverweildauer wegen affektiver Psychosen und sog. Neurosen nach Geschlecht

et al. 2000). Bezüglich der exakten Differentialindikation dieser Psychotherapieverfahren besteht erheblicher Forschungsbedarf. Bei der Wahl des Psychotherapieverfahrens sind Präferenzen des Kranken zu berücksichtigen.

Die Inanspruchnahme ambulanter Psychotherapie wird in Deutschland durch Gutachterverfahren (s.o.) und Zeitkontingente reguliert. Das ist zwar verständlich, aber unmedizinisch. Die Behandlungsdauer richtet sich nicht nach den medizinischen Notwendigkeiten, sondern – auch aus ökonomischem Interesse des Therapeuten – nach dem vom Kostenträger bewilligten Zeitkontingent. Daß daraus Überversorgung resultieren muß (und Unterversorgung resultieren kann), ist plausibel. Das Kontigentierungsverfahren sollte durch ein Verfahren, das den medizinischen Notwendigkeiten im Einzelfall gerecht wird, ersetzt werden. Die medizinisch notwendige Behandlungsdauer müßte sich nach dem erreichten Behandlungsergebnis und – bei unzureichendem Behandlungserfolg – nach dem entsprechend wissenschaftlichen Studien zu erwartenden weiteren Behandlungserfolg richten. Dabei wäre für ein pragmatisches Vorgehen Sorge zu tragen, das frustrane psychotherapeutische Langzeitbehandlungen vermeidet und den Zugang des Kranken zur antidepressiven Pharmakotherapie im Sinne eines gestuften Therapieregimes gewährleistet. Dies gilt auch umgekehrt bei Therapiebeginn mit einem Antidepressivum.

Da der Depression eine herausragende sozialmedizinische und gesundheitsökonomische Bedeutung zukommt, bedarf es unverzichtbar einer Optimierung der Versorgung. Die Versorgung muß Evidenz-basierten, Prozeß-orientierten Leitlinien folgen. Derartige Leitlinien gibt es in Deutschland erst in Ansätzen (Fritze et al. 1998). Um dies durchzusetzen, wäre ein Benchmarking-Verfahren geeignet. Die Depression wäre prädestiniert, in einem generellen Benchmarking-Verfahren als Tracer-Indikation herangezogen zu werden. Die Möglichkeiten der Ausgestaltung eines solchen Benchmarking-Verfahrens an dieser Stelle zu diskutieren, wäre verfrüht und würde den Rahmen die Befragung sprengen.

Literatur

Ahrens B 1997 Mortality studies and the effectiveness of drugs in long-term treatment. Pharmacopsychiatry 30/Suppl. 1: 57-61

American Psychiatric Association (APA): Practice guideline for major depressive disorder in adults. Am J Psychiatry 150 (1993) 1-23

American Psychiatric Association (APA): Practice guideline for the treatment of patients with major depressive disorder (Revision). Am J Psychiatry 157/4 Suppl (2000) 1-45

Carney RM, Freedland KE, Veith RC, Jaffe AS: Can treating depression reduce mortality after an acute myocardial infarction? Psychosom Med 61/5 (1999) 666-675

Carson AJ, MacHale S, Allen K, Lawrie SM, Dennis M, House A, Sharpe M: Depression after stroke and lesion location: A systematic review. Lancet 356/9224 (2000) 122-126

Deutsche Gesellschaft für Psychiatrie, Psychotherapie und Nervenheilkunde (DGPPN): Praxisleitlinien in Psychiatrie und Psychotherapie – Affektive Erkrankungen. Steinkopff, Darmstadt 2000

Dobson KS: A meta-analysis of the efficacy of cognitive therapy for depression. J Consult Clin Psychol 57 (1989) 414-419

Elkin I, Gibbons RD, Shea MT, Sotsky SM, Watkins JT, Pilkonis PA, Hedeker D: Initial severity and differential treatment outcome in the National Institute of Mental Health Treatment of Depression Collaborative Research Program. J Consult Clin Psychol 63 (1995) 841-847

Farmer R: Managing depression: a matter of record. Prim Care Psychiatry 3/Suppl 1 (1997) S11-S15

Fonagy P, Kächele H, Krause R, Jones E, Perron R: An Open Door Review of Outcome Studies in Psychoanalysis. Report prepared by the Research Committee of the IPA at the request of the President. International Psychoanalytic Association, 2000

Fritze J: How long should antidepressants be prescribed? Psychopharmakother. Suppl. 4/6 (1997) 17-25

Fritze J, Barth-Stopik A, Berger M, Carl G, Gastpar M, Kordy H, Meermann R: Systematische Behandlung der Depression: Versuch eines Konsenses. Psycho 24 (1998) 204-213

Fruhwald S, Loffler H, Baumhackl U: Depression following cerebrovascular injury – Review and differentiation from other psychiatric complications. Fortschr Neurol Psychiat 67/4 (1999) 155-162

Grawe K, Donati R, Bernauer P: Psychotherapie im Wandel. Von der Konfession zur Profession. Göttingen: Hogrefe (1994)

Greenberg PE; Stiglin LE; Finkelstein SN; Berndt ER: The economic burden of depression in 1990. J Clin Psychiatry 54 (1993) 405-418

Holm Hadulla R, Kiefer L, Sessar W: The effectivity of dynamic psychotherapy. Psychother Psychosom Med Psychol 47 (1997) 271-278

Isometsa ET, Henriksson MM, Aro HM, Heikkinen ME, Kuoppasalmi KI, Lonnqvist JK: Suicide in major depression. Am J Psychiatry 151 (1994) 530-536.

Jacobson NS, Dobson KS, Truax PA, Addis ME, Koerner K, Gollan JK, Gortner E, Prince SE: A component analysis of cognitive-behavioral treatment for depression. J Consult Clin Psychol 64 (1996) 295-304

Jann MW; Cohen LJ: Economic considerations and formulary management of oral antipsychotics. Dis Manage Health Outcomes 3 (1998) 115-129

Lavoie KL, Fleet RP: The impact of depression on the course and outcome of coronary artery disease: Review for cardiologists. Can J Cardiol 16/5 (2000) 653-662

Lawrenson RA, Tyrer F, Newson RB, Farmer RDT: The treatment of depression in UK general practice: Selective serotonin reuptake inhibitors and tricyclic antidepressants compared. J Affect Disord 59 (2000) 149-157

Lepine J-P, Gastpar M, Mendlewicz J, Tylee A: Depression in the community: The first pan-European study DEPRES

(Depression Research in European Society). International Clinical Psychopharmacology 12/1 (1997) 19-29
Lehmann, K., Müller-Oerlinghausen, B.: Kosten / Nutzen-Kalkulation der Lithiumlangzeitprophylaxe. In: Müller-Oerlinghausen, B., Berghöfer, A. (eds.). Ziele und Ergebnisse der medikamentösen Prophylaxe affektiver Psychosen. Stuttgart: Thieme (1994) p. 89-92
Lejoyeux, M., Leon, E., Rouillon, F., Linden, M., Maier, W., Achberger, M., Herr, R., Helmchen, H., Benkert, O., Meise, U., Kurz, M., Fleischhacker, W.W.: Epidemiology of suicide and parasuicide. Encephale. 20 (1994) 215-225
Linden M, Maier W, Achberger M, Herr R, Helmchen H, Benkert O. Psychische Erkrankungen und ihre Behandlung in Allgemeinarztpraxen in Deutschland. Ergebnisse aus einer Studie der Weltgesundheitsorganisation (WHO). Nervenarzt 67 (1996) 205-215
Linden M, Lecrubier Y, Bellantuono C, Benkert O, Kisely S, Simon G: The prescribing of psychotropic drugs by primary care physicians: An international collaborative study. J Clin Psychopharmacology 19 (1999) 132-140
Linden M, Ahrens B, Schotte K, Golde J: The impact of low dosage of tricyclic antidepressants in outpatient treatment, exemplified by doxepin. Psychopharmakotherapie 7 (2000) 75-79
Miles CP: Conditions predisposing to suicide: a review. J Nerv Ment Dis 164 (1977) 231-246
Muller E, Bach O: Rates and methods of suicides in Saxonia from 1830-1990. Psychiatr Prax 21 (1994) 184-186
Murray CJL; Lopez AD: Alternative projections of mortality and disability by cause 1990-2020: Global Burden of Disease Study. Lancet 349 (1997) 1498-1504
Ramasubbu R: Relationship between depression and cerebrovascular disease: Conceptual issues. J Affect Disord 57 (2000) 1-11
Schmidtke A: Perspective: suicide in Europe. Suicide Life Threat Behav 27 (1997) 127-136
Thase ME, Greenhouse JB, Frank E, Reynolds II CF, Pilkonis PA, Hurley K, Grochocinski V, Kupfer DJ: Treatment of major depression with psychotherapy or psychotherapy-pharmacotherapy combinations. Arch Gen Psychiatry 54 (1997) 1009-1015
Tylee A, Gastpar M, Lepine J-P, Mendlewicz J: DEPRES II (Depression Research in European Society II): A patient survey of the symptoms, disability and current management of depression in the community. International Clinical Psychopharmacology 14/3 (1999) 139-151
Weissman MM, Markowitz JC: Interpersonal psychotherapy: Current status. Arch Gen Psychiatry 51 (1994) 599-605
Weissman, M.M., Bland, R.C., Canino, G.J., Faravelli, C., Greenwald, S., Hwu, H.G., Joyce, P.R., Karam, E.G., Lee, C.K., Lelloch, J., Lqpine, J.P., Newman, S.C., Rubio Stipec, M., Wells, E., Wickramaratne, P.J., Wittchen, H.U., Leh, E.K.: Cross-national epidemiology of major depression and bipolar disorder. J. Am. Med. Assoc. 276 (1996) 293-299
Wittchen H-U, Müller N, Pfister H, Winter S, Schmidtkunz B: Affektive, somatoforme und Angststörungen in Deutschland – erste Ergebnisse des bundesweiten Zusatzsurveys »psychische Störungen«. Gesundheitswesen 61 (1999) S216-S222

10

2.2 Angstkrankheiten

Zu den Angstkrankheiten gehören Panikstörung, Agoraphobie, spezifische Phobien, soziale Phobie, generalisierte Angststörung, Zwangsstörung und posttraumatische Belastungsstörung. Alle diese Störungen sind häufig (Andrade et al. 2000, Stanley & Beck 2000). Wittchen et al. (2000) fanden im deutschen Gesundheitssurvey für die Gesamtgruppe der Angstkrankheiten eine 4-Wochen-Prävalenz von 9% (◘ Abb. 2.1.2).

Ungefähr 1% der Bevölkerung leiden jährlich an einer Panikkrankheit (Lebenszeitprävalenz 1,6% bis 2,2% bis 3,5%), das sind also in Deutschland 0,82037 Mio Bürger. Bei 30-50% tritt eine Agoraphobie hinzu. Frauen sind ungefähr doppelt so häufig wie Männer betroffen. Auch die Panikkrankheit nimmt bei ca. 50% (bezüglich Panikanfällen 17% bis 70%, bezüglich agoraphobischen Vermeidungsverhaltens 36% bis 82%) einen chronisch-rezidivierenden Verlauf, was ein Grund für die hohe Comorbidität mit Alkoholmißbrauch und -abhängigkeit (ca. 30%) ist. In der größten und längsten Follow-up Studie waren 45% nie remittiert, 24% remittierten mit Wiedererkankungen, 31% remittierten stabil. Die jährliche Prävalenz der Zwangskrankheit (Horwath & Weissman 2000) beträgt (konservativ geschätzt) ca. 1,5% (6-Monats-Prävalenzen werden mit 0,7% bis 2,1% angegeben, Lebenszeitprävalenz ca. 2,3%), betrifft also 1,23 Mio Personen. Nur 10% bis 15% erreichen eine langfristige Vollremission. Bei Panikkrankheit und Zwangskrankheit entwickelt sich gehäuft eine comorbide Depression (Punktprävalenz ca. 30% bzw. 40%, Lebenszeitprävalenz 50-60% bzw. ca. 70%). Die Literaturangaben zur 1-Jahres- und Lebenszeit-Prävalenz der sozialen Phobie schwanken erheblich und liegen am ehesten bei 7% bzw. 13%, die der generalisierten Angststörung bei 2% und 5% bzw. 7% (Männer) und 12% (Frauen). Die psychiatrische Komorbidität der Angstkrankheiten ist generell hoch.

Die Krankenhausstatistik des Statistischen Bundesamtes wie auch die Statistik des VDR haben bis 1999 die ICD-9 als Klassifikation der Krankheiten verwendet und dabei nur dreistellige Kodes angegeben. In der ICD-9 finden sich die Angstkrankheiten i.w. in der Gruppe 300 (hier auch Depression, siehe 2.1), 308 und 309. ◘ Tabelle 2.2.1 und 2.2.2 zeigen die diagnostische Heterogenität der dreistelligen Kodes. Hieraus sind keine validen Informationen zur Versorgung von Angstkranken abzuleiten.

Die Krankenhausfälle und die stationären Rehabilitationen (RV) haben in den letzten Jahren zugenommen (◘ Tab. 2.2.3), nur die Rehabilitationen wegen akuter Belastungsreaktionen haben abgenommen. Die Krankenhausverweildauer nimmt ab; sie ist erwartungsgemäß bei den akuten Belastungsreaktionen am kürzes-

Tabelle 2.2.1 In ICD-9-Kode 300 enthaltene Diagnosen

300	NEUROTIC DISORDERS*
300.0	ANXIETY STATES*
300.00	ANXIETY STATE NOS
300.01	PANIC DISORDER
300.02	GENERALIZED ANXIETY DIS
300.09	ANXIETY STATE NEC
300.1	HYSTERIA*
300.10	HYSTERIA NOS
300.11	CONVERSION DISORDER
300.12	PSYCHOGENIC AMNESIA
300.13	PSYCHOGENIC FUGUE
300.14	MULTIPLE PERSONALITY
300.15	DISSOCIATIVE REACT NOS
300.16	FACTITIOUS ILL W SYMPTOM
300.19	FACTITIOUS ILL NEC/NOS
300.2	PHOBIC DISORDERS*
300.20	PHOBIA NOS
300.21	AGORAPHOBIA WITH PANIC
300.22	AGORAPHOBIA W/O PANIC
300.23	SOCIAL PHOBIA
300.29	ISOLATED PHOBIAS NEC
300.3	OBSESSIVE-COMPULSIVE DIS
300.4	NEUROTIC DEPRESSION
300.5	NEURASTHENIA
300.6	DEPERSONALIZATION SYND
300.7	HYPOCHONDRIASIS
300.8	NEUROTIC DISORDERS NEC*
300.81	SOMATIZATION DISORDER
300.82	UNDIFF SOMATOFORM DISRDR
300.89	NEUROTIC DISORDERS NEC
300.9	NEUROTIC DISORDER NOS

Tabelle 2.2.2 In den ICD-9-Kodes 308 und 309 enthaltene Diagnosen

308	ACUTE REACTION TO STRESS*
308.0	STRESS REACT, EMOTIONAL
308.1	STRESS REACTION, FUGUE
308.2	STRESS REACT, PSYCHOMOT
308.3	ACUTE STRESS REACT NEC
308.4	STRESS REACT, MIXED DIS
308.9	ACUTE STRESS REACT NOS
309	ADJUSTMENT REACTION*
309.0	BRIEF DEPRESSIVE REACT
309.1	PROLONG DEPRESSIVE REACT
309.2	ADJUST REACT/OTH EMOTION*
309.21	SEPARATION ANXIETY
309.22	EMANCIPATION DISORDER
309.23	ACADEMIC/WORK INHIBITION
309.24	ADJ REACT-ANXIOUS MOOD
309.28	ADJ REACT-MIXED EMOTION
309.29	ADJ REACT-EMOTION NEC
309.3	ADJUST REACT-CONDUCT DIS
309.4	ADJ REACT-EMOTION/CONDUC
309.8	OTHER ADJUST REACTION*
309.81	PROLONG POSTTRAUM STRESS
309.82	ADJUST REACT-PHYS SYMPT
309.83	ADJUST REACT-WITHDRAWAL
309.89	ADJUSTMENT REACTION NEC
309.9	ADJUSTMENT REACTION NOS

ten (■ Abb. 2.2.1). Das aus epidemiologischen Studien bekannte Überwiegen des weiblichen Geschlechts spiegelt sich in den Fallzahlen wider. Beachtlich ist, daß die Zahl der Rehabilitationen zu Lasten der RV wegen »Neurosen« (ICD-9: 300) und Anpassungsstörungen (ICD-9: 309) fast die Hälfte der Krankenhausfälle erreicht. Hierin spiegelt sich – weltweit einmalig herausragend – das »dichte« psychosomatische Versorgungsnetz (ca. 14000 Betten) in Rehabilitationskliniken wider. Dies legt den Verdacht auf Überversorgung nahe. Unter Führung der Bundesversicherungsanstalt für Angestellte (BfA) ist ein umfangreiches Qualitätssicherungsprogramm aufgelegt (Kawski & Koch 1999). Ergebnisse wurden bisher nicht publiziert.

Primäre Anlaufstelle Angstkranker ist der Hausarzt. Die Detektionsrate liegt bei ca. 50% (Linden et al. 1996). Auch im Rahmen eines Demonstrationsprojektes zur Qualitätssicherung in der psychosomatischen Grundversorgung erwies sich die Versorgung als verbesserungswürdig (Fritzsche et al. 2000). Eine Erhebung bei Betroffenen durch die Deutsche Gesellschaft Zwangskrankheit (1998) hat ergeben, die Latenz zwischen Beginn der Zwangssymptomatik und Beginn ihrer sachgerechten Therapie liege bei 11 Jahren. Insofern verdient anscheinend auch in Deutschland die Zwangskrankheit den Beinamen »the hidden disease«.

Angstkrankheiten (und Depressionen) laden dazu ein, die Angst (entgegen den Leitlinien) nicht nur vorübergehend (über ca. 4 Wochen), sondern auch langfristig mit Tranquillantien vorzugsweise vom Typ der Benzodiazepine zu behandeln, statt Antidepressiva und kognitive Verhaltenstherapie einzusetzen. Die daraus in den 80er Jahren resultierende Debatte über das Problem der iatrogenen Benzodiazepin-Abhängigkeit hat zu einem Rückgang der Verordnungen dieser Substanzgruppe zu Lasten der GKV geführt (■ Abb. 2.2.2) geführt. Dieser Rückgang gibt aber keine valide Auskunft über die derzeitige Behandlungsqualität: Die vom Patienten zu leistenden Zuzahlungen liegen in aller Regel über dem Packungspreis, weshalb in unbekanntem Umfang diese Pharmaka auf Privatrezept verordnet werden.

Aus der internationalen Literatur ist bekannt, daß ungefähr die Hälfte von Patienten, die sich wegen

Tabelle 2.2.3 Krankenhausfälle (KH) und stationäre Rehabilitationen wegen »Angstkrankheiten«

	1994	1995	1996	1997	1998	1999
300 Neurosen: Frauen (KH)	37572	39271	39930	39711	39812	
300 Neurosen: Frauen (Reha)		17041				17321
300 Neurosen: Männer (KH)	19625	20301	21199	21276	21284	
300 Neurosen: Männer (Reha)		7770				7897
308 Psychogene Reaktion (akute Belastungsreaktion): Frauen (KH)	9883	10025	10388	11134	11868	
308 Psychogene Reaktion (akute Belastungsreaktion): Frauen (Reha)		1234				489
308 Psychogene Reaktion (akute Belastungsreaktion): Männer (KH)	7107	7805	7986	8817	8964	
308 Psychogene Reaktion (akute Belastungsreaktion): Männer (Reha)		604				269
309 Psychogene Reaktion (Anpassungsstörung): Frauen (KH)	17269	19565	21273	22503	26011	
309 Psychogene Reaktion (Anpassungsstörung): Frauen (Reha)		9425				11777
309 Psychogene Reaktion (Anpassungsstörung): Männer (KH)	13521	15222	16652	18469	20878	
309 Psychogene Reaktion (Anpassungsstörung): Männer (Reha)		4233				6002

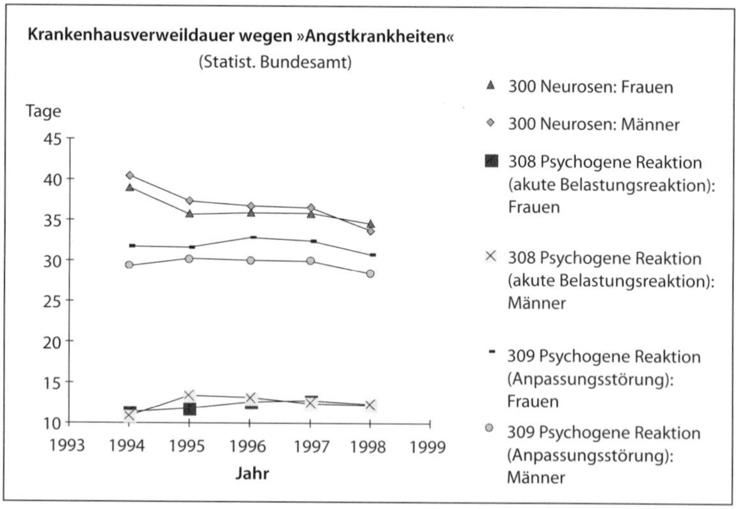

Abb. 2.2.1 Krankenhausverweildauer wegen »Angststörungen«

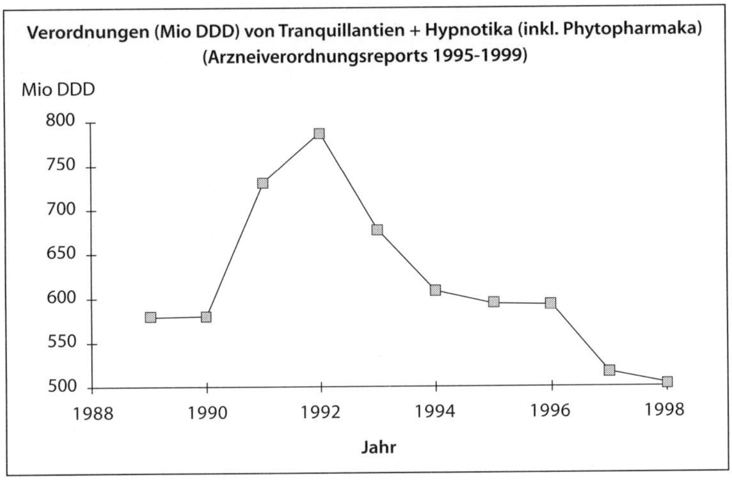

Abb. 2.2.2 Verordnung von Tranquillantien und Hyponotika zu Lasten der GKV (Arzneiverordnungsreport 1995–1999)

Angina pectoris einer Koronarangiographie unterzogen hatten, ohne daß sich dabei eine koronare Herzkrankheit nachweisen ließ, an Panikanfällen oder Panikkrankheit leiden (Katon et al., 1988). In einer weiteren Studie hatten 63% von Patienten mit unauffälligem Myokardszinitgramm eine Panikkrankheit (Carter et al. 1992). Entsprechend einer Übersichtsarbeit (Fleet et al. 1994) leiden über 30% aller Patienten mit Brustschmerz bei unauffälligem Koronarangiogramm an einer Panikkrankheit. In der Langzeit-Katamnese (über 11 Jahre) von Potts & Bass (1995) litten 15% bei unauffälligem Koronarangiogramm an Panikkrankheit, 22% an somatoformer Störung und 27% an Depression. Deutsche Studien zu dieser Frage existieren nicht. Aus Einzelfallbeobachtungen ergibt sich aber der Verdacht, daß z.T. sogar trotz bekannter Panikkrankheit auch wiederholt Koronarangiographien durchgeführt werden. Das wäre Fehlbehandlung.

Insgesamt finden sich keine ordentlichen Publikationen oder Daten über Indikatoren, die einigermaßen verläßliche Aussagen zur Frage der aktuellen Über-, Unter- oder Fehlversorgung von Angstkrankheiten erlauben würden.

Literatur

Andrade L, Caraveo Anduaga JJ, Berglund P, Bijl R, Kessler RC, Demler D, Walters E, Kylyc C, Offord D, Ustun TB, Wittchen H U: Cross national comparisons of the prevalences and correlates of mental disorders. Bull WHO 78 (2000) 413 426

Carter C, Maddock R, Amsterdam E, McCormick S, Waters C, Billett J: Panic disorder and chest pain in the coronary care unit. Psychosomatics 33 (1992) 302-309

Deutsche Gesellschaft Zwangskrankheit. http://www.zwang.de (1998)

Fleet-RP; Dupuis-G; Marchand-A; Burelle-D; Beitman-B: Panic disorder, chest pain and coronary artery disease: Literature review. Can J Cardiol 10 (1994) 827-834

Fritzsche K, Sandholzer H, Werner J, Brucks U, Cierpka M, Deter H C, Harter M, Hoger C, Richter R, Schmidt B, Wirsching M: Psychotherapeutische und psychosoziale Behandlungsmaßnahmen in der Hausarztpraxis – Ergebnisse im Rahmen eines Demonstrationsprojektes zur Qualitätssicherung in der psychosomatischen Grundversorgung. PPmP Psychother Psychosom Med Psychol 50 (2000) 240-246

Horwath E, Weissman MM: The epidemiology and crossnational presentation of obsessive-compulsive disorder. Psychiatr Clin North America 23 (2000) 493-507

Katon-W; Hall-ML; Russo-J; Cormier-L; Hollifield-M; Vitaliano-P; Beitman-BD: Chest pain: Relationship of psychiatric illness to coronary arteriographic results. Am J Med 84 (1988) 1-9

Kawski S, Koch U: Qualitätssicherung in der psychosomatischen Rehabilitation. PPmP Psychother Psychosom Med Psychol 49 (1999) 316-325

Linden M, Maier W, Achberger M, Herr R, Helmchen H, Benkert O. Psychische Erkrankungen und ihre Behandlung in Allgemeinarztpraxen in Deutschland. Ergebnisse aus einer Studie der Weltgesundheitsorganisation (WHO). Nervenarzt 67 (1996) 205-215

Potts SG, Bass CM: Psychological morbidity in patients with chest pain and normal or near-normal coronary arteries: a long-term follow-up study. Psychol Med 25 (1995) 339-347

Stanley MA, Beck JG: Anxiety disorders. Clin Psychol Rev 20 (2000) 731-754

Wittchen H-U, Müller N, Pfister H, Winter S, Schmidtkunz B: Affektive, somatoforme und Angststörungen in Deutschland – erste Ergebnisse des bundesweiten Zusatzsurveys »psychische Störungen«. Gesundheitswesen 61 (1999) S216-S222

2.3 Somatoforme Störungen

Im Gesundheitssurvey 1998 (Wittchen et al. 1999) wurde eine 4-Wochen-Prävalenz der somatoformen Störung von 7,5% gefunden. Das entspricht den in anderen Ländern wie USA, Kanada, Großbritannien und Australien gefundenen Prävalenzen (Andrews et al. 1999; Kessler et al. 1994; Lin et al. 1997; Meltzer et al. 1995). Meyer et al. (2000) fanden eine Lebenszeit-Prävalenz von 12,9%. Damit gehören somatoforme Störungen zu den häufigsten psychischen Krankheiten überhaupt. 30% der Berentungen wegen verminderter Erwerbsfähigkeit erfolgen (1997; ▣ Abb. 2.3.4) wegen psychosomatischer Störungen (Huber 2000). Die nur dreistellige Krankenhausstatistik des Statistischen Bundesamtes und die Rehabilitationsstatistik des VDR erlauben keine spezifischen Aussagen zur Hospitalisierungsrate, da neben ICD-9-Kode 306 in Kode 307 und 316 heterogene Krankheiten zusammengefasst sind.

Immerhin fällt bei den funktionellen psychischen Störungen (ICD-9 306), das sind nach heutiger Klassifikation vermutlich überwiegend Somatisierungsstörungen, im Krankenhaus eine Abnahme, in Rehabilitationskliniken eine dramatische Abnahme auf (▣ Abb. 2.3.1), bei den speziellen, anderenorts nicht klassifizierbaren Störungen ein deutlicher Anstieg der Fallzahlen im Krankenhaus. Letzterer ist vermutlich einer Zunahme der Eßsstörungen und Störungen des Schlafes (auch Schlaflabordiagnostik) zuzuschreiben. Die Abnahme der Fallzahlen wegen funktioneller Störungen in Rehabilitationskliniken ist vermutlich Änderungen der Behandlungsansprüche im Gefolge von Gesetzesänderungen zuzuschreiben. Die Verweildauern sind weitgehend stabil geblieben (▣ Abb. 2.3.2); nicht interpretierbar ist der massive Anstieg im Jahre 1998 (▣ Abb. 2.3.2) bei den anderweitig klassifizierten Erkrankungen, bei denen psychische Faktoren eine Rolle spielen (psychosomatische Erkrankungen im engeren Sinne; ICD-9 316). Systematische Veränderungen in den Verschlüsselungsgewohnheiten scheint es nicht gegeben zu haben, soweit dies aus der über die Jahre gleichbleibenden Altersverteilung (▣ Abb. 2.3.3) innerhalb dieser Diagnosegruppe rückgeschlossen werden kann. 1998 hat aber in allen Altersgruppen die Verweildauer (bei geringeren Fallzahlen) gegenüber den Vorjahren deutlich zugenommen (▣ Abb. 2.3.4).

Die Therapie psychosomatischer Krankheiten ist in Deutschland ganz wesentlich psychoanalytisch geprägt (Lamprecht et al. 1998). Ein erheblicher Anteil der Therapie findet in Rehabilitationskliniken statt (▣ Abb. 2.3.1). Es besteht der Verdacht, daß sich die in Rehabilitationskliniken behandelten Krankheitsbilder nicht von denen in Aktukrankenhäusern unterscheiden; hierzu liegen keine Analysen vor oder sind uns zumindest nicht zugänglich. Die quantitativ bedeutsame

▣ Tabelle 2.3.1 In den ICD-9-Kodes 306 und 307 enthaltene Diagnosen

306	PSYCHOPHYSIOLOGIC DIS*
306.0	PSYCHOGEN MUSCULSKEL DIS
306.1	PSYCHOGENIC RESPIR DIS
306.2	PSYCHOGEN CARDIOVASC DIS
306.3	PSYCHOGENIC SKIN DISEASE
306.4	PSYCHOGENIC GI DISEASE
306.5	PSYCHOGENIC GU DISEASE*
306.50	PSYCHOGENIC GU DIS NOS
306.51	PSYCHOGENIC VAGINISMUS
306.52	PSYCHOGENIC DYSMENORRHEA
306.53	PSYCHOGENIC DYSURIA
306.59	PSYCHOGENIC GU DIS NEC
306.6	PSYCHOGEN ENDOCRINE DIS
306.7	PSYCHOGENIC SENSORY DIS
306.8	PSYCHOGENIC DISORDER NEC
306.9	PSYCHOGENIC DISORDER NOS
307	SPECIAL SYMPTOM NEC*
307.0	STAMMERING & STUTTERING
307.1	ANOREXIA NERVOSA
307.2	TICS*
307.20	TIC DISORDER NOS
307.21	TRANSIENT TIC, CHILDHOOD
307.22	CHRONIC MOTOR TIC DIS
307.23	GILLES TOURETTE DISORDER
307.3	STEREOTYPED MOVEMENTS
307.4	NONORGANIC SLEEP DISORD*
307.40	NONORGANIC SLEEP DIS NOS
307.41	TRANSIENT INSOMNIA
307.42	PERSISTENT INSOMNIA
307.43	TRANSIENT HYPERSOMNIA
307.44	PERSISTENT HYPERSOMNIA
307.45	DISRUPT SLEEP-WAKE CYCLE
307.46	SOMNAMBULISM/NGHT TERROR
307.47	SLEEP STAGE DYSFUNC NEC
307.48	REPETIT SLEEP INTRUSION
307.49	NONORGANIC SLEEP DIS NEC
307.5	EATING DISORDERS NEC/NOS*
307.50	EATING DISORDER NOS
307.51	BULIMIA
307.52	PICA
307.53	PSYCHOGENIC RUMINATION
307.54	PSYCHOGENIC VOMITING
307.59	EATING DISORDER NEC
307.6	ENURESIS
307.7	ENCOPRESIS
307.8	PSYCHALGIA*
307.80	PSYCHOGENIC PAIN NOS
307.81	TENSION HEADACHE
307.89	PSYCHOGENIC PAIN NEC
307.9	SPECIAL SYMPTOM NEC/NOS

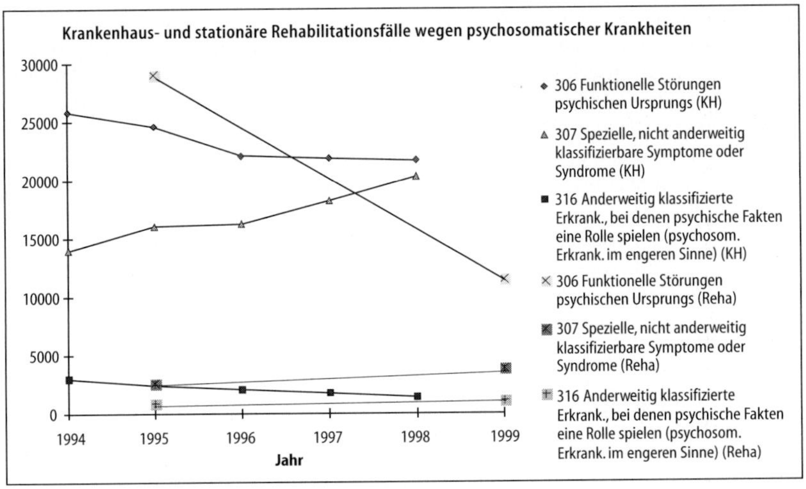

Abb. 2.3.1 Krankenhaus- und stationäre Rehabilitationsfälle wegen ICD-9 306, 307 und 316 (u.a. somatoforme Störungen)

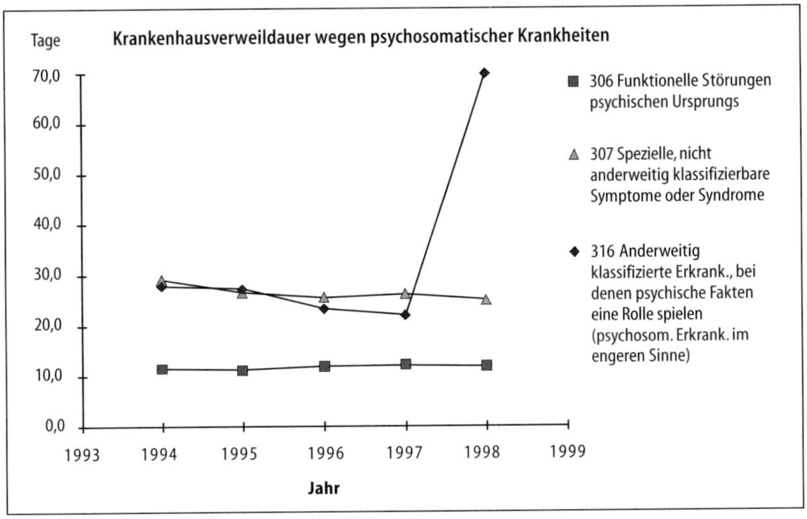

Abb. 2.3.2 Krankenhausverweildauer wegen ICD-9 306, 307 und 316 (u.a. somatoforme Störungen)

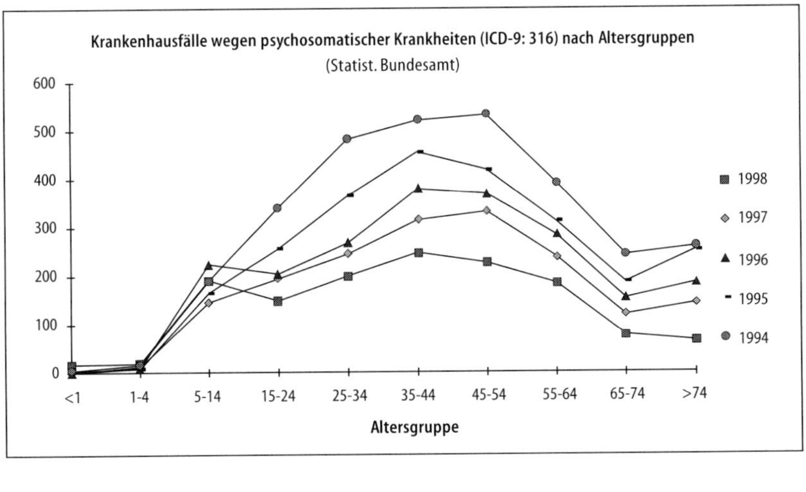

Abb. 2.3.3 Krankenhausfälle wegen anderweitig klassifizierten Erkrankungen, bei denen psychische Faktoren eine Rolle spielen (psychosomatische Erkrankungen im engeren Sinne; ICD-9 316) nach Altersgruppen.

Versorgungsrolle der Rehabilitationskliniken ist historisch gewachsen, hat aber wissenschaftlich keine Logik. Die psychosomatische Medizin beklagt, daß die psychosomatischen Entstehungsbedingungen in Deutschland unzureichend gewürdigt würden, wodurch vermeidbare somatische Diagnostik und erfolglose Therapie im Übermaß durchgeführt würden, mit vermeidbaren Krankheitskosten (Lamprecht 1996). Bei einer Erhebung in Hausarztpraxen (Kruse es al. 1999) waren somatoforme Störungen nur bei 51,4% erkannt worden. Systematische Erhebungen zu Art, Inanspruchnahme und Outcomes der Therapie fehlen weitgehend, so daß auch nicht annähernd die Frage nach Über-, Unter- und Fehlversorgung beantwortet werden kann. Es besteht aber der – bisher mangels Daten nicht objektivierbare Verdacht, daß infolge der psychoanalytischen Prägung der Therapie in Rehabilitationskliniken dort phänomenologische Diagnostik von untergeordneter Bedeutung ist, so daß insbesondere Depressionen nicht als solche wahrgenommen und behandelt werden (was Fehlversorgung wäre). Es werden im Interesse der Kranken dringend entsprechende Analysen benötigt. Leider wurden die Ergebnisse der von der BfA angestoßenen Qualitätssicherungsverfahren bisher nicht publiziert.

Männer wurden 1999 bei verminderter Erwerbsfähigkeit infolge funktioneller Störungen (ICD-9: 306) in einem mittleren Alter von 52,74 Jahren berentet im Vergleich zu 53,04 Jahren in der Allgemeinbevölkerung (VDR 2000); bei Frauen belief sich das Alter auf 52,02 Jahre im Vergleich zu 50,35 Jahren (◘ Abb. 2.3.5 & 2.3.6). Männer wurden 1999 bei verminderter Erwerbsfähigkeit infolge spezieller, anderweitig nicht klassifizierbarer Sypmtome oder Syndrome (ICD-9: 307) in einem mittleren Alter von 48,41 Jahren berentet im Vergleich zu 53,04 Jahren in der Allgemeinbevölkerung (VDR 2000); bei Frauen belief sich das Alter auf 46,28 Jahre im Vergleich zu 50,35 Jahren (◘ Abb. 2.3.7 & 2.3.8). Quantitative Aussagen zu den bewilligten Zeitrenten sind leider nicht möglich, da die ICD-9-Kodes 300 bis 316 nur als Gruppe und nicht weiter aufgeschlüsselt

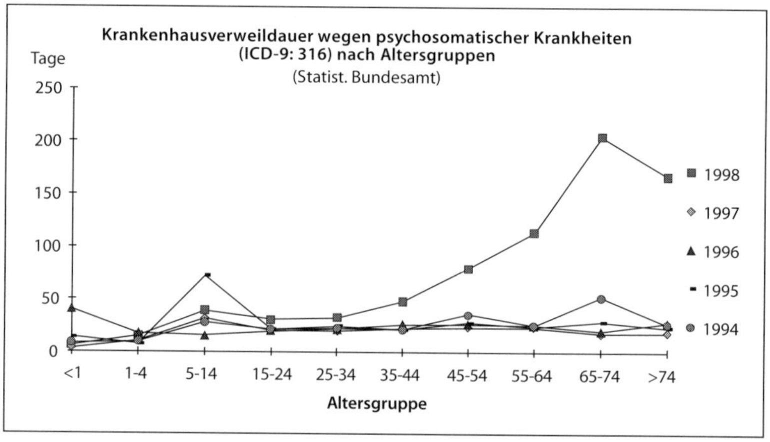

◘ **Abb. 2.3.4** Krankenhausverweildauer wegen anderweitig klassifizierten Erkrankungen, bei denen psychische Faktoren eine Rolle spielen (psychosomatische Erkrankungen im engeren Sinne; ICD-9 316) nach Altersgruppen.

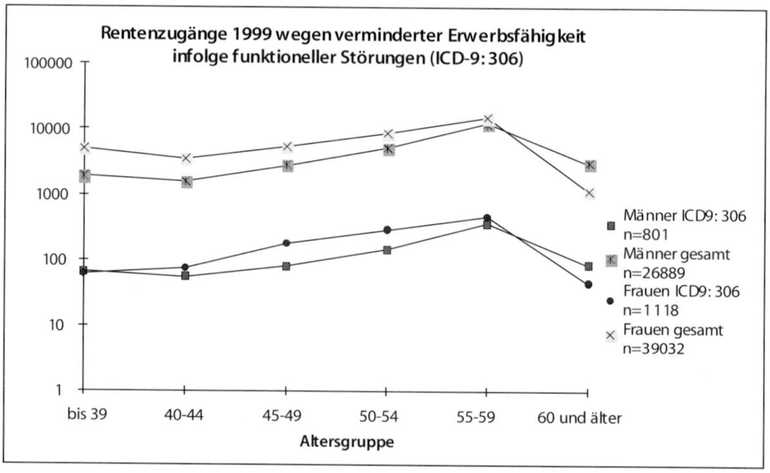

◘ **Abb. 2.3.5** Berentungen wegen infolge infolge funktioneller Störungen (ICD-9: 306) verminderter Erwerbsunfähigkeit (VDR 2000)

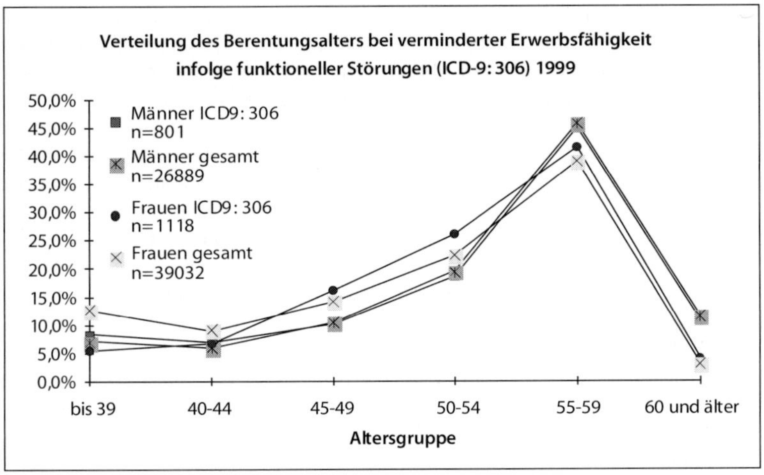

Abb. 2.3.6 Verteilung des Berentungsalters bei verminderter Erwerbsfähigkeit wegen funktioneller Störungen (ICD-9: 306) (VDR 2000)

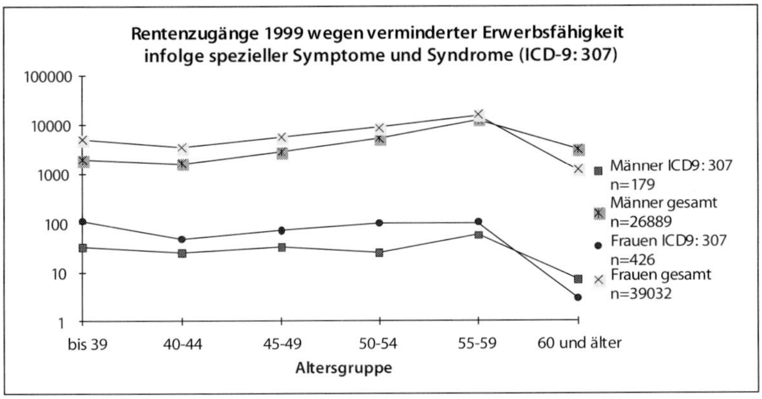

Abb. 2.3.7 Berentungen wegen infolge spezieller, anderweitig nichts klassifizierbarer Symptome und Syndrome (ICD-9: 307) verminderter Erwerbsunfähigkeit (VDR 2000)

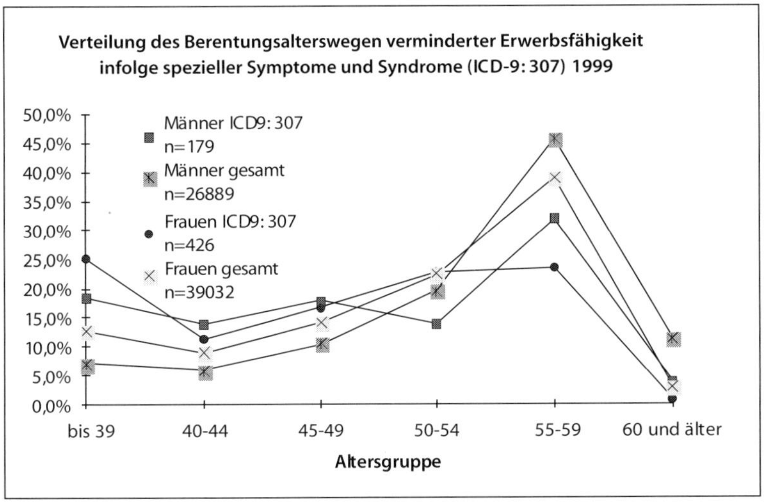

Abb. 2.3.8 Verteilung des Berentungsalters bei verminderter Erwerbsfähigkeit wegen spezieller, anderweitig nichts klassifizierbarer Symptome und Syndrome (ICD-9: 307) (VDR 2000)

zugänglich sind. Inwieweit der Berentung wegen infolge funktioneller Störungen bzw. spezieller, anderweitig nicht klassifizierbarer Sypmtome oder Syndrome verminderter Erwerbsfähigkeit ein Rehabiliationsversuch vorausging, läßt sich mangels entsprechender Aufschlüsselung der nur als Gruppe zugänglichen ICD-9-Kodes 300 bis 316 (VDR 2000) nicht sagen.

Literatur

Andrews G, Hall W, Teesson M, Henderson S: The mental health of Australians: National Survey of Mental Health and Wellbeing Report 2. Commonwealth Mental Health Branch, Canberra Act 1999

Huber M: Aspects of occupational disability in psychosomatic disorders. Versicherungsmedizin 52 (2000) 66-75

Kessler RC, McGonagle KA, Zhao S, Nelson CB, Hughes M, Eshleman S, Wittchen HU, Kendler KS: Lifetime and 12-month prevalence of DSM-III-R psychiatric disorders in the United States: Results from the National Comorbidity Survey. Arch Gen Psych 51 (1994) 8–19

Kruse J, Heckrath C, Schmitz N, Alberti L, Tress W: Diagnosis and management of patients with psychogenic disorders in family practice. Results of a field study. Psychother Psychosom Med Psychol. 49 (1999) 14-22

Lamprecht F, Schueffel W, Maoz B: Psychosomatic medicine and primary care in Germany. Isr J Psychiatry Relat Sci 1998;35(2):97-103

Lamprecht F: Economic sequelae of failed treatments of psychosomatic and somato-psychic illnesses. Psychother Psychosom Med Psychol.46 (1996) 283-291.

Lin E, Goering PN, Lesage A, Streiner DL: Epidemiologic assessment of overmet need in mental health care. Soc Psychiat Psychiatr Epidemiol 32 (1997) 355–362

Meltzer H, Baljit G, Petticrew M, Hinds: The prevalence of psychiatric morbidity among adults living in private households. PCS Reports 1995 1–8, London HSMO

Meyer C, Rumpf HJ, Hapke U, Dilling H, John U: Lifetime prevalence of mental disorders in general adult population. Results of TACOS study. Nervenarzt 71 (2000) 535-42

Wittchen H-U, Müller N, Pfister H, Winter S, Schmidtkunz B: Affektive, somatoforme und Angststörungen in Deutschland – erste Ergebnisse des bundesweiten Zusatzsurveys »psychische Störungen«. Gesundheitswesen 61 (1999) S216-S222

2.4 Schizophrenien

Die WHO stuft die Schizophrenie als weltweit eine der teuersten Krankheiten ein. Die Gründe sind ihre Häufigkeit, Chronizität und Beeinträchtigung der Fähigkeit zu selbständigem Leben. International wird von einer jährlichen Neuerkrankungsrate (Inzidenz) von ca. 0,015%, einer Rate aktuell Kranker (Punktprävalenz) von ca. 0,45% und einem lebenslangen Erkrankungsrisiko von ca. 1% ausgegangen (Häfner & An Der Heiden 1997, Jones & Cannon 1998). In Deutschland wäre also mit ca. 364500 aktuell Kranken und ca. 12000 Neuerkrankungen (d.h. 3,2%) pro Jahr zu rechnen. Das statistische Bundesamt weist für 1998 n=119697 Krankenhausfälle wegen einer Schizophrenie mit einer mittleren Verweildauer von 49,5 Tagen aus, d.h. 0,8% aller Krankenhausfälle, aber 3,4% der gesamten Bettenbelegung. Bei einem Tagespflegesatz von 387 DM (Verband der privaten Krankenversicherung 1999) ergeben sich für 1998 stationäre Behandlungskosten von 2.291.911.524 DM, das sind ungefähr 2,5% der gesamten Kosten der stationären Regelleistungen. Im Jahre 1994 lag der Anteil an der Bettenbelegung noch bei 4,8%, der Anteil an den Regelleistungskosten noch bei 3,1%.

Weitere »objektive« (auf eine Kritik der Schwächen der Krankenhausstatistik wird hier verzichtet) Daten zur bundesweiten Versorgung schizophren Kranker stehen nicht zur Verfügung, lediglich Daten zu einzelnen Versorgungsregionen (Rössler et al. 1998). Angesichts dieser Datenlage ist es verdienstvoll, daß die drei pharmazeutischen Unternehmen Bayer Vital, Lilly Deutschland und Janssen-Cilag gemeinsam mit dem EMNID-Institut für das Jahr 1996 eine Repräsentativbefragung bei niedergelassenen Ärzten für Psychiatrie bzw. Neurologie bzw. Nervenheilkunde sowie bei psychiatrischen Fachkliniken und Abteilungen, die über eine Institutsambulanz verfügen, zur Frage der Versorgung schizophren Kranker durchgeführt haben (Besthehorn et al. 1999). Auf eine Methodenkritik dieser Erhebung wird hier verzichtet. Die Hochrechnung ergab für Deutschland in den beiden befragten Versorgungsbereichen eine Gesamtzahl von 135.874 schizophren Kranken. Angesichts der Komplexität der Behandlung schizophren Kranker (Psychopharmakotherapie, Psychotherapie, Soziotherapie) sollte man erwarten, daß die beiden von Besthehorn et al. berücksichtigten ambulanten Versorgungsbereiche nahezu alle schizophren Kranken erfassen. Die von Besthehorn et al. hochgerechnete Gesamtzahl kontrastiert allerdings mit der anhand internationaler Studien geschätzten (s.o.) 1-Jahres-Prävalenz von ca. 364500 einerseits und der Zahl der Krankenhausfälle laut Statistischem Bundesamt (1996: 119216) andererseits. Letztere würde bedeuten, daß nahezu jeder schizophren Kranke jährlich einmal hospitalisiert würde (auf das kalkulatorische Problem der nicht berücksichtigungsfähigen und hier deshalb ignorierten Mehrfachhospitalisierungen wurde oben hingewiesen), was schwerlich zutreffen kann. Die geschätzte Prävalenz von ca. 364500 legt nahe, daß bis zu 60% der schizophren Kranken hausärztlich, von anderen Fachärzten oder überhaupt nicht ambulant behandelt werden. Wo die Wahrheit liegt, ist unbekannt. Die Angaben der befragten Ärzte und Institutsambulanzen zur Zuweisung (◘ Abb. 2.4.5) und zum Verbleib (◘ Abb. 2.4.6) der ihnen bekannten Kranken (Besthehorn et al. 1999) weisen darauf hin, daß alle drei Optionen zutreffen. Als Ausdruck der Unterversorgung ist zu interpretieren, daß 27% der vom Facharzt behandelten und 16% der in der Institutsambulanz behandelten Kranken im Laufe eines Jahres »verloren« gegangen seien, denn das Rezidivrisiko von unbehandelt ca 70% in einem Jahr besteht lebenslang fort (Kane 1995; Kane et al. 1998).

Fast 78% der (von Besthehorn et al. 1999 erfassten) Kranken werden vom niedergelassenen Facharzt behandelt (◘ Abb. 2.4.1), immerhin aber also rund 20% von Institutsambulanzen, obwohl bisher nicht alle psychiatrischen Abteilungen über eine Institutsambulanzen verfügen (§118(2) ist erst zum 01.01.2000 in Kraft getreten). Besthehorn et al. (1999) identifizierten im Jahr 1996 364 psychiatrische Krankenhäuser und Abteilungen, von denen nur 240 (66%) angaben, eine Instituts- oder Ermächtigungsambulanz zu betreiben. Die Mehrzahl der ambulant behandelten Kranken lebten außerhalb betreuter Einrichtungen (◘ Abb. 2.4.1, 2.4.2), wobei der Anteil bei den in Institutsambulanzen behandelten Kranken etwas geringer war (◘ Abb. 2.4.3), was dafür spricht, daß Institutsambulanzen schwerer Kranke versorgen. Dafür spricht auch der höhere Anteil der in Heimen oder Einrichtungen des betreuten Wohnens verbrachten Zeit (◘ Abb. 2.4.4). Umgekehrt ist beachtenswert, daß rund 30% der Kranken aufgrund ihrer Wohnsituation in über gelegentlichen Arztkontakt hinausgehendem, weitgehend kontinuierlichen Kontakt mit professionellen Helfern stehen (1996 standen).

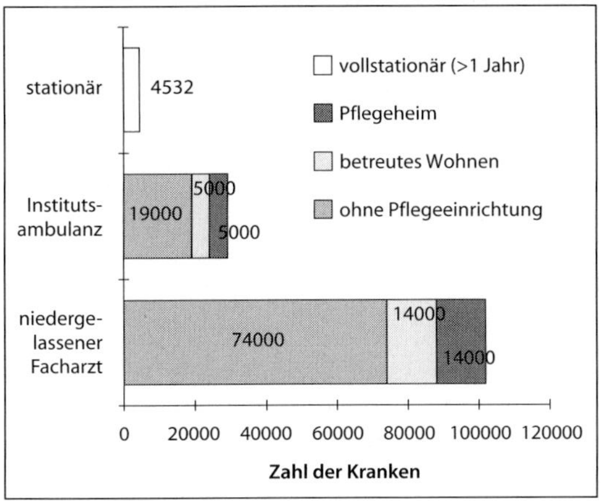

◘ **Abb. 2.4.1** Verteilung schizophren Kranker auf Versorgungsbereiche im Jahr 1996 (Besthehorn et al. 1999)

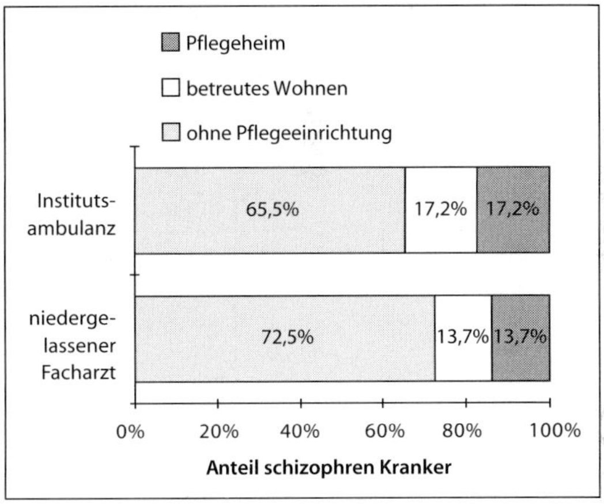

◘ **Abb. 2.4.3** Wohnsituation schizophren Kranker nach ambulanter Behandlungsform im Jahr 1996 (Besthehorn et al. 1999)

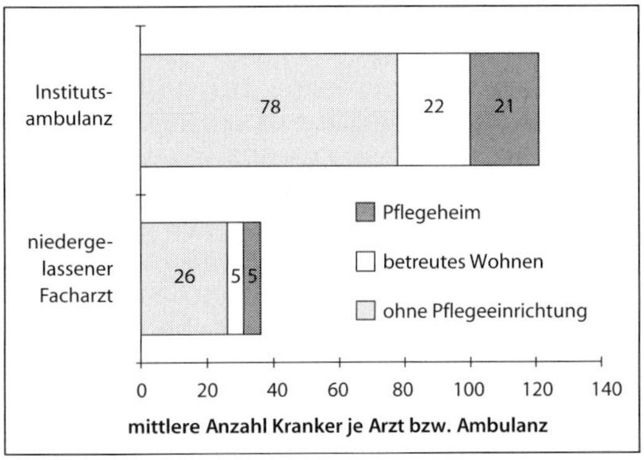

◘ **Abb. 2.4.2** Anzahl schizophren Kranker nach ambulanter Behandlungsform und Wohnsituation im Jahr 1996 (Besthehorn et al. 1999)

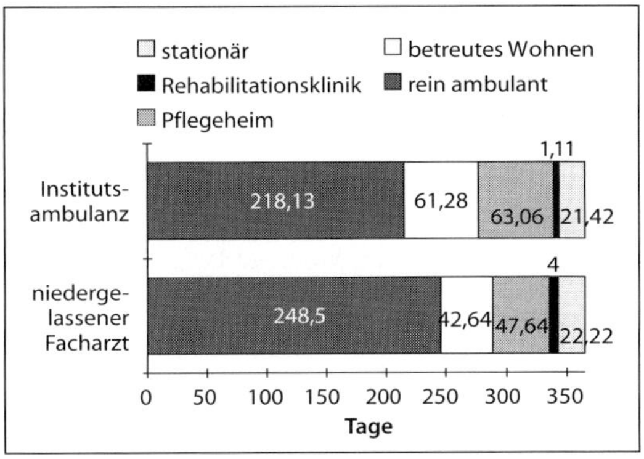

◘ **Abb. 2.4.4** Der durchschnittliche Jahresverlauf schizophren Kranker nach ambulanter Behandlungsform und Wohnsituation im Jahr 1996 (Besthehorn et al. 1999)

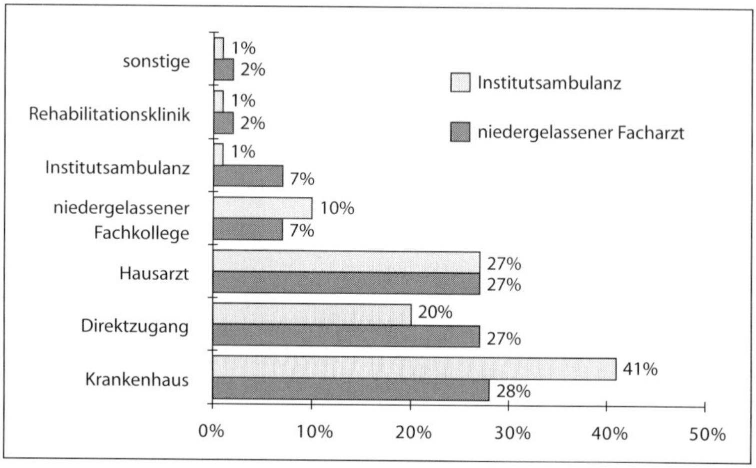

■ **Abb. 2.4.5** Herkunft der Neuzugänge schizophren Kranker nach ambulanter Behandlungsform im Jahr 1996 (Besthehorn et al. 1999)

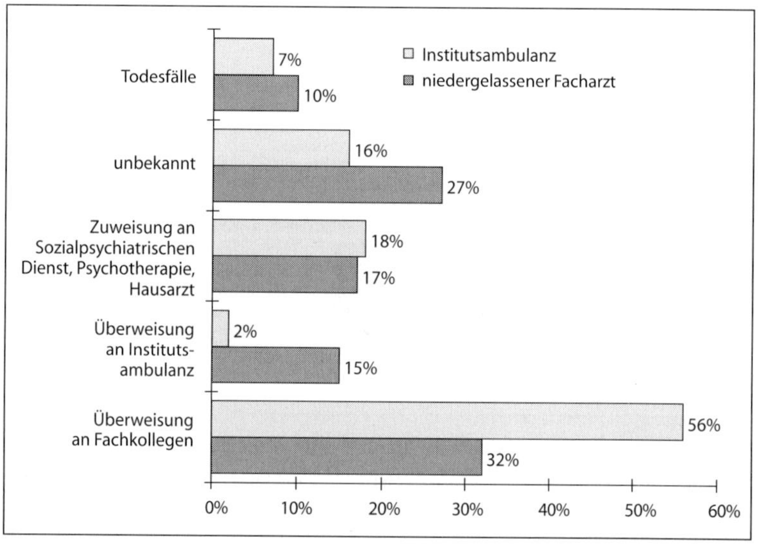

■ **Abb. 2.4.6** Verbleib schizophren Kranker abhängig von ambulanter Behandlungsform im Jahr 1996 (Besthehorn et al. 1999)

Die Zahl der Krankenhausfälle wegen Schizophrenie nimmt seit Jahren stetig zu (■ Abb. 2.4.7). Die Krankenhausstatistik erlaubt nicht, zwischen zunehmender Wiederaufnahmerate (»Drehtür-Psychiatrie«) derselben Kranken und einer steigenden Aufnahmerate per se zu unterscheiden. Während Patienten mit multiplen Wiederaufnahmen gut bekannt sind (Hofmann et al. 1992) und 70% der Aufnahmen wegen Schizophrenie Wiederaufnahmen darstellen (Kissling 1991) und rund 70% der Rezidive einer Schizophrenie zur Rehospitalisierung führen (Kissling 1991), so fehlen ordentliche Publikationen zur Frage, ob die Rehospitalisierungsrate in den letzten Jahren zugenommen hat. Mit einer Zunahme der Rehospitalisierungsrate wäre der stetige, ab 1996 dramatische Rückgang der Verweildauer (■ Abb. 2.4.8) vereinbar. Der Rückgang wirkt aber derart sprunghaft, daß er vermutlich eher der Umwidmung von Langzeitbereichen psychiatrischer Fachkliniken in Heimbereiche zuzuschreiben ist. Dafür spricht der sprunghafte Rückgang der Verweildauer schizophren Kranker bevorzugt in höheren Altersgruppen (■ Abb. 2.4.10), während die Altersverteilung der Krankenhausfälle über die Jahre 1994 bis 1998 weitgehend gleich geblieben ist (■ Abb. 2.4.9).

Diese fortgesetzte Enthospitalisierung wirft das Problem der »neuen Langzeit-Kranken« auf. Während dieses Problem im internationalen Schrifttum diskutiert wird (z. B. King et al. 2000), existieren keine Untersuchungen aus Deutschland. Der klinischen Beobachtung sind diese Kranken auch in Deutschland

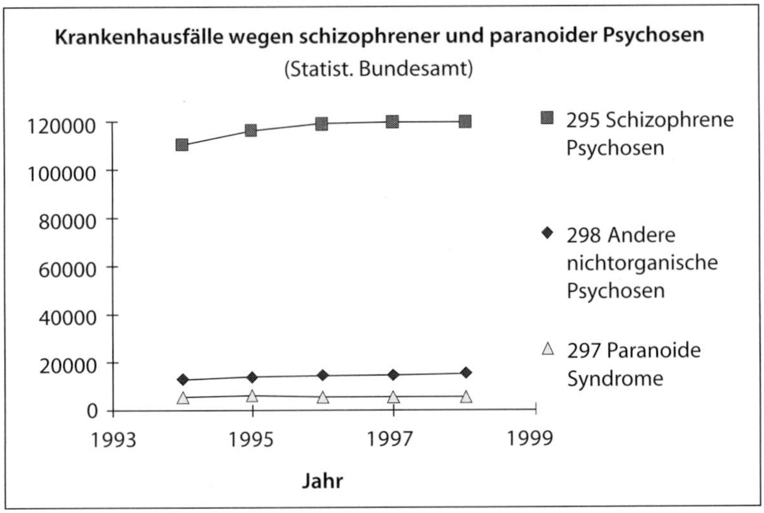

Abb. 2.4.7 Krankenhausfälle wegen schizophrener und anderer Psychosen

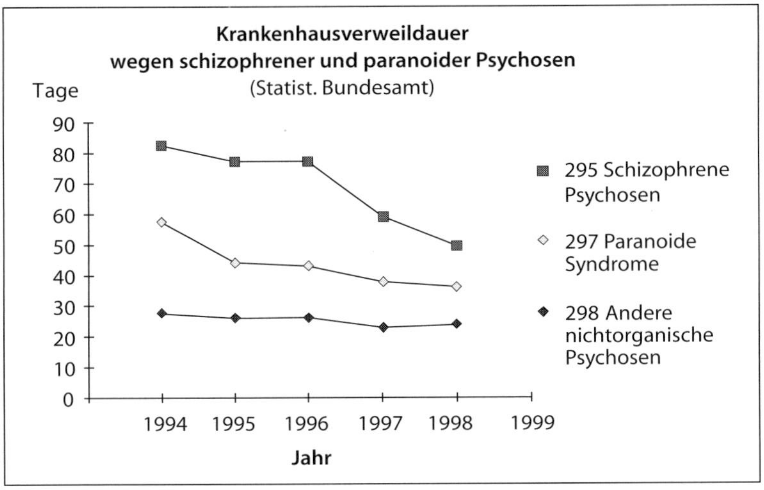

Abb. 2.4.8 Krankenhaus-Verweildauer wegen schizophrener und anderer Psychosen

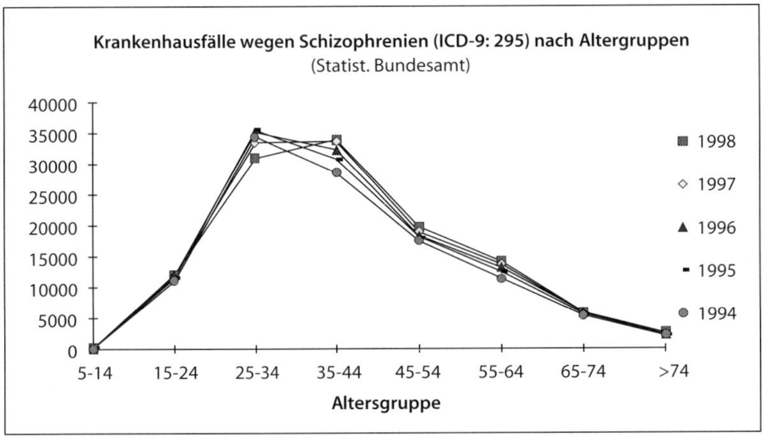

Abb. 2.4.9 Krankenhausfälle wegen schizophrener Psychosen nach Altersgruppen

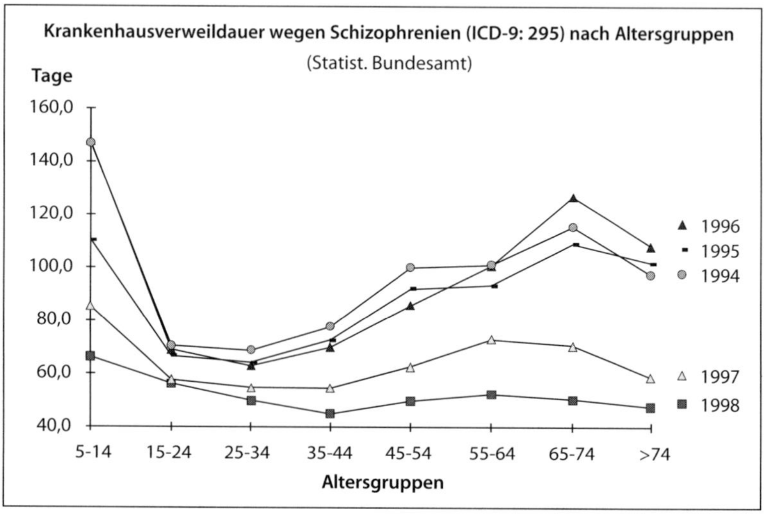

Abb. 2.4.10 Krankenhaus-Verweildauer wegen schizophrener Psychosen nach Altersgruppen

10

bewußt. Sie gehören zur Gruppe der hochfrequenten Wiederaufnahmen. Nicht untypisch wird bei geplanter Entlassung aus dem psychiatrischen Krankenhaus von der Einrichtung des betreuten Wohnens die Wiederaufnahme abgelehnt, weil der Kranke nicht in das (auf Rehabilitation ausgelegte) Konzept der Einrichtung passe. Mit dem Rehabilitationsdruck kontrastieren die tatsächlich erzielbaren Rehabilitationserfolge (Elbelt et al. 1998, Müller et al. 1998, Pach & Lodemann 1999, Reker 1999, Reker & Eikelmann 1993, Reker & Eikelmann 1998, Schulze-Mönking et al. 1996, Steinhardt & Bosch 1990; Abb. 2.4.14), besonders in den neuen Bundesländern (Riedel et al. 1998). In urbanen Regionen handelt es sich auch um inzwischen in die Obdachlosigkeit geratene Kranke (Fichter et al. 1999, Morchen et al. 1992). In München wurde bei 12,4% der obdachlosen Männer und 21,9% der obdachlosen Frauen eine Schizophrenie diagnostiziert (Fichter et al. 1999).

Die bei jährlich 120000 liegende Zahl der Krankenhausfälle bedeutet, daß ungefähr jeder dritte Kranke jedes Jahr stationär behandelt wird, sofern man annimmt, daß nicht einzelne Kranke mehrfach im Jahr aufgenommen werden. Letzteres kommt sehr wohl vor, die nicht Personen-bezogene Krankenhausstatistik erlaubt aber keine Aussage. Angesichts der o.g. mittleren Verweildauer dürfte der Anteil der in einem Jahr mehrfach stationär Behandelten allerdings begrenzt sein. Geht man davon aus, daß ca. 60-70% der Rezidive zur Rehospitalisierung führen, so bedeutet dies, daß die jährliche Rezidivrate im Versorgungsalltag bei ca 50% liegt. Dem entsprechen die wenigen (Jahre zurückliegenden) Studien, die zu dieser Frage in Deutschland durchgeführt wurden (Kissling 1991, 1994, Kissling & Leucht 1999). Dem entspricht auch, daß – soweit bekannt – die Compliance zu konventionellen Neuroleptika, d.h. der Nutzungsgrad der Therapiechancen, nur bei 50% liegt. Therapeutisch erreichbar wären bei optimaler Compliance Rezidivraten unter 20% (Gilbert et al. 1995, Kane 1995, Kane et al. 1998). (Die gesundheitsökonomischen Implikationen dieser Unterversorgung seien nur am Rande erwähnt.)

Einer der Gründe für die Non-Compliance liegt in der Nebenwirkungs-bedingt mangelnden Akzeptanz typischer Neuroleptika durch die Kranken (Angermeyer & Matschinger 2000, Arana et al. 2000, Awad & Voruganti 1999, Desai et al. 1999). Hier bieten die sog. atypischen Neuroleptika (u.a. Amisulprid, Clozapin, Olanzapin, Quetiapin, Risperidon, Sertindol) bedeutsame Vorteile (Awad & Voruganti 1999), die auch von den Kranken geschätzt werden (Angermeyer & Matschinger 2000). Wie die Verordnungsdaten der Arzneiverordnungsreports zeigen (Abb. 2.4.11), nimmt der Anteil atypischer Neuroleptika in Deutschland nur zögerlich zu. Im Internationalen Vergleich nimmt Deutschland bei den Verordnungen atypischer Neuroleptika an den Verordnungen aller Neuroleptika (unabhängig von der Indikation) keine Spitzenstellung ein (Abb. 2.4.13) (auf die Grenzen der Vergleichbarkeit, z.B. bezüglich der hohen Eigenbeteiligung in den USA, sei hier nur hingewiesen).

Die Gründe für die »Abstinenz«, d.h. den schizophren Kranken die Beteiligung am psychopharmakotherapeutischen Fortschritt vorzuenthalten, sind i.w. ökonomischer Natur (Sarfati et al. 1999): Die Tagesbehandlungskosten liegen bei den atypischen Neuroleptika deutlich über denen der konventionellen Neuroleptika (Tab. 2.4.1). Pharmakoökonomische Analysen (Fritze 2000, Revicki 1999) kommen überwiegend zu dem Ergebnis, atypische Neuroleptika seien infolge geringeren Rezidiv- und Rehospitalisierungsrisikos kosteneffizient. Als zweifelsfrei gilt dies für Clozapin bei therapieresistenter Schizophrenie. Allerdings ist diese pharmakoökonomische Argumentation nur bedingt auf Deutschland übertragbar, denn die Kosteneinsparungen im Krankenhaus wären nur durch i.w. Personalentlassungen realisierbar, wogegen es eine Reihe (berechtigter) politischer Bedenken gibt.

In einer europaweiten telefonischen Repräsentativbefragung (686 Psychiater in 9 Ländern; Sarfati et al. 1999) schätzten die Befragten, sie würden bei 50% ihrer Patienten atypische Neuroleptika verordnen (was den Tatsachen (◘ Abb. 5.4.13) widerspricht) und gaben als einen wesentlichen Hinderungsgründe für häufigeren Einsatz die Kosten an. In Deutschland hat allein die KV Hessen die atypischen Neuroleptika als Praxisbesonderheit aus dem Arzneimittelbudget herausgenommen (was dem gesetzlichen Gebot gleichmäßiger Versorgung (§ 70 SGB V) widerspricht).

Betrachtet man die zeitliche Entwicklung der Umsatzanteile der einzelnen Neuroleptika (◘ Abb. 2.4.12), so werden die ökonomischen Auswirkungen der Verordnung atypischer Neuroleptika unmittelbar deutlich. Es bedarf also zusätzlicher, für die Therapie schizophren Kranker bereitzustellender Gelder in den Arzneimittelbudgets. Dieser zusätzliche Ressourcenbedarf wurde in einer eigenen Analyse abgeschätzt. Der Kalkulation lagen die Daten des Arzneiverordnungsreports 1999 (für das Jahr 1998) zugrunde. Sie folgte

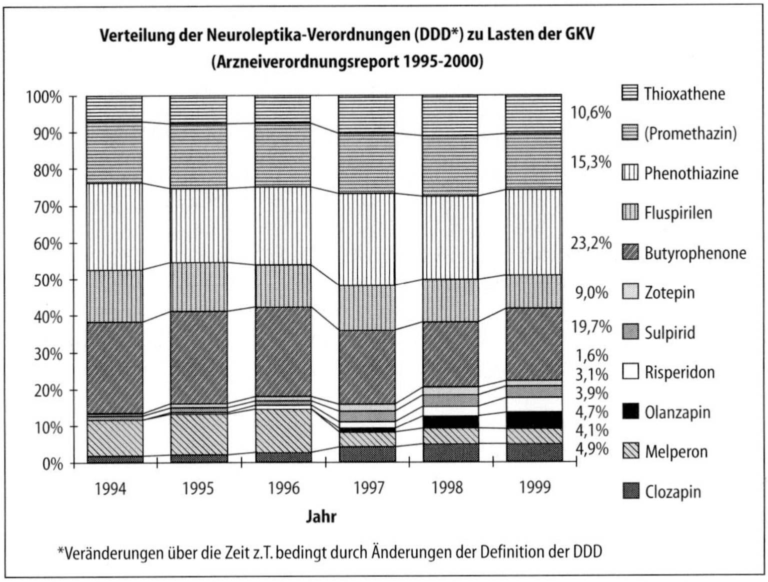

◘ **Abb. 2.4.11** Verteilung der Verordnungen (DDD) von Neuroleptika zu Lasten der GKV (Arzneiverordnungsreport 1995-2000)

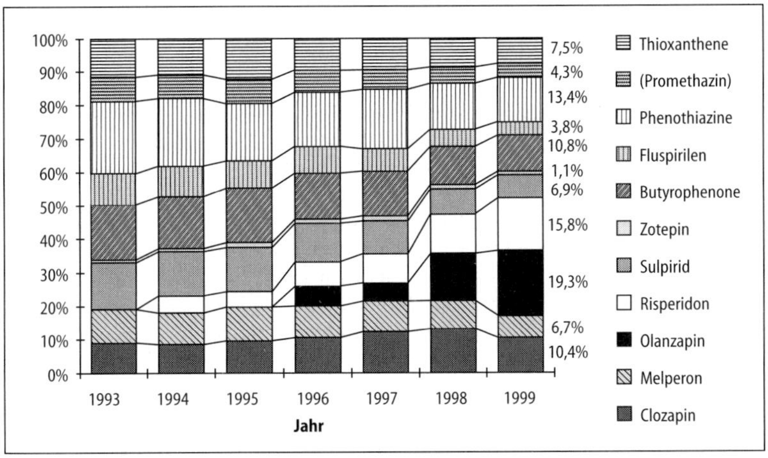

◘ **Abb. 2.4.12** Verteilung der Umsätze für Neuroleptika zu Lasten der GKV (Arzneiverordnungsreport 1995-2000)

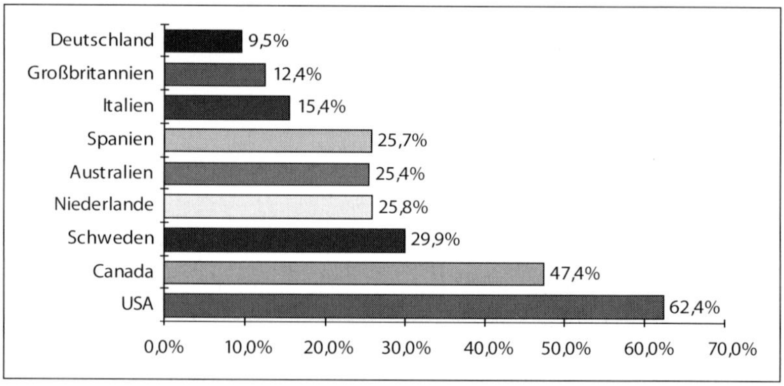

Abb. 2.4.13 Anteil der Verordnung atypischer Neuroleptika an den Neuroleptika-Gesamtverordnungen im internationalen Vergleich (Data View Pharma 2000)

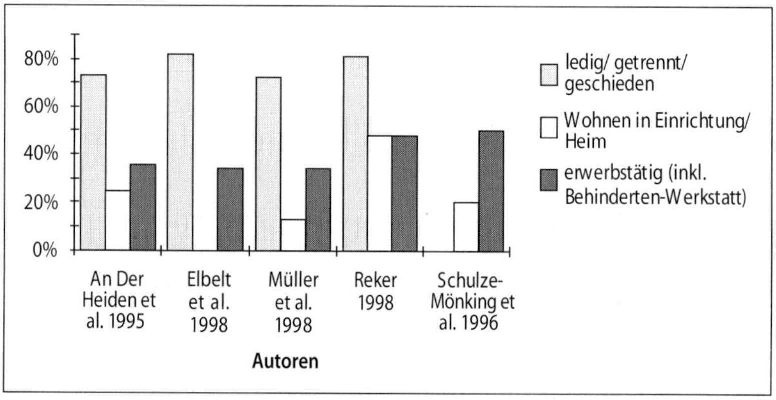

Abb. 2.4.14 Soziale Situation schizophren Kranker in neueren Katamnesen

Tabelle 2.4.1 Tagesbehandlungskosten für einzelne atypische und andere Neuroleptika

Wirkstoff	Warenzeichen	Tagesdosis	diese Analyse	Arzneiverordnungsreport 2000
Risperidon	Risperdal	5	13,88 DM	13,24 DM
Olanzapin	Zyprexa	10	14,32 DM	13,63 DM
Sertindol	Serdolect	16	12,06 DM	–
Amisulprid	Solian	600	13,71 DM	–
Quetiapin	Seroquel	400	13,51 DM	–
Mittelwert			13,50 DM	
Clozapin			7,01 DM	7,01 DM
schwach-/mittelpotente Neuroleptika			1,89 DM	1,89 DM
typische hochpotente Neuroleptika			1,43 DM	1,43 DM

der (falschen) Hypothese, der Versorgungsbedarf mit typischen Neuroleptika wäre gedeckt und es gehe nur um eine – medizinisch begründete – Umverteilung zwischen den verschiedenen Antipsychotika. Dabei wurde nur die Kernindikation für Antipsychotika berücksichtigt, die Schizophrenie. Hier wären nur ein Teil der hochpotenten Neuroleptika und keine schwach- und mittelpotenten Neuroleptika zu substituieren. Es besteht wegen des geringeren Risikos tardiver Dyskinesien international weitgehend Konsens, daß schizophrene Ersterkrankungen (3,2%) mit einem der atypischen Antipsychotika zu behandeln sind. Andererseits wird man schizophren Kranke, die seit Jahren einigermaßen unter Neuroleptika stabilisiert sind (ca. 30%), nicht von einem typischen hochpotenten Neuroleptikum auf ein atypisches umstellen. Dies sollte nur dann erfolgen, wenn entweder unakzeptable Nebenwirkungen bestehen oder Non-Compliance oder Rezidive trotz Compliance (insgesamt ca. 50%) oder bei Therapieresistenz (ca. 10%, Clozapin). Unter diesen Prämissen wurde ein zusätzlicher Ressourcenbedarf in Höhe von ca. 333 Mio DM oder 50% des im Jahr 1998 für die antipsychotische Pharmakotherapie zur Verfügung gestellten Betrages von ca. 663,50 Mio DM geschätzt.

Zur insuffizienten Rezidivprophylaxe mit Neuroleptika trägt auch mangelnde Kenntnis des Standes der Wissenschaft zur Indikation und Dauer der Rezidivprophylaxe mit Neuroleptika (Kane 1995, Kane et al. 1998) beim behandelnden Arzt bei (Kissling & Leucht 1999, Seemann & Kissling 2000). Möglicherweise tragen auch auf Seiten der professionellen Helfer in den Einrichtungen des betreuten Wohnens unzureichende Kenntnisse zur insuffizienten Nutzung der rezidivprophylaktischen Möglichkeiten mit Neuroleptika bei. Immerhin fällt ein gewisser Kontrast zwischen der hohen Non-Compliance und dem bei rund 30% zeitlich engen Kontakt der Kranken mit nicht-ärztlichen Professionellen auf. Aus auswärtigen Untersuchungen (Kendrick et al. 1998) ist die Bedeutung der psychopharmakologischen Kentnisse solcher professioneller Helfer bekannt. Deutsche Untersuchungen hierzu fehlen (auch wenn der subjektive Eindruck des Klinikers dahin geht, daß hier einiger Nachholbedarf besteht).

Die rezidivprophylaktische Wirksamkeit der Psychoedukation der Patienten und ihrer Angehörigen ist belegt (Dixon et al. 2000). Psychoedukation der Angehörigen findet im ambulanten Bereich in Deutschland nicht statt, weil der einheitliche Bewertungsmaßstab (EBM) diese Leistung nicht vorsieht. Für die Patienten wird Psychoedukation unter EBM-Position 827 »Psychiatrische Behandlung zur Reintegration« abgerechnet. Der veröffentlichten Übersicht über die Leistungen entsprechend des EBM (◘ Abb. 2.4.15) sind – abgesehen davon, daß Position 827 nicht genannt ist, weil sie nicht zu den 20 umsatzstärksten Leistungen gehört – die echten Leistungsfrequenzen nicht zu entnehmen, so daß eine Abschätzung der Deckung des medizinischen Bedarfs (im Sinne von Unter-, Über- oder Fehlversorgung) unmöglich ist. Es wäre wünschenswert, daß die Abrechnungsdaten der Kassenärztlichen Vereinigungen Analysen im Interesse der Qualitätssicherung zugänglich gemacht werden.

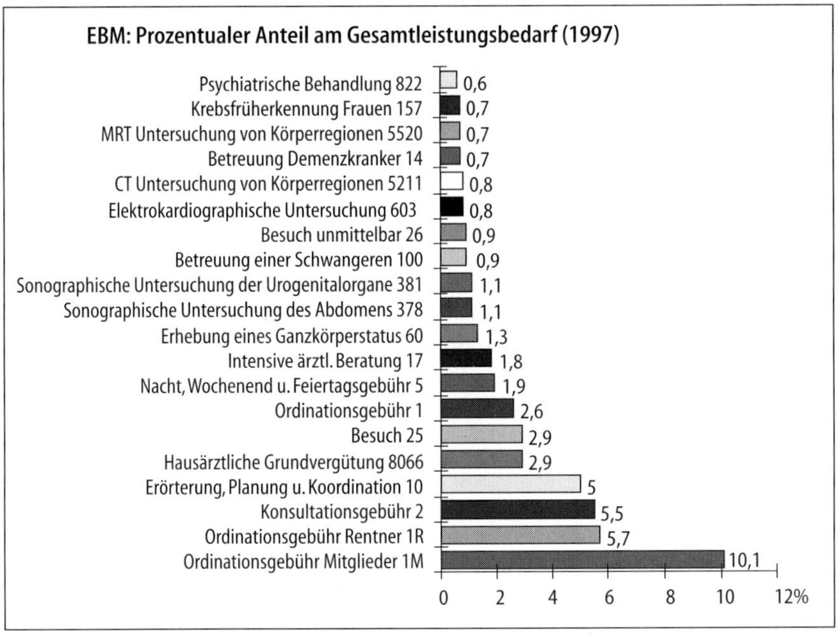

◘ **Abb. 2.4.15** Die 20 umsatzstärksten Leistungen des EBM im Jahre 1997 (KBV 2000)

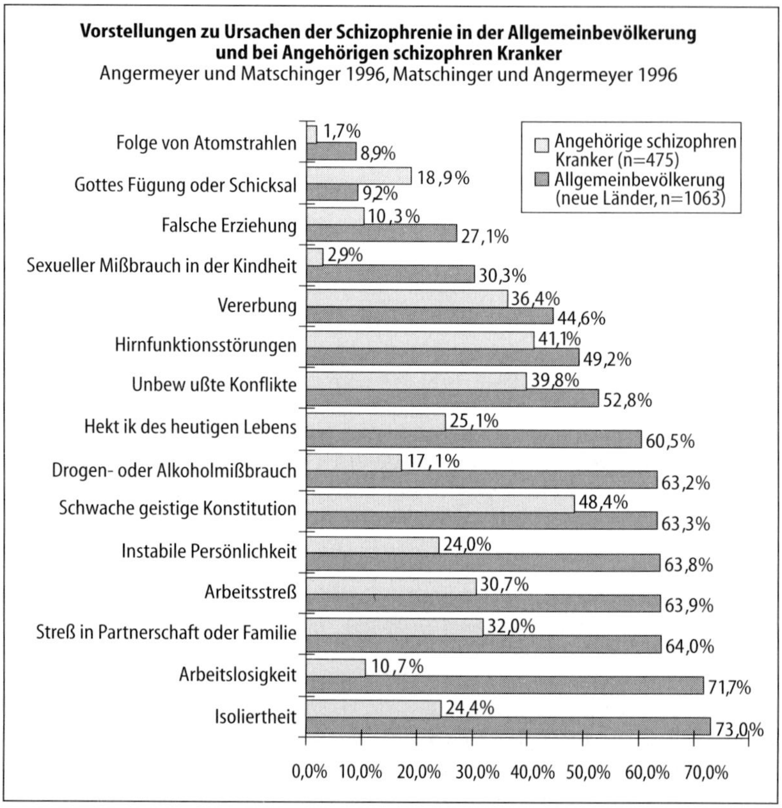

Abb. 2.4.16 Vorstellungen zu Ursachen der Schizophrenie in der Allgemeinbevölkerung und bei Angehörigen schizophren Kranker (Angermeyer & Matschinger 1996, Matschinger & Angermeyer 1996)

10

Psychoedukation ist auch deshalb wichtig, weil unausweichlich die Erkrankten und ihre Angehörigen die Vorstellungen der Allgemeinbevölkerung über die Natur der Krankheit und ihre Behandlung teilen und erst im weiteren Verlauf korrigieren. Die Vorstellungen der Allgemeinbevölkerung (Angermeyer & Matschinger 1996, Holzinger et al. 1998, Matschinger & Angermeyer 1996) entsprechen überwiegend nicht den Tatsachen (Abb. 2.4.16). Die falschen Vorstellungen sind Teil des Problems der Stigmatisierung psychisch Kranker. Indem sich die Kranken und ihre Angehörigen des Stigmas bewußt sind, leiden sie neben der Krankheit an der Verinnerlichung des Stigmas als »zweiter Krankheit« (A. Finzen 2000). Die resultierenden falschen Krankheitskonzepte sind zumindest der Inanspruchnahme adäquater Therapie nicht förderlich. Ihre Akzeptanz läßt sich nachhaltig bessern (Längle & Mayenberger 2000). Um diese »zweite Krankheit« primärpräventiv zu vermeiden, bedarf es der Integration von profunden Informationen über psychische Krankheit und hier speziell der Schizophrenien in den Schulunterricht.

Schizophren kranke Männer wurden 1999 bei verminderter Erwerbsfähigkeit in einem mittleren Alter von 39,11 Jahren berentet im Vergleich zu 53,04 Jahren in der Allgemeinbevölkerung (VDR 2000); bei Frauen belief sich das Alter auf 42,28 Jahre im Vergleich zu 50,35 Jahren (Abb. 2.4.17 & 2.4.18). Angesichts der ohnehin begrenzten Arbeitsfähigkeit (Abb. 2.4.14) ist zu erwarten, daß der Anteil der schizophren Kranken, die überhaupt Rentenansprüche erwerben können, begrenzt ist; konkrete Daten sind hierzu nicht auffindbar. 9,4% (n=2377) aller Männern und 10% (n=2501) aller Frauen bewilligten Zeitrenten wurden wegen »anderer Psychosen« (ICD9: 295-299) bewilligt (VDR 2000); leider sind die Daten nicht weiter aufgeschlüsselt zugänglich. Bei 70,35% der Männer und 66,33% der Frauen ging der Berentung wegen infolge Schizophrenie verminderter Erwerbsfähigkeit kein Rehabiliationsversuch voraus, während dies bei allen Berentungen wegen verminderter Erwerbsfähigkeit nur bei 53,77% bzw. 49,86% der Fall war (VDR 2000). Dem entspricht, daß im Jahre 1999 nur 0,42% (n=1249, Männer 631= 0,56%, Frauen 618= 0,34%) aller stationären Rehabilitationsleistungen der RV schizophren Kranken zugute kamen. Dem entspricht auch, daß bisher nur punktuell spezifische Rehabilitationseinrichtungen (»RPK«) existieren, Anfang des Jahres 2000 42 Einrichtungen mit 827 Behandlungsplätzen, davon 166 teilstationär und 24 ambulant (BAR 2000). Diese Situation rührt u.a. daher, daß rehabilitative Behandlung

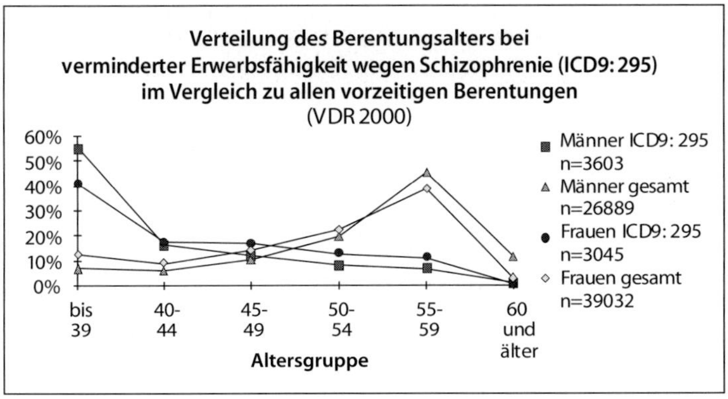

Abb. 2.4.18 Verteilung des Berentungsalters bei verminderter Erwerbsfähigkeit wegen Schizophrenie (VDR 2000)

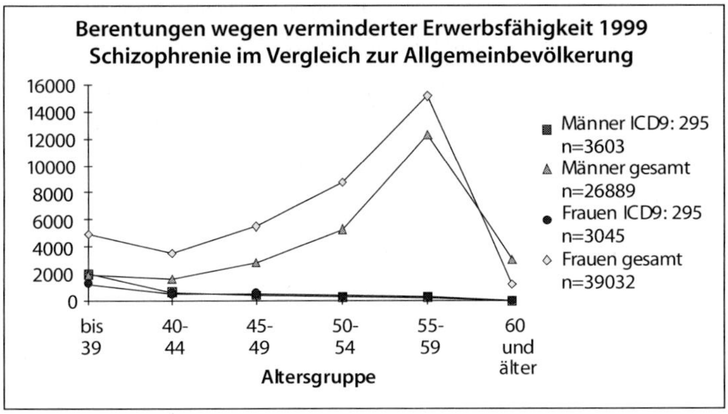

Abb. 2.4.17 Berentungen wegen infolge Schizophrenie verminderter Erwerbsunfähigkeit (VDR 2000)

traditionell (und medizinisch vernünftig) integraler Bestandteil psychiatrischer Krankenhausbehandlung war. Angesichts des Druckes auf die Verweildauer im Krankenhaus (Abb. 2.4.8) droht die rehabilitative Behandlung schizophren Kranker unterzugehen. Diese Entwicklung ignoriert, daß Enthospitalisierung psychisch Kranker besondere Anforderungen an die Rehabilitation stellt (Häfner 1996). Mit besonderen Problemen ist die Rehabilitation schizophren Kranker mit komorbider Abhängigkeit von Drogen und/oder Alkohol belastet, da die spezifischen Entwöhnungseinrichtungen nicht entsprechend ausgestattet sind. Diese Komorbidität nimmt zu (Soyka 1994, 1996).

Literatur

An Der Heiden W, Krumm B, Muller S, Weber I, Biehl H, Schafer M: Mannheimer Langzeitstudie der Schizophrenie. Erste Ergebnisse zum Verlauf der Erkrankung über 14 Jahre nach stationärer Erstbehandlung. Nervenarzt 66 (1995) 820-827

Angermeyer MC, Matschinger H: Neuroleptika und Lebensqualität: Ergebnisse einer Patientenbefragung. Psychiatr Prax 27 (2000) 64-68

Angermeyer MC, Matschinger H: Relatives' beliefs about the causes of schizophrenia. Acta Psychiatr Scand 93 (1996) 199-204

Arana GW, Conley, Meltzer, Masand, Blackburn, Garver, Miller, Zarate: An overview of side effects caused by typical antipsychotics. J Clin Psychiatry 61/Suppl 8 (2000) 5-13

Awad AG, Voruganti LNP: Quality of life and new antipsychotics in schizophrenia. Are patients better off? Int J Soc Psychiatry 45 (1999) 268-275

Bäuml J, Kissling W, Pitschel Walz G: Psychoeducational groups among schizophrenic patients: Influence on knowledge and compliance. Results of the Munich PIP-study. Nervenheilkunde 15 (1996) 145-150

Besthehorn M, Tischer B, Glaser P, Mast O, Schmidt D: Repräsentative Studie zur Verteilung schizophrener Patienten auf medizinische Versorgungseinrichtungen in Deutschland. Fortschr Neurol Psychiat 67 (1999) 487-492

Bundesarbeitsgemeinschaft für Rehabilitation (BAR): Rehabilitation psychisch Kranker und Behinderter – RPK-Bestandsaufnahme. Frankfurt, 2000

Desai NM, Huq Z, Martin SD, McDonald G: Switching from depot antipsychotics to risperidone: Results of a study of chronic schizophrenia. Adv Ther 16 (1999) 78-88

Dixon L, Adams C, Lucksted A: Update on family psychoeducation for schizophrenia. Schizophrenia Bull 26 (2000) 5-20

Elbelt U, Müller P, Schäfer E: Zur beruflichen Integration schizophrener Patienten unter derzeitigen Behandlungsbdingungen. Psychiatr Prax 25 (1998) 33-37

Fichter M, Quadflieg N, Koniarczyk M, Greifenhagen A, Wolz J, Koegel P, Monica S, Wittchen H U: Psychische Erkrankung bei obdachlosen Männern und Frauen in München. Psychiatr Prax 26 (1999) 76-84

Fritze J: Cost of psychopharmacotherapy. International Encyclopedia of the Social and Behavioral Sciences 2000

Gilbert PL, Harris MJ, McAdams LA, Jeste DV, Baldessarini RJ, Viguera AC, Carpenter WT Jr, Tamminga CA, Greden JF, Tandon R, Meltzer HY, Nuechterlein KH, Gitlin MJ, Subotnik KL, Wyatt RJ: Neuroleptic withdrawal in schizophrenic patients: A review of the literature. Arch Gen Psychiatry 52 (1995) 173-212

Häfner H: Psychiatric rehabilitation: General issues. Eur Psychiatry 11/Suppl 2 (1996) 39S-50S

Häfner H, An Der Heiden W: Epidemiology of schizophrenia. Can J Psychiatry 42 (1997) 139-151

Hofmann W, Gougleris G, Panzer M, Tigiser E, Warken R, Zimmer FP: Multiple admissions to the psychiatric hospital – A study about the so-called 'revolving-door' patients. Psychaitr Prax 19 (1992) 217-224

Holzinger A, Angermeyer MC, Matschinger H: Was fällt Ihnen zum Wort Schizophrenie ein? Eine Untersuchung zur sozialen Repräsentation der Schizophrenie. Psychiatr Prax 25 (1998) 9-13

Jones P, Cannon M: The new epidemiology of schizophrenia. Psychiatr Clin North America 21 (1998) 1-25

Kane JM, Aguglia E, Altamura AC, Gutierrez JLA, Brunello N, Fleischhacker WW, Gaebel W, Gerlach J, Guelfi J D, Kissling W, Lapierre YD, Lindstrom E, Mendlewicz J, Racagni G, Carulla LS, Schooler NR: Guidelines for depot antipsychotic treatment in schizophrenia. Eur Neuropsychopharmacol 8 (1998) 55-66

Kane JM: Dosing issues and depot medication in the maintenance treatment of schizophrenia. Int Clin Psychopharmacol 10/Suppl 3 (1995) 65-71

Kendrick T, Millar E, Burns T, Ross F: Practice nurse involvement in giving depot neuroleptic injections: Development of a patient assessment and monitoring checklist. Prim Care Psychiatry 4 (1998) 149-154

King C, Singh K, Shepherd G: An analysis of process and outcomes for new long-stay patients in a 'ward-in-a-house'. J Ment Health 9 (2000) 179-191

Kissling W, Leucht S: Results of treatment of schizophrenia: Is the glass half full or half empty? Int Clin Psychopharmacol 14/Suppl 3 (1999) S11-S14

Kissling W: Compliance, quality assurance and standards for relapse prevention in schizophrenia. Acta Psychiatr Scand Suppl 89/382 (1994) 16-24

Kissling W: The current unsatisfactory state of relapse prevention in schizophrenic psychoses – Suggestions for improvement. Clin Neuropharmacol 14/Suppl 2 (1991) S33-S44

Längle G, Mayenberger M: Die Rolle der Klinik im Verlauf schizophrener Erkrankungen. Gesundheitswesen 62 (2000) 9-14

Matschinger H, Angermeyer MC: Lay beliefs about the causes of mental disorders: A new methodological approach. Soc Psychiatry Psychiatr Epidemiol 31 (1996) 309-315

Morchen G, Ratajczak M, Voigtlander W, Fahndrich E: Armut auf der psychiatrischen Station – ein zentrales Problem unserer Arbeit. Psychiatr Prax 19 (1992) 207-211

Müller P, Gaebel W, Bandelow B, Kopcke W, Linden M, Müller-Spahn F, Pietzcker A, Tegeler J: Zur sozialen Situation schizophrener Patienten. Nervenarzt 69 (1998) 204-209

Pach J, Lodemann E: Rehabilitation of psychiatric patients in a transitional home – A ten years' survey. Rehabilitation 38 (1999) 233-239

Reker T: Psychiatrische Arbeitstherapie – Konzepte, Praxis und wissenschaftliche Ergebnisse. Psychiatr Prax Suppl 26 (1999) S12-S15

Reker T, Eikelmann B: Krankheits- und Rehabilitationsverläufe schizophrener Patienten in ambulanter Arbeitstherapie: eine prospektive Studie über 3 Jahre. Nervenarzt 69 (1998) 210-218

Reker T, Eikelmann B: Die gegenwärtige Praxis der psychiatrischen Arbeitsrehabilitation. Psychiatr Prax 20 (1993) 95-101

Revicki DA: Pharmacoeconomic studies of atypical antipsychotic drugs for the treatment of schizophrenia. Schizophrenia Res. 35/Suppl (1999) S101-S109

Riedel SG, Lindenbach I, Kilian R: »Weg vom Fenster« – Die Selbstbeurteilung der beruflichen Situation chronisch schizophren Erkrankter in den neuen Bundesländern. Psychiatr Prax 25 (1998) 286-290

Rössler W, Salize J, Knapp M: Die Kosten der Schizophrenie. Fortschr Neurol Psychiat 66 (1998) 496-504

Sarfati Y, Olivier V, Bouhassira M: New antipsychotics in the treatment of schizophrenia. An European survey. Encephale 25 (1999) 658-666

Schulze-Mönking H, Staroste A, Buiker-Brinker M: Über die soziale Situation schizophrener Patienten im Verlauf einer 8-Jahres-Katamnese und die Bedeutung der Angehörigen für die psychosoziale Integration. Psychiatr Prax 23 (1996) 282-284

Seemann-U; Kissling-W: Standards in the treatment of schizophrenia. A survey of general practitioners. Rezidivprophylaxe bei Schizophrenen viel zu früh abgesetzt – Diesen Fehler machen viele Kollegen! MMW Fortschr Med 142 (2000) 34-38

Soyka M: Alkohol- und Drogenmißbrauch bei Schizophrenien. Med Welt 47 (1996) 6-11

Soyka M: Sucht und Schizophrenie. Nosologische, klinische und therapeutische Fragestellungen. 2. Drogenabhängigkeit und Schizophrenie. Fortschr Neurol Psychiat 62 (1994) 186-196

Soyka M: Sucht und Schizophrenie. 1. Alkoholismus und Schizophrenie. Fortschr Neurol Psychiat 62 (1994) 71-87

2.5 Demenzen

Unter dem Begriff Demenz wird ein ätiologisch heterogenes klinisches Syndrom zusammengefasst, das durch erworbene Einbußen von Intelligenz und Gedächtnis gekennzeichnet ist. Umfassende Daten zur Prävalenz von Demenzen liegen für Deutschland nicht vor. Auch wenn Demenzen als Krankheitsgruppe eine ausgeprägte Bindung an das fortgeschrittene Lebensalter aufweisen, so treten – abhängig von der Ätiologie – Demenzen grundsätzlich in jedem Lebensalter auf. Mit 60–70% führen die sog. degenerativen Demenzen und hier die Demenzen vom Alzheimer-Typ (ca. 65%), gefolgt von vaskulären Demenzen (infolge ischämisch bedingten Untergangs von Hirngewebe) und gemischt degenerativ-vaskulär bedingten Demenzen mit jeweils 10-20% und grundsätzlich ätiologisch definierbaren und ursächlich behandelbaren, sekundären (symptomatischen) Demenzen (z. B. bei Hypothyreose, Vitamin-Mangelzustände, chronische Alkoholintoxikation, AIDS) mit ungefähr 10%.

Über die Rate des Erkennens und der sachgerechten Behandlung der sekundären Demenzen in Deutschland ist nichts bekannt.

Eine quantitativ relevante Häufung der Demenzen findet sich erst jenseits des 65. Lebensjahres. In diese Altersgruppe fallen in Deutschland laut Statistischem Bundesamt 13,0675 Mio Bürger (12/98), also ein Anteil von 15,9%. Für diese Altersgruppe wird international eine Prävalenz der Demenzen von ca. 5% angenommen, das wären also in Deutschland ca 650000 Fälle. Dies ist eine konservative Schätzung; der Bericht der Bundesregierung (Deutscher Bundestag – Drucksache 13/5257 vom 10.06.1996) geht davon aus, daß die Zahl »zwischen 720000 und 850000 liegen dürfte, wenn man nur die mittelschweren und schweren Stadien betrachtet. Wenn man auch die leichten Stadien einbezieht, beträgt die Gesamtzahl etwa 1,2 Millionen.« Auch eine Gesamtzahl von bis zu 1,5 Mio hält der Bericht nicht für ausgeschlossen. Die Diagnose einer Alzheimer-Demenz läßt sich klinisch nur mit Wahrscheinlichkeit stellen, wobei postmortem Validierungen bei operationalisierter klinischer Diagnostik eine Treffsicherheit von über 90% ergeben haben. Inzwischen zahlreiche postmortem Studien belegen, daß ca. 65% der Demenzen dem Alzheimer-Typ zuzuordnen sind, das wären also ca. 425000 (bis zu 975000) Alzheimer-Kranke. Bickel (2000) schätzte anhand von Feldstudien und Meta-Analysen die Prävalenz der Demenzen in Deutschland auf über 900000, davon 650000 vom Alzheimer-Typ. Die jährlichen Neuerkrankungen (Inzidenz) lägen bei 200000, davon 120000 vom Alzheimer-Typ. Nur 3% der Demenzen manifestierten sich vor dem 65. Lebensjahr. In der Berliner Alterstudie (Reischies et al. 1997, Wernicke et al. 2000) wurden bei einer Zufallsstichprobe von 516 Bürgern über 70 Jahren eine generelle psychiatrische Morbidität von 40,4% und Demenzen bei 13,8% gefunden. Riedel-Heller et al. (2000) fanden in einer Zufallsstichprobe von 1692 Bürgern über 75 Jahren mit Hilfe des diagnostischen Interviews SIDAM eine Prävalenz mittelschwerer bis schwerer Demenz von 5,3% bzw. von 6,3% und 10,5%, wenn die Informationen von Angehörigen bzw. Heimbewohner mitberücksichtigt wurden.

Zur Frage der Adäquatheit der Versorgung liegen kaum Daten vor. Sandholzer et al. (1999) fanden eine korrekte Erkennensrate durch Allgemeinärzte von nur 17% und eine Interrater-Übereinstimmung von nur =0,17 (bei einer Spezifität von 98%). Bei 85,3% verzichteten die Allgemeinärzte auf eine medizinische Intervention. Auch experimentelle Untersuchungen offenbarten Kenntnisdefizite bei Allgemeinärzten und Fachärzten (Stoppe et al. 1998). Entgegen des Standes der Wissenschaft diagnostizieren Allgemeinärzte vaskuläre Demenz 3-fach häufiger als Alzheimer-Demenz (Riedel-Heller et al. 2000). Nur ein Drittel zieht konsiliarisch den Facharzt zur Diagnostik heran. Nur 4% der Allgemeinärzte kooperieren mit Organisationen der Selbsthilfe (Riedel-Heller et al. 2000), obwohl mehr als 60% der Demenzkranken in ihren Familien gepflegt werden (Schacke & Zank 1998), hier in 80% (Grassel 1998) von weiblichen Angehörigen (Ehefrau, Tochter, Schwiegertochter). Trotz der enormen Belastung für die Pflegenden (Grassel 1998) und der großen Bedeutung spezieller Kenntnisse und Fähigkeiten der Pflegenden für deren Wohlbefinden wie auch für die Pflegequalität und den Verbleib in der Familie (Schacke & Zank 1998) gibt es keine systematisch organisierte, flächendeckende Schulung für pflegende Angehörige; falls Schulung überhaupt stattfindet, so bleibt dies dem Zufall und der Initiative von Selbsthilfegruppen überlassen. Die Wirksamkeit der vom Gesetzgeber diskutierten externen Tagesbetreuung zugunsten des Gepflegten und der Pflegeperson ist nicht belegt (Grassel 1997) und mit Risiken für den zu Pflegenden durch die Umgebungsänderung behaftet. In einer Analyse der Klientel von 29 ambulanten Pflegediensten (Klostermann et al. 1998) hatten fast 42% eine psychische Störung (davon 2/3 eine Demenz), aber nur 12% von ihnen wurden psychiatrisch behandelt. Das Risiko, in einem Heim untergebracht zu werden, wird durch Demenz bei Frauen und Depression bei Männern erhöht (Meller et al. 2000).

Die Medikamente zur Behandlung von Demenzen werden seit Jahren von Kostenträgern und den Autoren des Arzneiverordnungsreports mit dem Siegel »Arzneimittel mit umstrittener Wirksamkeit« versehen. Der Arzneiverordnungsreport 2000 setzt diese Tradition fort, indem er die Antidementiva pauschal dieser Gruppe zuordnet mit der Begründung, »die therapeutische Wirksamkeit ist nicht oder nicht in ausreichendem Maße durch kontrollierte Studien nachgewiesen worden«. Entsprechend ist die Verordnung von Antidementiva seit Jahren rückläufig (◘ Abb. 2.5.1). Dies steht im Widerspruch zur Leitlinie Demenz der DGPPN (DGPPN 2000).

Bei den Verordnungen von Nootropika / Antidementiva und Vasodilatantien führen (7/99) Ginkgo-biloba-Extrakte (47%) vor Pentoxifyllin (15%), Naftidrofuryl (11%; beide überwiegend für nicht-cerebrale Indikationen), Piracetam (9%), Co-Dergocrin (3%), Cyclandelat (2%), Memantin (2%). Die restlichen 12% teilen sich 15 weitere Wirkstoffe, wobei die Cholinesterasehemmer insgesamt einen Anteil von ca 0,9% der Verordnungen ausmachen. Der Gesamtumsatz in diesem Marktsegment beläuft sich auf ca. 655 Mio DM (IMS, 7/99), wobei die Ginkgo-Präparate (38%) führen, gefolgt von den Vasodilatantien (37%), Nootropika (8%; i.w. Piracetam), Memantin (6%), Calcium-Antagonisten (6%) und den Cholinesterasehemmern (5%). Die Verteilung der Verordnungen und Umsätze zu Lasten der GKV sind vergleichbar (◘ Abb. 2.5.2 & 2.5.3; enthalten nicht die Vasodilatatoren). Der Arzneiverordnungsreport 1999 weist für das Jahr 1998 bei den Antidementiva ein Verordnungsvolumen von 324 Mio und einen Umsatz von 572,3 Mio DM aus, der 1999 auf unter 500 Mio DM weiter zurückgegangen ist (◘ Abb. 2.5.1).

Es kann nicht Aufgabe dieser Stellungnahme sein, im Sinne Evidenz-basierter Medizin die These mangelnden Wirksamkeitsbelegs zu verifizieren oder falsifizieren. Grundsätzlich wird die Forderung in § 33 a SGB V des Nachweises eines »mehr als geringfügigen therapeutischen Nutzens, gemessen am Ausmaß des erzielbaren therapeutischen Effekts«, begrüßt, auch wenn sie für Medikamente der besonderen Therapierichtungen im selben Paragraphen außer Kraft gesetzt wird. Allerdings stellt sich die letztlich nicht wissenschaftlich beantwortbare, vielmehr normative Frage, was ein mehr als geringfügiger Nutzen sein mag. Der Gesetzgeber hat sich hier vermutlich bewußt so unscharf ausdrücken müssen, nämlich weil sich »nützliche Effektstärke« nicht Indikations-übergreifend definieren läßt. Es soll und kann hier nicht bestritten werden, daß die traditionellen Nootropika nicht entsprechend des heutigen Standes der Wissenschaft untersucht sind, eben weil sie vor Dekaden entwickelt wurden. Die pauschale Bewertung aller Antidementiva als »umstritten wirksam« ignoriert aber die normative Dimension. Dieses Vorgehen ist möglicherweise bei der Indikation Demenz deshalb »erfolgreich«, weil die Kranken sich naturgemäß der Folgen nicht erwehren können. Auch wenn die traditionellen Nootropika immer wieder als in der Wirksamkeit umstritten apostrophiert werden, so fehlt dennoch der Beweis ihrer Unwirksamkeit. Die normative Frage, wie groß die Effektstärke eines Medikamentes sein muß, um die Behandlung derart verheerender Krankheiten wie der Demenzen zu rechtfertigen, ist unbeantwortet. Um sie beantworten zu können, bedarf es klarer Priorisierungsregeln (siehe dort).

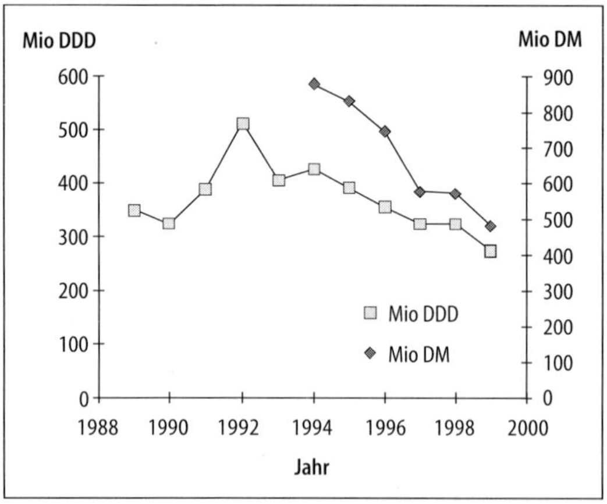

◘ **Abb. 2.5.1** Verordnungen (DDD) und Umsätze von Nootropika und Antidementiva 1989 bis 1999 (Arzneiverordnungsreports 1995-2000)

Während zurecht z.B. bei Lipidsenkern eine Number-Needed-to-Treat (NNT) von ungefähr 50 für den kombinierten Outcome »nicht-fataler Myokardinfarkt oder Tod infolge KHK nach 5 Jahren« (Fritze 2000) als »mehr als geringfügiger Nutzen« akzeptiert wird, wird für neue Antidementiva vom Typ der Cholinesterasehemmer NNT unter 10 (Livingston & Katona 2000) als unzureichende Effektstärke (Arzneiverordnungsreport 2000) kritisiert.

Alle in Frage kommenden Pharmaka sind – mit Ausnahme von Memantin (Winblad & Poritis 1999; ◘ Abb. 2.5.8 & 2.5.9) – bisher nur bei leichten bis mittelschweren Demenzen untersucht worden, können also auch nur diesen Anteil der betroffenen Patienten beanspruchen; der Anteil der schweren Demenzen dürfte bei 50% liegen. Die traditionell in Deutschland verfügbaren Nootropika und Vasodilatatoren, überwiegend durch das BfArM positiv monographiert, beanspruchen das Gesamtspektrum der Demenzen. Die Vasodilatatoren werden z.T. auch bei anderen Indikationen eingesetzt. Die neuen Acetylcholinesterasehemmer (◘ Abb. 2.5.4 bis 2.5.7) sind entsprechend des Standes der Wissenschaft, d.h. in methodischer Übereinstimmung mit den Guidelines der FDA, der EMEA/CPMP und der ICH, entwickelt worden. Sie sind für die Indikation Alzheimer-Demenz ordentlich zugelassen. Leider fehlen vergleichende Studien zwischen Cholinesterasehemmern und den traditionellen Pharmaka. Die Wirksamkeit der Cholinesterasehemmer hält wahrscheinlich nicht längerfristig über die Zeit der Einnahme hinaus an

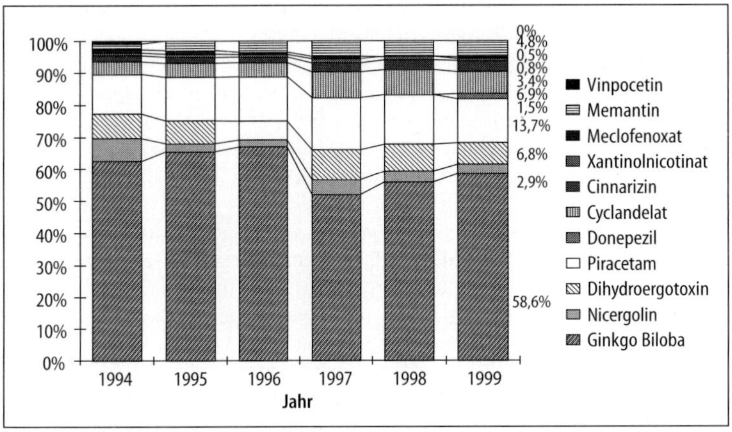

Abb. 2.5.2 Verteilung der Verordnungen (DDD) von Nootropika und Antidementiva 1994 bis 1999 (Arzneiverordnungsreports 1995-2000)

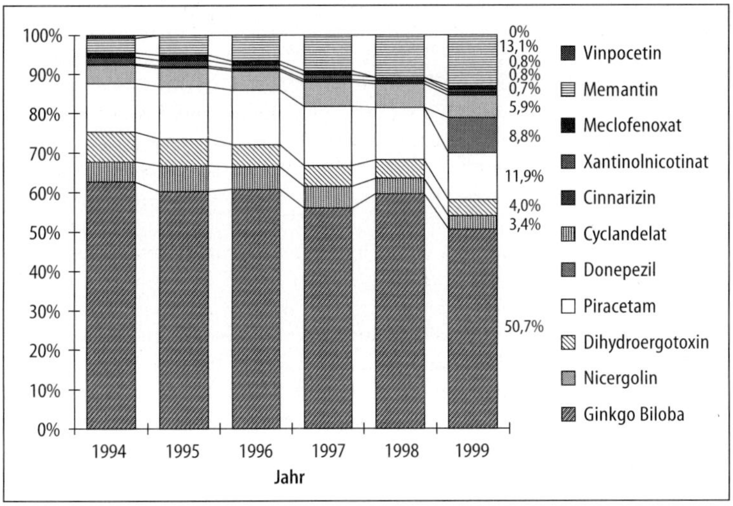

Abb. 2.5.3 Verteilung der Umsätze von Nootropika und Antidementiva 1994 bis 1999 (Arzneiverordnungsreports 1995-2000)

(**Abb.** 2.5.4), so daß sie den zugrundeliegenden pathophysiologischen Prozeß wohl nicht beeinflussen.

Es gibt keinen plausiblen medizinischen Grund, warum Alzheimer-Kranken ein Therapieversuch mit einem – oder zumindest bei Verträglichkeitsproblemen auch sequentiell mehreren – Cholinesterasehemmer vorenthalten werden sollte. Die Cholinesterasehemmer wären also bei Alzheimer-Demenz Medikamente der ersten Wahl (wobei Tacrin wegen seiner Lebertoxizität wohl als obsolet anzusehen ist), d.h. die traditionellen Nootropika kämen in einem Stufenschema erst als zweite Wahl in Frage. Bei konservativem Herangehen wären alle Alzheimer-Kranken mindestens 6 Monate (z.B. European Guidelines, auch die nicht in Kraft getretenen Arzneimittel-Richtlinien) lang zu behandeln, bevor über die Wirksamkeit im Einzelfall entschieden werden kann. Die Behandlung wäre bei den Therapierespondern beizubehalten. Da bei der Alzheimer-Krankheit

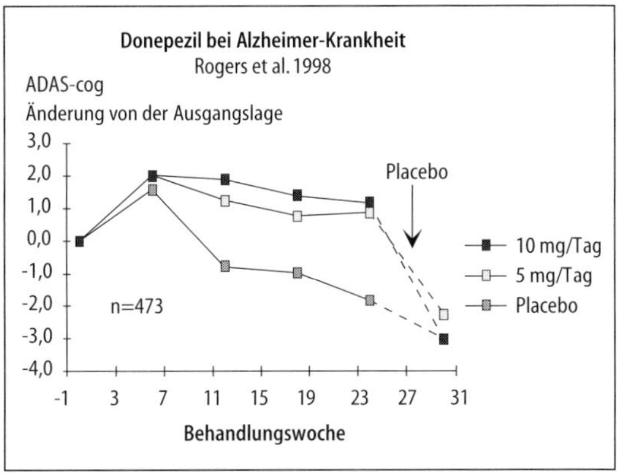

Abb. 2.5.4 Wirksamkeit des Cholinesterasehemmers Donepezil (als Beispiel) auf die kognitive Leistung (Rogers et al. 1998)

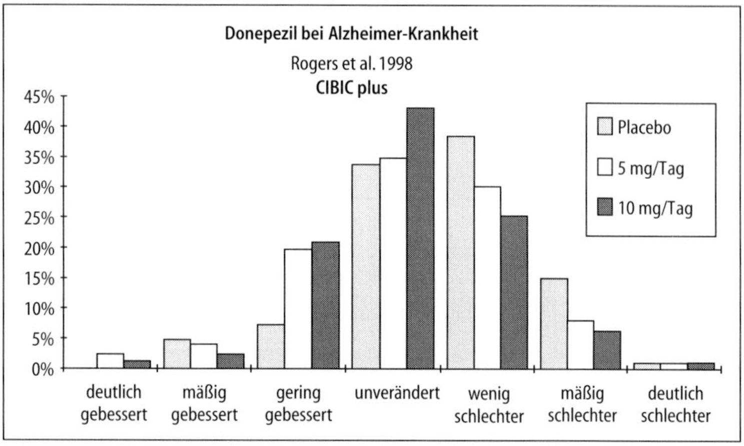

Abb. 2.5.5 Wirksamkeit des Cholinesterasehemmers Donepezil (als Beispiel) in der globalen Beurteilung (CIBIC= Clinicians Interview Based Impression of Change) (Rogers et al. 1998)

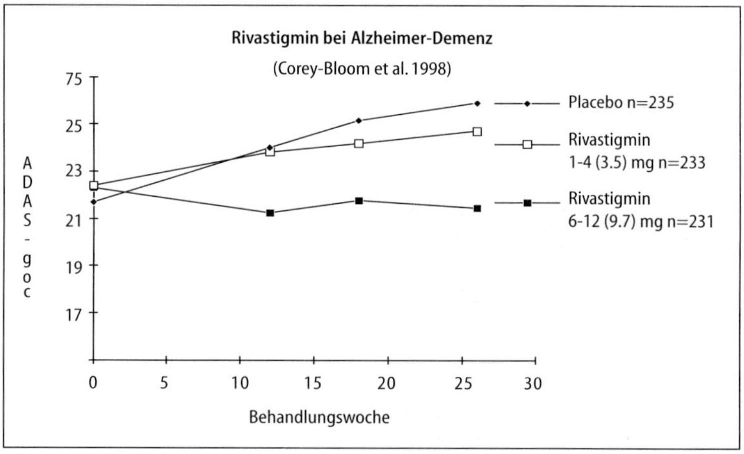

Abb. 2.5.6 Wirksamkeit des Cholinesterasehemmers Rivastigmin (als Beispiel) auf die kognitive Leistung (Corey-Bloom et al. 1998)

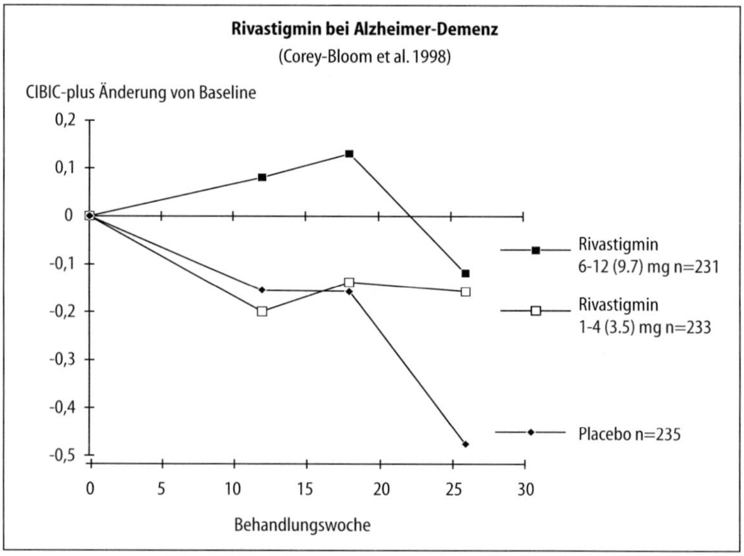

Abb. 2.5.7 Wirksamkeit des Cholinesterasehemmers Rivastigmin (als Beispiel) in der globalen Beurteilung (CIBIC plus= Clinicians Interview Based Impression of Change plus carer information) (Corey-Bloom et al. 1998)

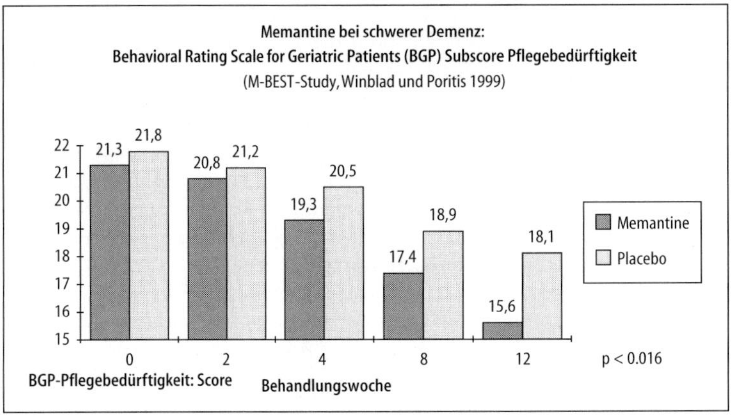

Abb. 2.5.8 Wirksamkeit des NMDA-Antagonisten Memantin (als Beispiel) bei schwerer Demenz auf Pflegebedarf und globale Beurteilung (CGI-C= Clinical Global Impression of Change) (Winblad & Poritis 1999)

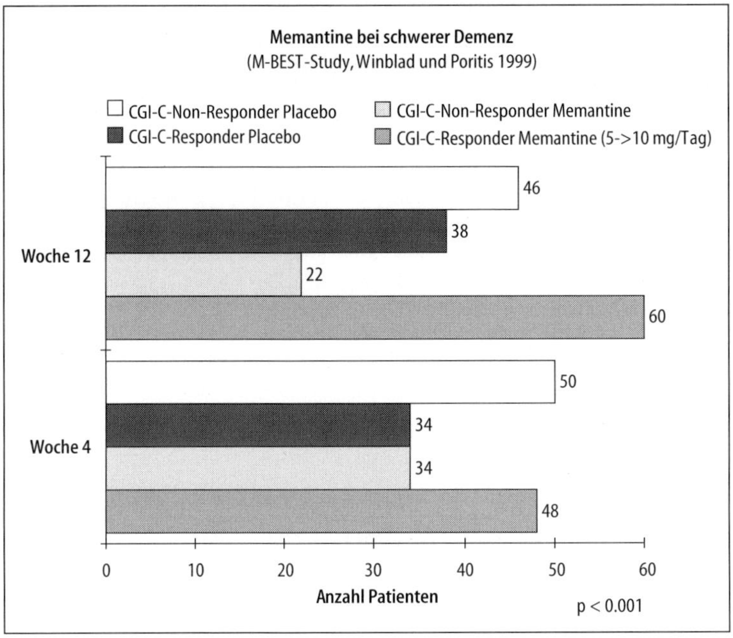

Abb. 2.5.9 Wirksamkeit des NMDA-Antagonisten Memantin (als Beispiel) bei schwerer Demenz auf Pflegebedarf und globale Beurteilung (CGI-C= Clinical Global Impression of Change) (Winblad & Poritis 1999)

eine Krankheitprogression im Spontanverlauf zu erwarten ist, sind als Responder alle gegenüber der Ausgangslage gebesserten (ca. 30%) und unveränderten (ca. 40%) Kranken zu werten. Insgesamt wären also 70% der Kranken weiterzubehandeln.

Es ist vorgeschlagen worden, nach einem bis 2 Jahren ein Antidementivum abzusetzen, um anhand der danach ggf. eintretenden Befundverschlechterung die Diagnose und die weitere Therapieindikation zu überprüfen. Die medizinische und ethische Rechtfertigung solchen Vorgehens ist fragwürdig (man würde z. B. bei einer Herzinsuffizienz einem solchen Vorschlag nicht folgen). Des weiteren wird vorgeschlagen, die Therapie mit Antidementiva dann abzusetzen, wenn die Progression zum Erreichen einer schweren Demenz geführt hat. Dies ist insofern plausibel, als es der Zulassung entspricht. Das bedeutet aber nicht zwingend, daß der Kranke und seine Familie nicht dennoch weiter von der Verordnung profitieren könnten, wie das Beispiel einer Placebo-kontrollierten Studie mit Memantin bei schweren Demenzen (Abb. 2.5.8 & 2.5.9) nahelegt.

Aus einigen der Studien mit Cholinesterasehemmern ist bekannt, daß nach ihrem Absetzen innerhalb weniger Wochen der Schweregrad erreicht wird, der bei spontanem Verlauf zu erwarten gewesen wäre, daß sich die therapeutische Wirkung also auf symptomatische

Besserung beschränkt (■ Abb. 2.5.4). Die Krankheit schreitet also unter der Therapie fort, wenn auch durch die Therapie von einem günstigeren Startpunkt. Im Mittel bedeutet die Wirkung der Cholinesterasehemmer einen Gewinn von ca. 6 Monaten. Analysen, welchen Zeitgewinn dies für die Untergruppe der Responder bedeutet, sind nicht publiziert worden; er würde sich aber mindestens auf 6 Monate belaufen.

Der bereits derzeit mit Cholinesterasehemmern behandelte Anteil Alzheimer-Kranker ist vernachlässigbar klein (■ Abb. 2.5.2). Es ist nicht bekannt, ob das derzeitige Verordnungsvolumen dem skizzierten, sachgerechten Einsatz bei einer kleinen Zahl Kranker oder nicht sachgerechten (d.h. z.B. unterdosierter und zu kurzer) Einsatz bei einer größeren Zahl Kranker entspricht. Ersteres wäre Unterbehandlung, letzteres Fehlbehandlung. Jedenfalls ist der Bedarf nicht gedeckt. Dabei soll dahingestellt bleiben, inwieweit Bedarf durch die (rückläufige) Verordnung traditioneller Nootropika gedeckt ist. Einzelfallbeobachtungen legen den Verdacht nahe, daß Cholinesterasehemmer nicht einmal für die zur Wirksamkeitsbeurteilung vorgesehene Dauer von 6 Monaten verordnet werden, was die Verordner mit den ökonomischen Risiken des gedeckelten Arzneimittelbudgets zu begründen pflegen. Das Verordnungsmuster (■ Abb. 2.5.2) legt nahe, daß die Tagesbehandlungskosten (■ Tab. 2.5.1) und weniger medizinische Kriterien und wissenschaftliche Evidenz das Verordnungsverhalten wesentlich mitbestimmen. Dies wird auch durch den Erfolg (■ Abb. 2.5.1) der Aktivitäten wider die Verordnung »umstrittener Arzneimittel« nahegelegt.

Die Gruppe der Demenzen ist von einem Klima des therapeutischen Nihilismus umgeben. Dies entspricht nicht den wirklichen therapeutischen Möglichkeiten. Das negative Klima hat auch Auswirkungen auf den übrigen Umgang mit diesen Krankheiten und Kranken. Das gilt es zu ändern. Dazu gehört die Etablierung klarer Priorisierungsregeln (siehe dort).

Auch aus pharmakoökonomischen Gründen, nämlich angesichts der massiven Unterschiede der Tagesbehandlungskosten, bedarf es vergleichender Studien zwischen den verschiedenen Pharmaka. Da die meisten traditionellen Nootropika in den USA als beherrschendem Pharmamarkt nicht verfügbar sind, ist nicht zu erwarten, daß die pharmazeutische Industrie solche Vergleichsstudien durchführen wird. Allenfalls für kommende Antidementiva können Vergleichsstudien mit den existierenden Cholinesterasehemmern erwartet werden, da diese sich als Standard zu etablieren beginnen. Also müssen Vergleichsstudien aus öffentlichen Geldern finanziert werden. Bleibt es beim derzeitigen, begrenzten Wissensstand, so wird es bei Unter- und (falls die traditionellen Nootropika tatsächlich wirkungslos sein sollten) Fehlbehandlung bleiben.

Ungefähr 20% der Demenzkranken entwickeln Verhaltensstörungen, insbesondere Aggressivität (Lyketsos et al. 2000), die eine Gefahr für die Kranken und

■ Tabelle 2.5.1 Tagesbehandlungskosten von Nootropika / Antidementiva

Wirkstoff	Warenzeichen	mittlere Tagesdosis	Tagesbehandlungskosten
Cinnarizin	verschiedene	150 mg	0,40 DM
Dihydroergotoxin	verschiedene	4 mg	1,36 DM
Ginkgo biloba	multiple	120 mg	1,53 DM
Piracetam	verschiedene	2400 mg	1,55 DM
Nicergolin	Sermion	30 mg	2,01 DM
Meclofenoxat	verschiedene	750 mg	2,24 DM
Cyclandelat	Natil	1200 mg	2,94 DM
Nimodipin	Nimotop	90 mg	4,15 DM
Memantin	Akatinol	20 mg	5,04 DM
Tacrine	Cognex	80 mg	5,36 DM
Rivastigmin	Exelon	6 mg	8,44 DM
Donepezil	Aricept	10 mg	10,04 DM

ihre Mitmenschen darstellen, ungefähr 40% erleben eine Depression (Fridman & Starkstein 2000), über 60% erleben im Laufe ihrer Krankheit (Ballard & Oyebode 1995) und 2% innerhalb eines Jahres (in einer Studie (Ballard et al. 1997) 47%) eine psychotische (meist delirante) Episode. Diese Beschwerden und Störungen können adjuvante Therapie mit Psychopharmaka notwendig machen, auch wenn (in Deutschland kaum genutzt, s.o.) Cholinesterasehemmer die Inzidenz zumindest von Verhaltensstörungen mindern.

Epidemiologische Informationen zur psychopharmakologischen Versorgung bei diesen Indikationen liegen kaum vor. Entsprechend eigenen Untersuchungen anhand von Verordnungsdaten des IMS werden Frauen in einem medizinisch nicht erklärbaren Maße mit Neuroleptika behandelt (◘ Abb. 2.5.10), das ihren Anteil an der Allgemeinbevölkerung insbesondere im fortgeschrittenen Lebensalter bei weitem übersteigt (◘ Abb. 2.5.11). Das ist Fehlbehandlung. Der Befund entspricht den Daten anderer Untersuchungen (Schaufele & Weyerer 1999). Ein wesentlicher Grund (u.a.) liegt wahrscheinlich darin, Fortsetzungsverordnungen auszustellen, obwohl sich die indizierende Symptomatik inzwischen zurückgebildet hat und auch rezidivprophylaktische Gabe nicht mehr notwendig ist. Daß damit gerade im Alter Nebenwirkungen verbunden sein können (hier speziell das Parkinsonoid), braucht nicht betont zu werden. Mit dieser Fehlversorgung ist insbesondere ein erhöhtes Risiko von Stürzen verbunden (Schaufele & Weyerer 1999).

Mit dem Alter nimmt die cholinerge Reserve des Gehirns ab, insbesondere bei der Alzheimer-Krankheit. Folglich sollten im Alter Pharmaka mit anticholinerger Wirkkomponente möglichst gemieden werden (weitere Gründe, die dies ebenfalls nahelegen, sollen hier außer Betracht bleiben). Das Gegenteil ist der Fall: Unabhängig vom Geschlecht gehören trizyklische Antidepressiva (wie Doxepin (z.B. Aponal)) auch im Alter zu den

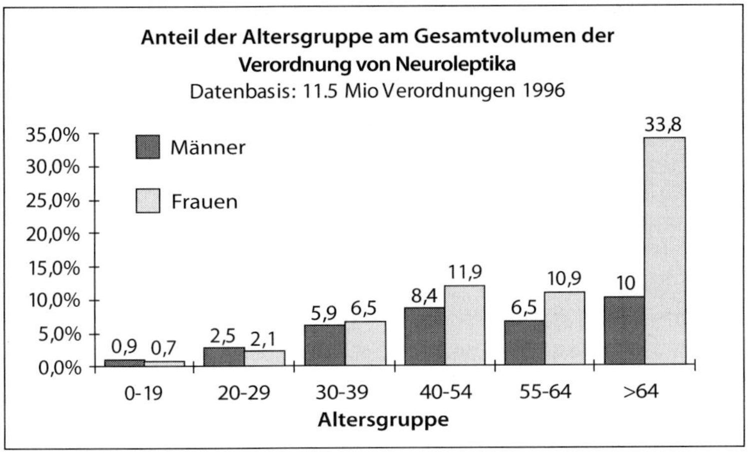

◘ **Abb. 2.5.10** Verordnungen von Neuroleptika nach Alter und Geschlecht (eigene Analysen von Daten des IMS)

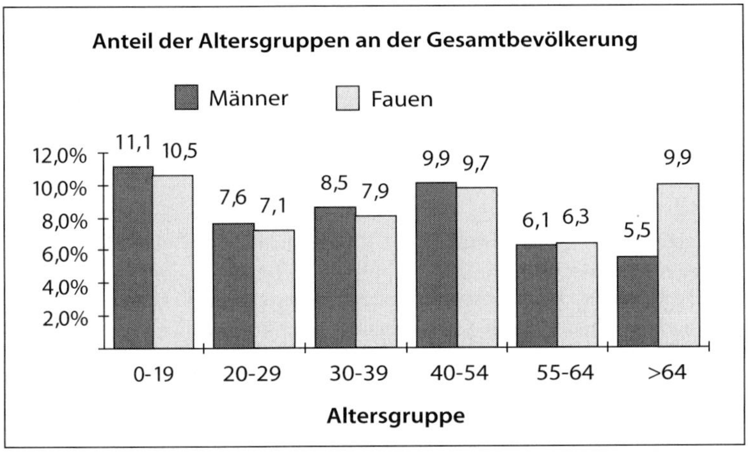

◘ **Abb. 2.5.11** Anteil der Altersgruppen an der Gesamtbevölkerung nach Geschlecht (eigene Ableitung aus Daten des statist. Bundesamtes)

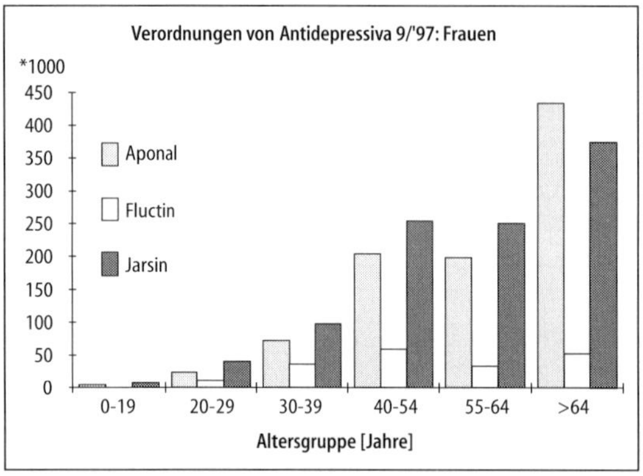

■ **Abb. 2.5.12** Verordnungen von Antidepressiva an Frauen nach Altersgruppen (eigene Analysen von Daten des IMS)

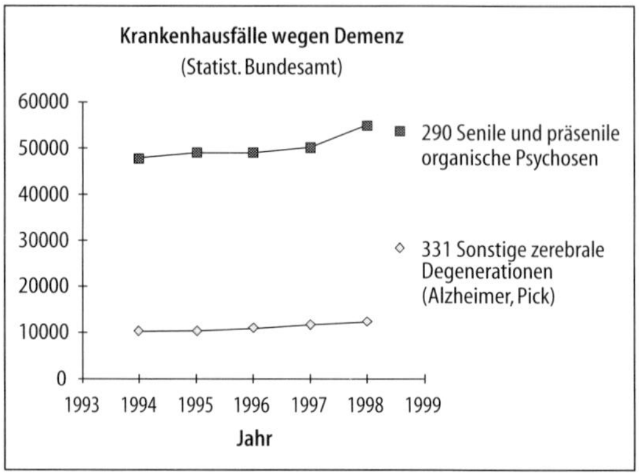

■ **Abb. 2.5.14** Krankenhausfälle wegen Demenz

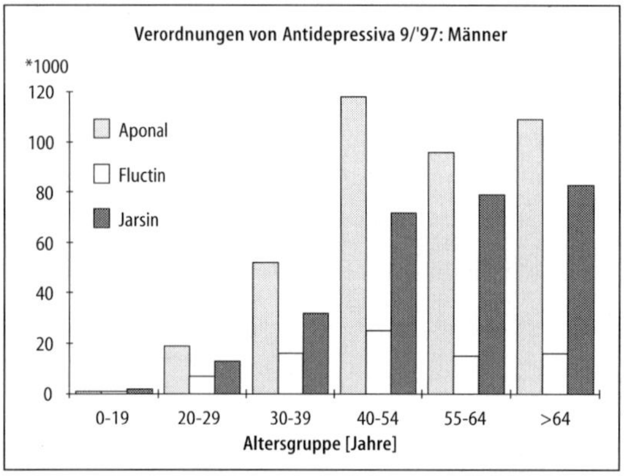

■ **Abb. 2.5.13** Verordnungen von Antidepressiva an Männer nach Altersgruppen (eigene Analysen von Daten des IMS)

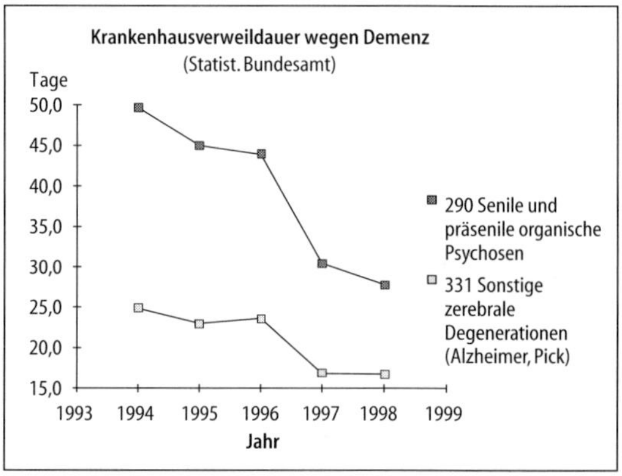

■ **Abb. 2.5.15** Krankenhaus-Verweildauer wegen Demenz

bevorzugten Antidepressiva (■ Abb. 2.5.12 & 2.5.13). Dem entsprechen die Befunde anderer (Riedel-Heller et al. 1999). Gleichzeitig besteht eine Unterversorgung mit Antidepressiva (siehe 2.1).

Die Krankenhausstatistik des Statistischen Bundesamtes (■ Abb. 2.5.14 bis 2.5.19) vermag zur Versorgung der Demenzkranken nur wenig auszusagen. Die von der Krankenhausstatistik verwendeten dreistelligen Kodes – hier 290 und 331 – umfassen beide ein heterogenes Spektrum von Krankheiten. Dieses Spektrum betrifft bei Kode 331 auch Krankheiten jüngerer Altersgruppen, was die breite Altersverteilung der Krankenhausfälle (■ Abb. 2.5.18) erklärt. Bei beiden Krankheitsgruppen ist in den letzten Jahren eine Zunahme der Krankenhausfälle zu verzeichnen (■ Abb. 2.5.14). Parallel hat die mittlere Verweildauer dramatisch abgenommen (■ Abb. 2.5.15). Dies ist in einem so kurzen Zeitraum nicht mit wissenschaftlichem Fortschritt zu erklären, sondern entspricht dem allgemeinen (politischen) Druck in Richtung einer Verkürzung der Verweildauer. Die Krankenhausstatistik gibt keine Streuungsmaße für die Verweildauern an. Die Variabilität der nach Altersgruppen differenzierten Verweildauern (■ Abb. 2.5.17 & 2.5.19) von Jahr zu Jahr legt nahe, daß die Verweildauern erheblich streuen. Dies kann sich aus der nosologischen Heterogenität erklären, aber auch daraus, daß beim individuellen Fall frühzeitige Krankenhausentlassung zum Zeitpunkt des Wegfalls der Krankenhausbedürftigkeit nicht gelingt, weil die ambulante Weiterversorgung oder die Übernahme in eine Pflegeeinrichtung nicht zu gewährleisten ist. Ohne dies mit Daten belegen zu können, entspricht eine solche Konstellation der klinischen Erfahrung: Die Kooperation zwischen Krankenhaus, komplementären Einrichtungen und niedergelassener Ärzteschaft bedarf der Verbesserung.

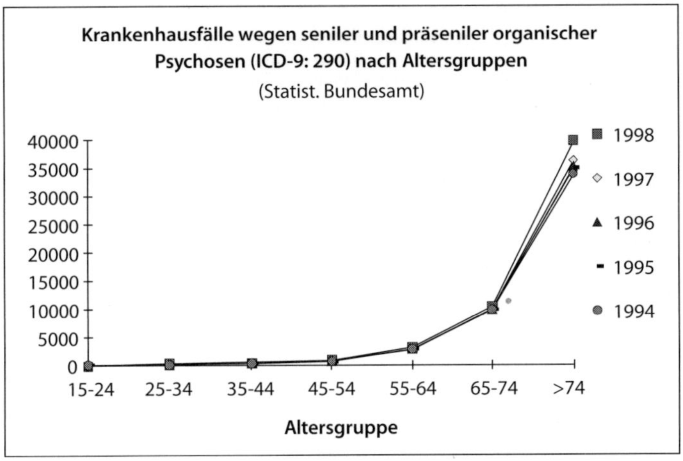

Abb. 2.5.16 Krankenhausfälle wegen seniler und präseniler organischer Psychosen (ICD-9: 290) nach Altersgruppen

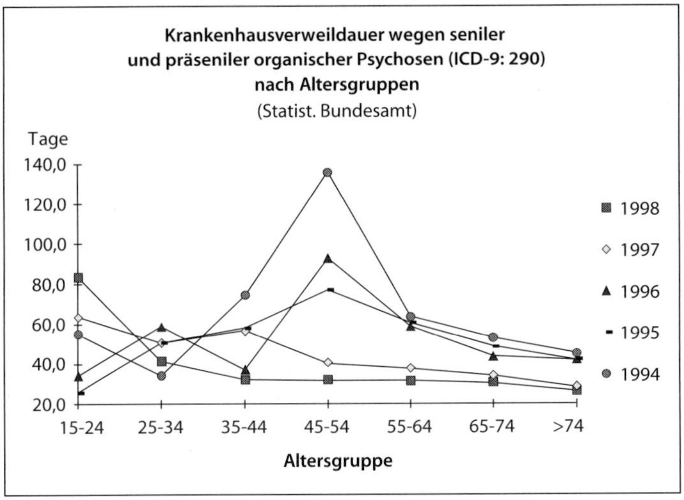

Abb. 2.5.17 Krankenhausverweildauer wegen seniler und präseniler organischer Psychosen (ICD 290) nach Altersgruppen

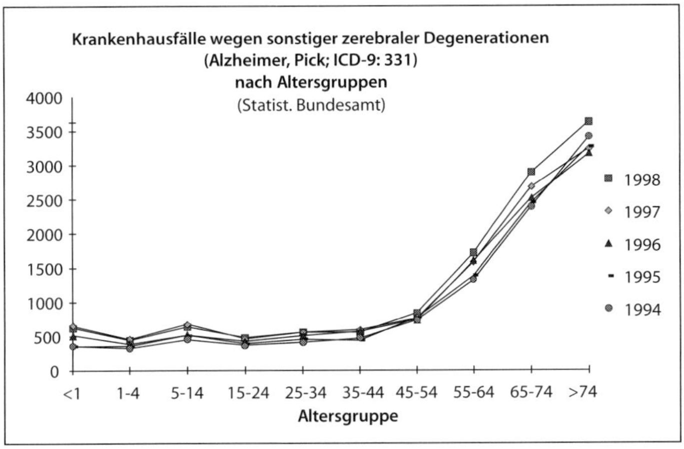

Abb. 2.5.18 Krankenhausfälle wegen sonstiger zerebraler Degenerationen (Alzheimer, Pick, ICD-9: 331) nach Altersgruppen

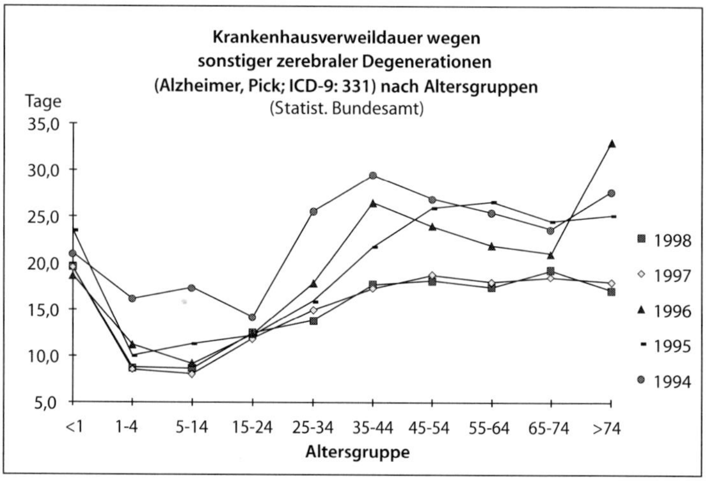

Abb. 2.5.19 Krankenhausverweildauer wegen sonstiger zerebraler Degenerationen (Alzheimer, Pick, ICD-9: 331) nach Altersgruppen

Tabelle 2.5.2 Aufschlüsselung der ICD-9-Kodes 290 und 331

Aufschlüsselung des ICD-9-Kode 290	
290	SENILE/PRESENILE PSYCHOS*
290.0	SENILE DEMENTIA UNCOMP
290.1	PRESENILE DEMENTIA*
290.10	PRESENILE DEMENTIA
290.11	PRESENILE DELIRIUM
290.12	PRESENILE DELUSION
290.13	PRESENILE DEPRESSION
290.2	SENILE DELUSION/DEPRESS*
290.20	SENILE DELUSION
290.21	SENILE DEPRESSIVE
290.3	SENILE DELIRIUM
290.4	ARTERIOSCLEROT DEMENTIA*
290.40	ARTERIOSCLER DEMENT NOS
290.41	ARTERIOSCLER DELIRIUM
290.42	ARTERIOSCLER DELUSION
290.43	ARTERIOSCLER DEPRESSIVE
290.8	SENILE PSYCHOSIS NEC
290.9	SENILE PSYCHOT COND NOS
Aufschlüsselung des ICD-9-Kode 331	
331	CEREBRAL DEGENERATION*
331.0	ALZHEIMER'S DISEASE
331.1	PICK'S DISEASE
331.2	SENILE DEGENERAT BRAIN
331.3	COMMUNICAT HYDROCEPHALUS
331.4	OBSTRUCTIV HYDROCEPHALUS
331.7	CEREB DEGEN IN OTH DIS
331.8	CEREB DEGENERATION NEC*
331.81	REYE'S SYNDROME
331.89	CEREB DEGENERATION NEC
331.9	CEREB DEGENERATION NOS

Die Zahl der Krankenhausfälle wegen Demenz (Abb. 2.5.14) signalisiert, daß nur ein Bruchteil der Demenzkranken in einem Jahr hospitalisiert wird. Die Krankenhausstatistik erlaubt keine Rückschlüsse, welches die konkreten Aufnahmeanlässe sind. Die klinische Erfahrung lehrt, daß das Indikationsspektrum von der Krisenintervention bei Demenz-bedingten Verhaltensstörungen über psychotische Episoden über die anders nicht zu gewährleistende Behandlung von Begleitkrankheiten bis zur diagnostischen Abklärung eines Demenzverdachtes reicht. Wissenschaftlich fundierte Regeln, wann welche Versorgungsebene – hier die Krankenhausbehandlung – indiziert ist, fehlen.

Die massive Abnahme der mittleren Verweildauer kann einen Trend in Richtung einer solchen Verbesserung bedeuten, sie kann aber auch Unterversorgung infolge des ökonomisch motivierten Entlassungsdrucks bedeuten, sie kann schließlich schlicht Ausdruck einer vorherigen Überversorgung sein. Vermutlich treffen alle drei Möglichkeiten zu. Ein Urteil ist mangels empirischer Daten nicht möglich. Es bleibt zu hoffen, daß die Umstellung der amtlichen Klassifikation von ICD-9 auf ICD-10 SGB V Version 1.3 ab 01.01.2000 und auf ICD-10 SGB V Version 2.0 ab 01.01.2001 auch die Krankenhausstatistik aussagefähiger machen wird. Nur beiläufig sei darauf hingewiesen, daß wohl die meisten psychiatrischen Kliniken bereits seit 1993 die WHO-Version der ICD-10 intern verwenden, da die ICD-9 keine valide Diagnostik entsprechend des Standes der Wissenschaft erlaubt.

In der Öffentlichkeit wird die unzureichende Berücksichtigung des Pflegebedarfs Demenzkranker im Rahmen der Begutachtung durch die soziale Pflegeversicherung diskutiert und beklagt. Die Klage wird damit begründet, daß die gesetzlich vorgesehenen Grundverrichtungen (Mobilität, Ernährung, Körperpflege, Hauswirtschaft) den Pflegeaufwand von Überwachungs- und Betreuungsleistungen bei Demenzkranken ignoriere. Über die tatsächliche quantitative Bedeutung der Demenzen als pflegebegründende Krankheit bei der Gewährung von Leistungen aus der Pflegeversicherung ist kaum etwas bekannt. Nur die private Pflegeversicherung hat Statistiken über die pflegebegründenden Diagnosen publiziert (Fritze et al. 1999), leider allerdings beschränkt auf die sog. Härtefälle. Entsprechend der jüngsten Aktualisierung (◘ Abb. 2.5.20) begründet sich die Gewährung von Leistungen der privaten Pflegeversicherung entsprechend der Härtefallregelung bei 30% aus einer Demenz. Insofern stellt sich die hier nicht zu klärende Frage, ob die unzureichende Würdigung des Pflegebedarfs von Demenzkranken ein Problem der gesetzlichen Vorgaben (Begrenzung auf Grundverrichtungen) oder auf Qualitätsdefizite der Pflegegutachten (Paulus 1999; Zerfass et al. 1997) zurückzuführen ist.

Demenzkranke beziehen unter den derzeit geltenden Regelungen für diese Grundverrichtungen Hilfe aus der Pflegeversicherung. Ob ein Hilfebedarf anerkannt wird, hängt vom zeitlichen Aufwand im Verhältnis zu den für die verschiedenen Pflegestufen vorgesehenen Zeitkorridoren ab. Demenzkranke können über längere Zeit im Beginn der Krankheit die o.g. Grundverrichtungen noch selbständig erledigen, wenn Sie dazu angehalten werden (z. B. selbständig die Toilette benutzen, wenn sie dort hingeführt wurden; selbständig essen, wenn sie an den Tisch gesetzt und ihnen das Besteck in die Hand gegeben wurde), ohne dabei aber selbst planvoll initiativ werden zu können. Wenn sich der Hilfebedarf hier auf Anleitung und beaufsichtigende Begleitung beschränkt, kann der geringere Zeitaufwand dazu führen, daß keine oder nur eine »niedrige« Pflegestufe erreicht wird. Jemanden zur Toilette zu führen (wenn er dazu in der Lage ist), benötigt in der Regel weniger Zeit als Windeln zu wechseln, verbunden mit einem Bad.

Jedoch verursachen Kranke mit »leichter« bis »mittelschwerer« Demenz dennoch bei ihren Betreuern weiteren Aufwand, gerade weil sie »noch« mobil sind. Unbeaufsichtigt verlassen sie u.U. die Wohnung und das Haus und gefährden dabei sich und andere z. B. im Straßenverkehr. Für die also notwendige Beaufsichtigung sieht die Pflegeversicherung keine Leistungen vor. Deshalb ist der Vorschlag grundsätzlich zu begrüßen, Demenzkranken einen »Hilfebedarf für allgemeine Beaufsichtigung und Betreuung« zu gewähren. Für den Aufwand für die Beaufsichtigung müßten analog zu den Grundverrichtungen Zeitkorridore entwickelt werden.

So willkommen es wäre, Demenzkranken »Hilfebedarf für allgemeine Beaufsichtigung und Betreuung« zu gewähren, so ergeben sich hieraus zusätzliche grundsätzliche Probleme: Hilfebedarf für allgemeine Beaufsichtigung und Betreuung haben nicht nur Demenzkranke; vielmehr kann sich solcher Hilfebedarf auch bei anderen Krankheiten ergeben, insbesondere bei psychischen Krankheiten. Vor dem Hintergrund des Gleichheitsgebots erscheint es deshalb notwendig, diese Hilfe zumindest bei allen psychischen Krankheiten (hier wären z. B. auch ausgeprägte Oligophrenien zu nennen) vorzusehen, zumindest soweit Beaufsichtigung erfor-

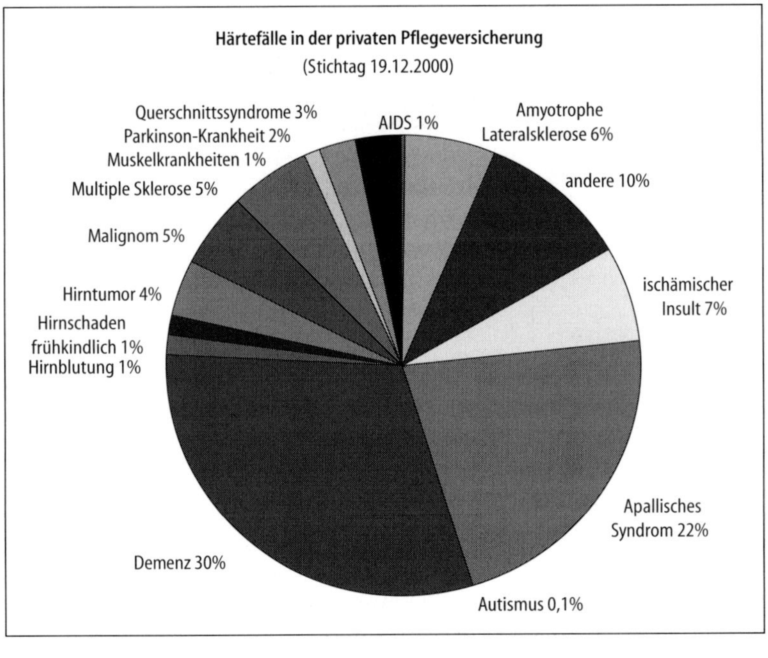

◘ Abb. 2.5.20 Pflegebegründende Diagnosen bei den als Härtefall anerkannten Pflegebedürftigen in der privaten Pflegeversicherung (eigene Analyse)

derlich ist. Falls diesbezüglich nicht Vorsorge getroffen würde, wäre vor dem Hintergrund des Gleichheitsgebots mit gerichtlichen Auseinandersetzungen zu rechnen.

So willkommen es wäre, Demenzkranken Hilfebedarf für Beaufsichtigung zu gewähren, so würde das allenfalls einen Teil der konkreten Probleme bei der Pflege Demenzkranker lindern. Ein mindestens ebenso bedeutsames Problem liegt darin, daß die Pflegepersonen nicht im Umgang mit (Demenz-) Kranken geschult sind (s.o.). Daraus resultiert regelmäßig nicht-zielgerechtes Fehlverhalten, was den Beaufsichtigungsaufwand im Sinne eines Teufelskreises zusätzlich zu erhöhen pflegt. Es besteht also dringender Bedarf an systematischer Schulung (als Teil der Qualitätssicherung in der Pflege) pflegender Angehöriger. Schulungskonzepte wurde bereits entwickelt. Jedoch gibt es hierzu keinerlei Finanzierungsvorschläge. Es wäre widersinnig, wenn Beaufsichtigungsleistungen in den Leistungskatalog der Pflegeversicherung aufgenommen würden, ohne die Schulung einzuführen und zu finanzieren.

Literatur

Ballard C, Oyebode F: Psychotic symptoms in patients with dementia. Int J Geriatr Psychiatry 10 (1995) 743-752

Ballard C, O'Brien J, Coope B, Fairbairn A, Abid F, Wilcock G: A prospective study of psychotic symptoms in dementia sufferers: Psychosis in dementia. Int Psychogeriatrics 9 (1997) 57-64

Bickel H: Dementia and Alzheimer's disease: An estimate of prevalent and incident cases in Germany. Gesundheitswesen 62 (2000) 211-218

Corey-Bloom J, Anand R, Veach J: A randomized trial evaluating the efficacy and safety of ENA 713 (rivastigmine tartrate), a new acetylcholinesterase inhibitor, in patients with mild to moderately severe Alzheimer's disease. Int J Geriatr Psychopharmacology 1 (1998) 55-65

Deutsche Gesellschaft für Psychiatrie, Psychotherapie und Nervenheilkunde (DGPPN): Praxisleitlinien in Psychiatrie und Psychotherapie, Band 3: Behandlungsleitlinie Demenz. Steinkopff, Darmstadt 2000

Fridman EA, Starkstein SE: Treatment of depression in patients with dementia epidemiology, pathophysiology and treatment. CNS-Drugs 14 (2000) 191-201

Fritze J, Diedrich U, Ziegenhagen D-J: Härtefälle in der privaten Pflegeversicherung. Deutsches Ärzteblatt 96 (1999) C-1952-C-1954

Fritze J: Klinische Studien richtig interpretieren: »statistisch signifikant« = klinisch relevant? Neurotransmitter 11/5 (2000) 56-58

Grassel E: Temporary institutional respite in dementia cases: Who utilizes this form of respite care and what effect does it have? Int Psychogeriatrics 9 (1997) 437-448

Grassel E: Häusliche Pflege dementiell und nicht-dementiell Erkrankter: Teil II: Gesundheit und Belastung der Pflegenden. Z Gerontol Geriatr 31 (1998) 57-62

Helmchen H, Linden M, Wernicke T: Psychiatrische Morbidität bei Hochbetagten: Ergebnisse aus der Berliner Altersstudie. Nervenarzt 67 (1996) 739-750

Klostermann M, Steinkamp G, Tropberger F, Werner B: Gerontopsychiatrische Versorgung durch ambulante Pflegedienste: Ergebnisse einer empirischen Analyse. Z Gerontol Geriat 31 (1998) 426-437

Livingston G, Katona C: How useful are cholinesterase inhibitors in the treatment of Alzheimer's Disease? A number needed to treat analysis. Int J Geriatr Psychiatry 15 (2000) 203-207

Lyketsos CG, Steinberg M, Tschanz JT, Norton MC, Steffens DC, Breitner JCS: Mental and behavioral disturbances in dementia: Findings from the cache county study on memory in aging. Am J Psychiatry 157 (2000) 708-714

Meller I, Fichter M, Schroppel H: Institutional care for the very old – Results of the Munich study on the very old. Fortschr Neurol Psychiat 68 (2000) 270-277

Paulus HJ: Begutachtung von Demenzkranken im Bereich der sozialen Pflegeversicherung. Psycho 25 Suppl (1999) 227

Reischies FM, Geiselmann B, Gessner R, Kanowski S, Wagner M, Wernicke F, Helmchen H: Demenz bei Hochbetagten: Ergebnisse der Berliner Altersstudie. Nervenarzt 68 (1997) 719-729

Riedel-Heller SG, Stelzner G, Schork A, Angermeyer MC: Gerontopsychiatrische Kompetenz ist gefragt. Die aktuelle psychopharmakologische Behandlungspraxis in Alten- und Altenpflegeheimen. Psychiatr Praxis 26 (1999) 273-276

Riedel-Heller SG, Schork A, Matschinger H, Angermeyer MC: Recruitment procedures and their impact on the prevalence of dementia: Results from the Leipzig longitudinal study of the aged (LEILA75+). Neuroepidemiology 19 (2000) 130-140

Riedel-Heller SG, Schork A, Fromm N, Angermeyer MC: Dementia in primary care – Results of a survey. Z Gerontol Geriatr 33 (2000) 300-306

Rogers SL, Farlow MR, Doody RS, Mohs R, Friedhoff LT, Albala B, Baumel B, Booker G, Dexter J, Farmer M, Feighner JP, Ferris S, Gordon B, Gorman DG, Hanna G, Harrell LE, Hubbard R, Kennedy J, kinney FC, McCarthy J, Scharre DW, Schaerf F, Schneider L, Seltzer B, Siegal A, Stark SR, Strauss A, Walshe TM: A 24-week, double-blind, placebo-controlled trial of donepezil in patients with Alzheimer's disease. Neurology 50 (1998) 136-145

Sandholzer H, Breull A, Fischer GC: Früherkennung und Frühbehandlung von kognitiven Funktionseinbußen: eine Studie über eine geriatrische Vorsorgeuntersuchung im unausgelesenen Patientengut der Allgemeinpraxis. Z Gerontol Geriatr 32 (1999) 172-178

Schacke C, Zank S: Zur familiären Pflege demenzkranker Menschen: Die differentielle Bedeutung spezifischer Belastungsdimensionen für das Wohlbefinden der Pflegenden und die Stabilität der häuslichen Pflegesituation. Z Gerontol Geriatr 31 (1998) 355-361

Schaufele M, Weyerer S: The use of psychotropic drugs and the risk of falls among residents in old age homes: A prospective epidemiological study in Mannheim. Eur J Geriatrics 1 (1999) 124-131

10

Stoppe G, Sandholzer H, Winter S, Kiefer J, Staedt-J: Treatment of the memory-disturbed elderly in primary care. Prim Care Psychiatry 4 (1998) 205-209

Wernicke TF, Linden M, Gilberg R, Helmchen H: Ranges of psychiatric morbidity in the old and the very old – Results from the Berlin Aging Study (BASE). Eur Arch Psychiatry Clin Neurosci 250 (2000) 111-119

Winblad B, Poritis N: Memantine in severe dementia, results of the (9)M-best study (benefit and efficacy in severly demented patients during treatment with memantine). Int J Geriatr Psychiatry 14 (1999) 135-146

Zerfass R, Daniel S, Sattel H, Besthorn C, Forstl H: Die Pflegebedürftigkeit Demenzkranker im Urteil von Angehörigen und Gutachtern der Pflegeversicherung. Psychiatr Prax 24 (1997) 84-87

2.6 Substanzabhängigkeiten

Es wird im folgenden davon ausgegangen, daß der Drogen- und Suchtbericht 1999 der Drogenbeauftragten der Bundesregierung das erreichbare Optimum bezüglich Erfassung und Qualität verfügbarer Daten zur Versorgungslage bei Abhängigkeitserkrankungen in Deutschland repräsentiert. Deshalb wurde auf eigene ausgiebige Recherchen verzichtet.

2.6.1 Nikotinabhänigkeit

In der Bundesrepublik rauchen gemäß der letzten Erhebung 43 % der Männer und 30 % der Frauen; hochgerechnet auf die 18- 59-jährige Bevölkerung sind das 17,8 Mio. Raucher (■ Tab. 2.6.1.1). Die vielfältigen Gefahren des Rauchens (vor allem als Risikofaktor für Herz-Kreislaufkrankheiten und Malignome, insbesondere das Bronchialkarzinom) gehören inzwischen zum Allgemeinwissen und brauchen deshalb nicht abgehandelt zu werden.

Da der Staat steuerlich vom Tabakkonsum profitiert, seien beim Thema Sucht auch gesundheitsökonomische Aspekte angesprochen. Im Jahre 1998 haben sich die Steuereinnahmen des Bundes aus der Tabaksteuer auf 21,652 Mrd. DM belaufen; das sind 9,2% der gesamten Leistungsausgaben der GKV (234,1 Mrd. DM) des Jahres 1998. Diese Relation spricht für sich selbst und bedarf also keiner weiteren Kommentierung. Diese Zahlen stehen nicht im Drogenbericht der Bundesregierung. Analysen zu den direkten und indirekten Kosten der Krankheitsfolgen des Nikotinkonsums in Deutschland können wir in der Literatur nicht finden. Eigene grobe Schätzungen anhand der Krankenhausstatistik des Jahres 1993 und der in der Literatur auffindbaren relativen Risiken des Rauchens für Herz-Kreislaufkrankheiten und verschiedene Malignome kommen auf einen Betrag von 5,4 Mrd. DM allein für die Krankenhausbehandlung.

Unter Federführung der Bundeszentrale für Gesundheitliche Aufklärung in Zusammenarbeit u.a. mit den Krankenkassen sind in den letzten Jahren Raucher-Entwöhnungsprogramme realisiert worden. Diese konnten vom Konzept her nur einen kleinen Teil der Raucher erreichen, da wesentliche Komponenten eines die – wie hier notwendig – gesamte Bevölkerung ansprechenden Präventionsprogramms fehlten. Nikotinabhängigkeit ist eine mit hohen gesundheitlichen Risiken behaftete Volkskrankheit und als Krankheit von der WHO anerkannt. In Relation dazu sind die Nikotinabhängigen unterversorgt. Der Bundesausschuß der Ärzte und Krankenkassen hat pauschal Medikamente zur Unterstützung der Entwöhnung von Nikotin von der Übernahme durch die GKV ausgeschlossen. Im Bewußtsein der Kostenproblematik hat die DGPPN grundsätzliches Verständnis dafür, die Verordnung zu Lasten der GKV von Mitteln zur Raucherentwöhnung einzuschränken. Jedoch ist ein pauschaler Leistungsausschluß auch gesundheitsökonomisch nicht sachgerecht und nicht logisch. Zumindest einer Untergruppe

■ Tabelle 2.6.1.1 Repräsentativerhebung zum Gebrauch psychoaktiver Substanzen bei 8.020 Erwachsenen im Alter von 18-59 Jahren in Deutschland: Raucher, Exraucher und Nichtraucher (Raucher: in letzten 30 Tagen geraucht) (entnommen bei www.suchtreport.de)

	West			Ost		
	Gesamt	Männer	Frauen	Gesamt	Männer	Frauen
Raucher	36,70%	43,30%	30,10%	36,40%	42,80%	30,00%
Exraucher	21,90%	22,90%	20,80%	21,30%	26,90%	15,80%
Nichtraucher	40,90%	33,30%	48,60%	41,80%	30,10%	53,50%

Unter den 18-59 jährigen Deutschen sind 17,8 Mio. Raucher

komorbider Schwerkranker (z. B. Diabetes mit Arteriosklerose-Folgekrankheiten; chronisch-obstruktive Lungenkrankheit) müßte die durch Nikotin-Substitution und Bupropion unterstützte Entwöhnung offenstehen.

2.6.2 Alkoholkrankheit

Der pro Kopf Konsum von Alkohol ist in den letzten Jahren etwas rückläufig (◘ Abb. 2.6.2.1), wobei Deutschland im internationalen Vergleich unverändert eine führende Position einnimmt (◘ Abb. 2.6.2.2). Der Bierkonsum deckt immerhin 20% des gesamten Getränkekonsums (◘ Abb. 2.6.2.3). Starken Alkoholkonsum betreiben 15,2 % der Männer und 8,4 % der Frauen. Einen problematischen dauerhaften Alkoholkonsum (WHO: Frauen >20 Gramm reinen Alkohols pro Tag, Männer >40 Gramm) betreiben 10-15% der Männer und 3-5% der Frauen. In bundesdeutschen Krankenhäusern werden 170000 Personen jährlich als alkoholabhängig diagnostiziert (darunter 130000 Männer und 40.000 Frauen), bei rund 31000 Personen (25000 Männer, 6000 Frauen) wird eine Alkoholpsychose behandelt und bei 14000 eine Leberzirrhose. 17,5 % der Patienten im Alter zwischen 18 und 64 Jahren im Allgemeinkrankenhaus und 10,5% der Patienten in Allgemeinpraxen wurden als alkoholabhängig diagnostiziert oder wiesen hohen Alkoholmißbrauch auf. Die vielfältigen Gefahren des Alkoholkonsums (Bluthochdruck mit seinen Folgen, Leberzirrhose, chronische Pankreatitis; Unfälle/Verletzungen; Alkoholsucht mit allen direkten psychosozialen Folgen für das betroffene Individuum und seine Angehörigen; alkoholtoxisches Delir, alkoholtoxische Demenz, Polyneuropathie, Kleinhirnatrophie, und vieles anderes mehr) gehören inzwischen zum Allgemeinwissen und brauchen deshalb nicht detailliert abgehandelt zu werden. Bei der altersstandardisierten Mortalität an chronischen Leberleiden und Leberzirrhose nahm Deutschland bis 1993 im internationalen Vergleich eine führende Position ein (◘ Tab. 2.6.2.1). Wegen verminderter Erwerbsfähigkeit infolge Alkoholkrankheit wurden 1998 4900 Männern (im mittleren Alter von 50 Jahren) und 890 Frauen (Durchschnittsalter 49 Jahre) vorzeitig berentet.

Im Jahre 1998 haben sich die Steuereinnahmen des Bundes aus der Alkoholsteuer auf 5,522 Mrd. DM

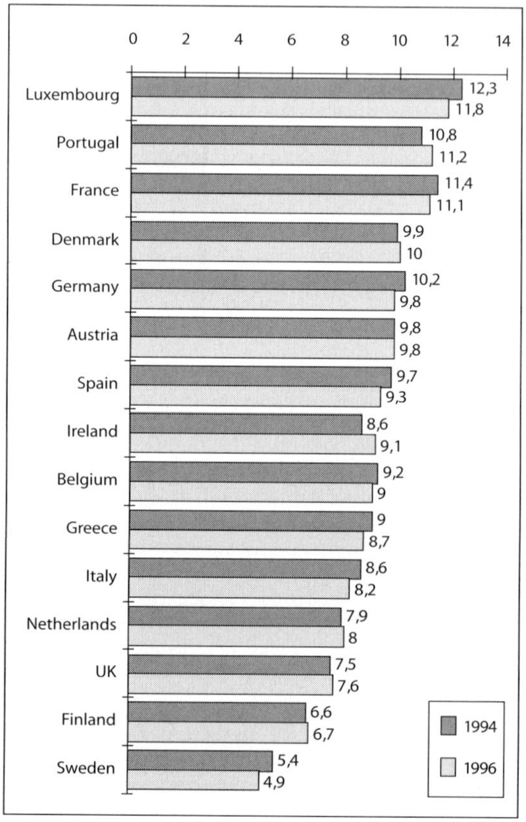

◘ Abb. 2.6.2.2 Pro Kopf Konsum reinen Alkohols im internationalen Vergleich (World Drink Trends 1997)

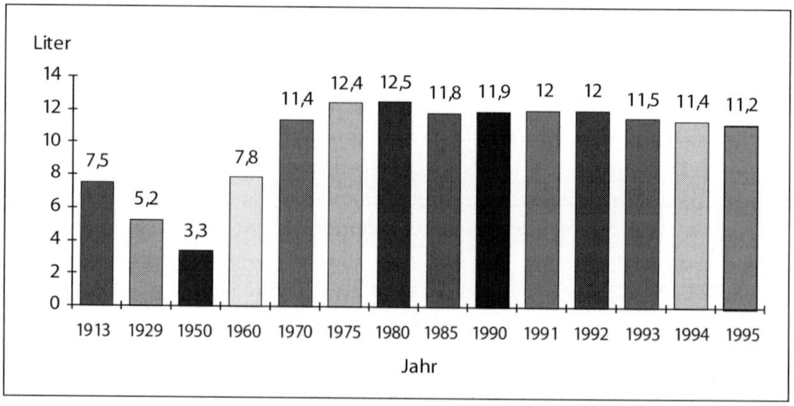

◘ Abb. 2.6.2.1 Pro Kopf Konsum reinen Alkohols in Deutschland im Zeitverlauf (DHS 1997)

(Branntweinsteuer 4,426 Mrd. DM, Schaumweinsteuer 1,028 Mrd. DM, Steuern auf Zwischenerzeugnisse 0,068 Mrd. DM) belaufen, die der Bundesländer aus der Biersteuer auf 1,662 Mrd. DM, insgesamt also 7,184 Mrd. DM; das sind 3,07% der gesamten Leistungsausgaben der GKV (234,1 Mrd. DM) des Jahres 1998. Diese

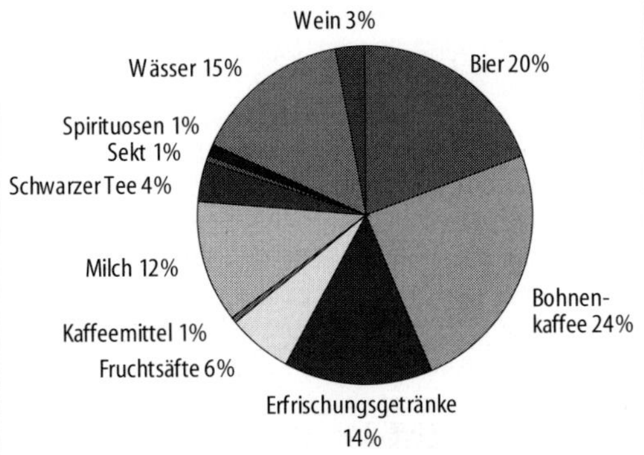

Abb. 2.6.2.3 Getränkeverbauch je Einwohner in Deutschland 1997 (Verband der Alkoholindustrie 1999)

Relation spricht für sich selbst und bedarf also keiner weiteren Kommentierung. Diese Zahlen stehen nicht im Drogenbericht der Bundesregierung. In der Literatur finden wir nur eine einzige Analyse zu den direkten und indirekten Kosten der Krankheitsfolgen des Alkoholkonsums in Deutschland (Brecht et al. 1996). Diese Analyse ergab für das Jahr 1990 in den alten Bundesländern direkte Krankheitskosten von 1,553 Mrd. DM und indirekte Kosten von 4,422 Mrd. DM. Eigene grobe Schätzungen anhand der Krankenhausstatistik des Jahres 1993 und der in der Literatur auffindbaren relativen Risiken des Alkoholkonsums für Herz-Kreislaufkrankheiten und einzelne Malignome, Herzinsuffizienzen, Leberkrankheiten, Pankreatitis und neuropsychiatrische Folgekrankheiten kommen auf einen Betrag von 2,6 Mrd. DM allein für die Krankenhausbehandlung. Andere Quellen beziffern die Kosten, die durch gesundheitliche Schäden in der Folge von Alkoholmißbrauch in Deutschland auftreten, auf 50 bis 80 Milliarden DM (Berufsgenossenschaft Druck und Papier 1995; Stienemeier 1994; Bühringer & Simon 1992; zitiert nach Bergmann 1997). Angesichts solcher Diskrepanzen hat das Bundesministerium für Gesundheit 1996 das Robert Koch Institut beauftragt, die direkten Krankheitsfolgekosten wie auch indirekte Kosten auf Grund von Morbidität

Tabelle 2.6.2.1 Altersstandardisierte Mortalität an chronischen Leberleiden und Leberzirrhose im internationalen Vergleich (WHO, Health for All database, 1997)

Country	1970	1980	1990	1991	1992	1993
Austria	27.7	29.2	25.8	27.2	27.6	25.9
Belgium	10.9	12.9	11.3 (1989)	n/a	n/a	n/a
Denmark	9.2	11.4	13.4	13.5	13.5	13.4
Finland	5.1	6.8	10.6	10.6	11.3	9.9
France	33.9	28.9	17.5	16.6	15.6	n/a
Germany	n/a	n/a	20.2	21.7	21.4	21.5
Greece	16.5	10.6	8.0	7.9	8.6	8.2
Ireland	3.8	4.7	2.7	3.2	3.1	n/a
Italy	30.7	32.9	22.6	21.9	n/a	n/a
Luxembourg	n/a	23.0	23.7	18.3	18.9	16.4
Netherlands	4.6	5.1	4.8	4.9	5.1	4.5
Portugal	n/a	n/a	24.5	27.0	26.2	26.4
Spain	24.7	24.2	19.3	18.7	17.7	n/a
Sweden	7.5	11.2	6.5	6.0	6.4	n/a
UK	2.8	4.6	6.0	5.9	5.8	n/a

und Mortalität im Zusammenhang mit Alkoholmißbrauch zu schätzen. Grundlage dieser Berechnungen ist überwiegend sekundärstatistisches Material, vorrangig Daten der amtlichen Statistik verschiedener Kostenträger (Bergmann 1997). Diese Analyse scheint unverändert nicht publiziert worden zu sein. Bergmann wird anderenorts mit der mündlichen Äußerung zitiert, die totalen Krankheitskosten beliefen sich auf 40 Mrd. DM.

In einer Repräsentativerhebung (Rumpf et al. 2000) mit einer Antwortrate von 70,2% (4075 Interviews) hatten nur 59,5% der als alkoholkrank Diagnostizierten je Kontakt mit einer professionellen Hilfe. Nur 5,4% hatten ärztliche Beratung gesucht. Aber 92,7% hatten in den zurückliegenden 12 Monaten in irgendeiner Form Kontakt mit dem medizinischen Versorgungssystem. In einer Repräsentativerhebung am Allgemeinkrankenhaus (n =1167) hatten 38,2% bis dahin nie Hilfe wegen ihrer Alkoholkrankheit in Anspruch genommen; für 70,8% traf dies für die 12 Monate vor der Krankenhausaufnahme zu (Rumpf et al. 1998). In einer weiteren Repräsentativerhebung (Gerke et al. 1997) am Allgemeinkrankenhaus (Innere Medizin: n=625; Chirurgie: n=663; Alter: 18-64 Jahre) standen 21% (29,3% bei Männern, 9,4% bei Frauen) der Behandlungen ursächlich in Zusammenhang mit einer Alkoholkrankheit (Delirium tremens 12,8%, epileptischer Anfall 11,4%, Schädel-Hirntraumen 9,4%, Leberzirrhose 8,1%). Bei Alkoholmißbrauch lagen oft Verletzungen vor.

Die Zahl der Krankenhausfälle wegen Alkoholabhängigkeit und deren psychiatrischer Komplikationen (und auch wegen Medikamenten- und Drogenabhängigkeit) steigt in den letzten Jahren stetig (◘ Abb. 2.6.2.4), wobei die Verweildauer dramatisch zurückgeht (◘ Abb. 2.6.2.5). Die Fallzahlsteigerung betrifft Männer etwas mehr als Frauen (◘ Abb. 2.6.2.6). Der Verweildauerrückgang ist bei den Alkoholpsychosen der Frauen am ausgeprägtesten (◘ Abb. 2.6.2.7). Die Altersverteilung hat sich über die Jahre nicht bedeutsam verändert; das Maximum liegt bei 34-45 Jahren (◘ Abb. 2.6.2.8), was internationalen Daten entspricht. Die Verweildauer hat sich in allen Altersgruppen weitgehend parallel verändert (◘ Abb. 2.6.2.9).

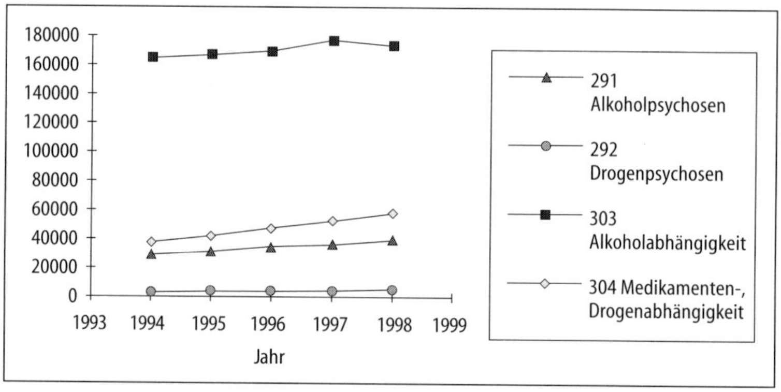

◘ Abb. 2.6.2.4 Krankenhausfälle wegen Alkoholkrankheit und Alkoholpsychosen sowie Medikamenten- und Drogenabhängigkeit und Drogenpsychosen (Statist. Bundesamt)

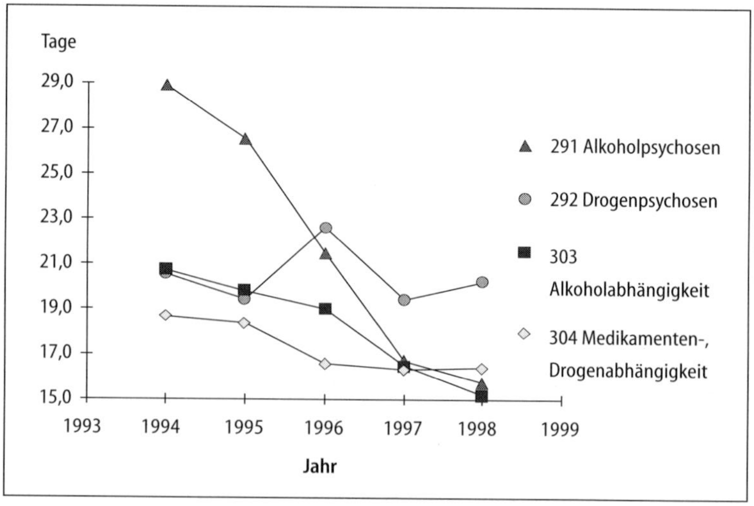

◘ Abb. 2.6.2.5 Krankenhaus-Verweildauer wegen Alkoholkrankheit und Alkoholpsychosen sowie Medikamenten- und Drogenabhängigkeit und Drogenpsychosen (Statist. Bundesamt)

Alkoholkranke Männer wurden 1999 bei verminderter Erwerbsfähigkeit in einem mittleren Alter von 49,34 Jahren berentet im Vergleich zu 53,04 Jahren in der Allgemeinbevölkerung (VDR 2000); bei Frauen belief sich das Alter auf 48,74 Jahre im Vergleich zu 50,35 Jahren (◘ Abb. 2.6.2.10 & 2.6.2.11). Quantitative Aussagen zu den bewilligten Zeitrenten sind leider nicht möglich, da die ICD-9-Kodes 300 bis 316 nur als Gruppe und nicht weiter aufgeschlüsselt zugänglich sind. Inwieweit der Berentung wegen infolge Alkoholkrankheit verminderter Erwerbsfähigkeit ein Rehabiliationsversuch vorausging, läßt sich mangels entsprechender Aufschlüsselung der nur als Gruppe zugänglichen ICD-9-Kodes 300 bis 316 (VDR 2000) nicht sagen.

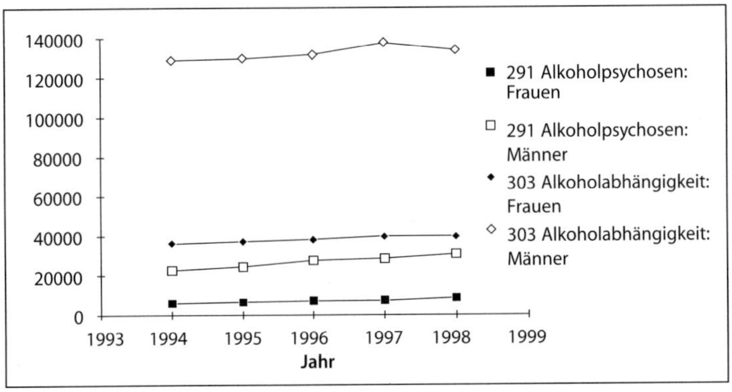

◘ **Abb. 2.6.2.6** Krankenhausfälle wegen Alkoholkrankheit und Alkoholpsychosen nach Geschlechtern (Statist. Bundesamt)

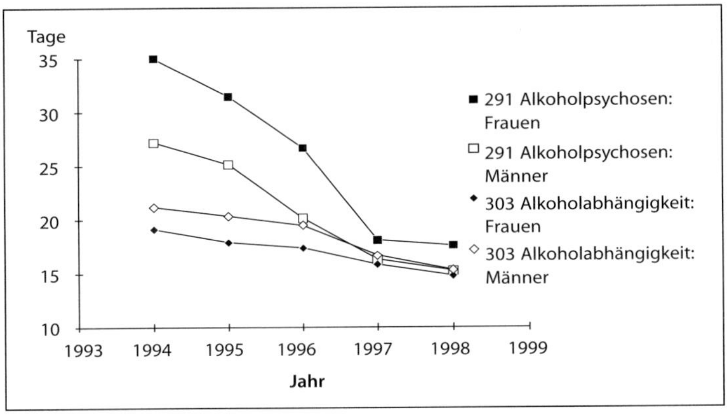

◘ **Abb. 2.6.2.7** Krankenhaus-Verweildauer wegen Alkoholkrankheit und Alkoholpsychosen nach Geschlechtern (Statist. Bundesamt)

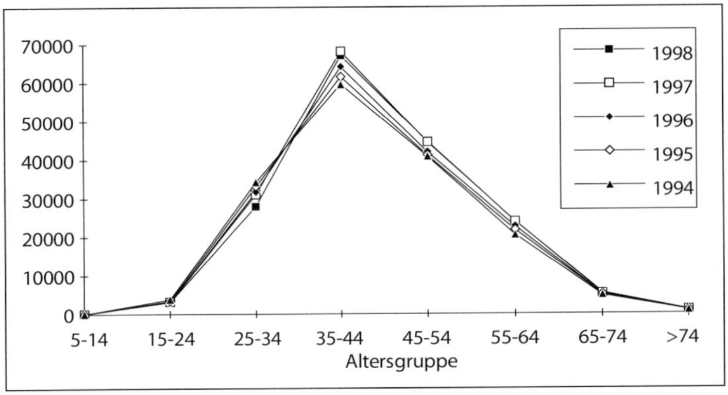

◘ **Abb. 2.6.2.8** Altersverteilung der Krankenhausfälle wegen Alkoholkrankheit (ICD-9: 303) (Statist. Bundesamt)

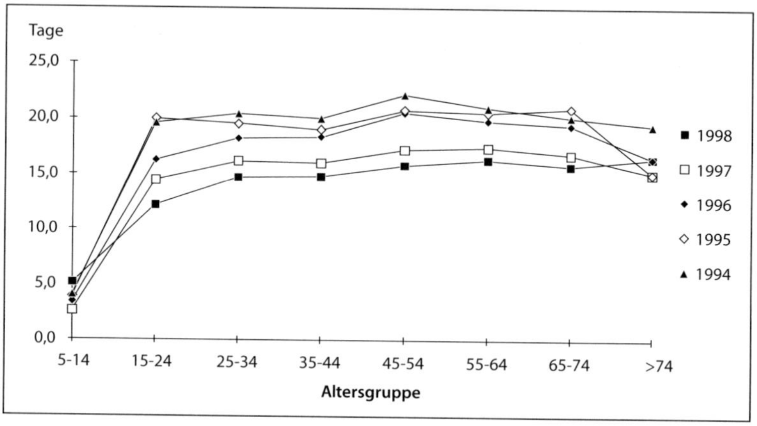

Abb. 2.6.2.9 Krankenhaus-Verweildauer wegen Alkoholkrankheit (ICD-9: 303) nach Altersgruppen im Zeitverlauf (Statist. Bundesamt)

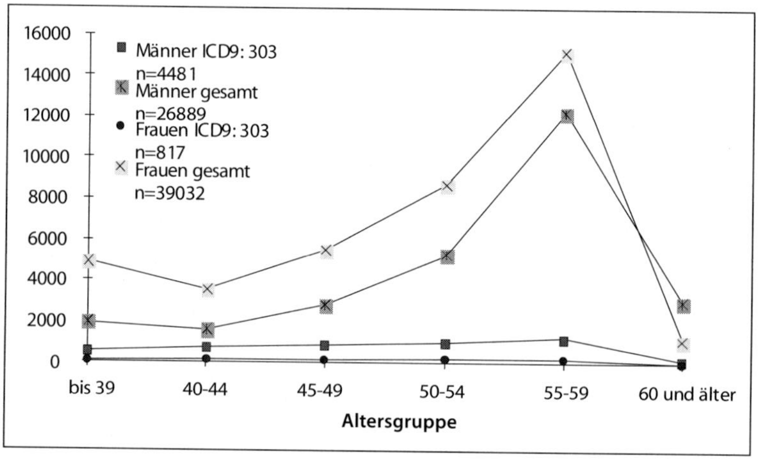

Abb. 2.6.2.10 Berentungen wegen infolge Alkoholkrankheit verminderter Erwerbsunfähigkeit (VDR 2000)

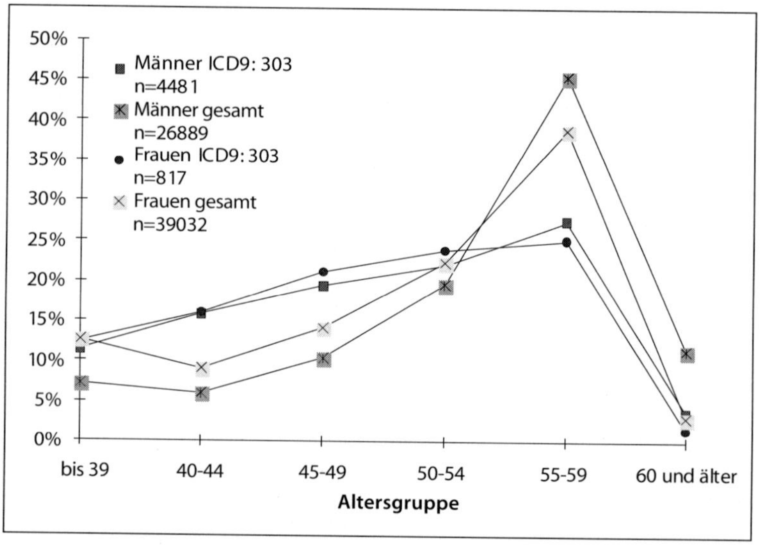

Abb. 2.6.2.11 Verteilung des Berentungsalters bei verminderter Erwerbsfähigkeit wegen Alkoholkrankheit (VDR 2000)

Im Jahre 1999 kamen fast 8,9% (n=26245, Männer 21237= 18,75%, Frauen 5008= 2,74%) aller stationären Rehabilitationsleistungen und sonstigen Leistungen der RV Alkoholkranken zugute. Diese Zahlen zeigen einerseits die großen Anstrengungen, den Alkoholkranken zu helfen; sie zeigen aber auch, daß nur ein Bruchteil der Betroffenen von diesem Angebot erreicht wird. Allein die Zahl der Behandlungsfälle im Akutkrankenhaus liegt rund 5-fach höher (◘ Abb. 2.6.2.4).

Vor diesem Hintergrund (und entsprechend der Entwicklung des wissenschaftlichen Standards; Prochaska & DiClemente 1986) versucht sich seit einigen Jahren in Akutkrankenhäusern die sog. qualifizierte Entgiftung (die eigentlich schon immer eine Selbstverständlichkeit hätte darstellen müssen) – also Motivationsarbeit in Form von wertfreier Information, Edukation, auf die Abhängigkeit fokussierter kognitiver Therapie, psychosozialer Unterstützung und Sicherung des Kontaktes zu einer Selbsthilfegruppe neben der somatischen Behandlung, z. B. der Pharmakotherapie der Entzugssymptome (auch als vertrauensbildene Maßnahme) – zu etablieren. Angesichts des Druckes auf die Verweildauer im Krankenhaus (◘ Abb. 2.6.2.5) droht diese positive Entwicklung im Keim erstickt zu werden. In einzelnen Bundesländern (z. B. Suchtprogramm NRW) wird diese nachteilige Entwicklung von der Landesregierung wahrgenommen und gegenzusteuern versucht. Diese Entwicklung ist desto nachteiliger insofern, als in der Mehrzahl der Fälle Alkoholkranke in anderen Fachgebieten des Allgemeinkrankenhauses nicht als solche erkannt oder zumindest nicht einer eingehenderen Diagnostik und Therapie zugeführt werden (Gerke et al. 1997; Rumpf et al. 1998, 2000). Damit droht Unterversorgung, da Therapie entsprechend des Standes der Wissenschaft nicht ermöglicht wird.

Seit 1994 gibt es das stationäre, einrichtungsbezogene Dokumentationssystem SEDOS. Mitglieder des SEDOS-AG sind der Deutsche Caritasverband e.V., die Deutsche Hauptstelle gegen die Suchtgefahren e.V. (DHS), derFachverband Sucht e.V., der Fachverband der Freien Einrichtungen in der Suchtarbeit e.V., der Gesamtverband für Suchtkrankenhilfe im Diakonischen Werk der Evangelischen Kirche in Deutschland e.V., der Bundesverband für stationäre Suchtkrankenhilfe e.V. (buss), und das IFT Institut für Therapieforschung gGmbH. Die Statistik für das Jahr 1999 erfasst nur 36 stationäre Einrichtungen mit 6068 behandelten Patienten, so daß wegen des begrenzten Erfassungsgrades der gesamten Versorgungsangebote auf eine detaillierte Darstellung verzichtet wird. Die Frage der Unter-, Über- und Fehlversorgung zu kommentieren, ist Sache der SEDOS-AG. Auffällig ist, daß sich nur 0,9% der Behandlungen der Motivationsbehandlung galten, aber 27,8% der stationären Entgiftung. Ebenfalls auffällig ist, daß sich nur 0,9% der Behandlungen der Adaption widmeten. Beachtenswert ist schließlich die Art der therapeutischen Ausrichtung der Mitarbeiter der Einrichtungen (◘ Tab. 2.6.2.2), die in nicht unerheblichem Maße z. B. von den vom Bundesausschuß der Ärzte und Krankenkassen zugelassenen Verfahren abweicht. Das soll nicht unbedingt bedeuten, diese Verfahren wären in diesem Setting nicht sinnvoll. Jedenfalls bedarf es der Evaluation im Sinne Evidenz-basierter Medizin.

Die in Rehabilitationskliniken umgesetzten Behandlungskonzepte sind nicht transparent, jedenfalls nicht in Form repräsentativer Darlegung. Einzelbeobachtungen ist zu entnehmen, daß zumindest auch psychoanalytisch orientierte Konzepte realisiert werden. Eine empirische Basis für die Wirksamkeit und ökonomische Effizienz (im Vergleich zu anderen Konzepten) fehlt, so daß diese Konzepte Fehlversorgung darstellen würden. Bedeutsamer ist, daß international die Konzepte der Suchttherapie sich weiterentwickeln (Leshner 1999). Es muß sichergestellt werden, daß diese Entwicklungen, die sich auf empirische Studien stützen, auch in Deutschland zugunsten der Kranken umgesetzt werden. Es ist anzustreben, daß die traditionellen Konzepte, die im wesentlichen der klinischen Expertise zu verdanken sind, allmählich durch Evidenz-basierte Konzepte ersetzt oder ergänzt werden.

Die Wirksamkeit (u.a. Saß et al. 1996, Tempesta et al. 2000) und Kosten-Effizienz (Schädlich & Brecht 1998) des Medikamentes Acamprosate als unterstützende Therapie bei der Alkoholentwöhnung ist belegt. Acamprosate ist international in dieser Indikation zugelassen. Acambrosate war in 14 von 16 Placebo-kontrollierten Studien mit über 4500 Patienten dem Placebo signifikant überlegen bezüglich der Zeit bis zum ersten erneuten Trinken, Abstinenzrate und/oder der kumulativen Abstinenzdauer (Mason & Ownby 2000). Inzwischen wurden weltweit mehr als 4 Mill. Kranke mit Acamprosate behandelt. Trotz dieser eher günstigen Daten ist die Verordnung von Acamprosate massiv zurückgegangen (◘ Abb. 2.6.2.12). Der Arzneiverordnungsreport 2000 mutmaßt, dem Rückgang könnten »vielleicht primär budgetäre Erwägungen« zugrundeliegen. Das wäre Unterversorgung.

2.6.3 Drogenabhängigkeit

Die Zahl der Drogenabhängigen wird auf 150000 bis 300000 geschätzt. Die Zahl derer, die illegale Drogen mehr oder weniger häufig konsumieren, liegt deutlich höher (◘ Tab. 2.6.3.1). 50% der betroffenen Frauen und 60% der Männer leiden (Nickels 2000) an schweren körperlichen und psychischen Erkrankungen, darunter rund 50% mit Hepatitiden, 12% mit HIV-Infektion und AIDS. 80-90% sind mit Hepatitis C Virus (HCV) infiziert (Drogen- und Suchtbericht der Bundesregierung 1999). Im europäischen Vergleich liegt Deutsch-

Tabelle 2.6.2.2 Art der therapeutischen Weiterbildung bei Ärzten/innen, Dipl.-Psycholgen/innen, Dipl.-Pädagogen/innen und Dipl.-Sozial-pädagogen/innen in stationären Einrichtungen (n=24) der Suchthilfe (Alkohol) im Jahre 1999 (SEDOS-AG)

Therapieansatz	Mittelwerte je Einrichtung (Anzahl der Einrichtungen = N)			
	Anzahl der Mitarbeiter/innen, die eine Weiterbildung erfolgreich abgeschlossen haben		Anzahl der Mitarbeiter/innen, die eine Weiterbildung zur Zeit absolvieren	
	N	Mittel	N	Mittel
Gesprächspsychotherapie	17	2,1	2	1,5
Tiefenpsychologisch fundierte Verf./ Psychoanalyse	18	1,7	6	1,7
Verhaltenstherapie	12	1,5	7	1,9
Familientherapie/ systemische Therapie	15	1,3	3	1,0
Sozialtherapie mit Ausrichtung:				
-> tiefenpsychologisch	10	2,4	5	2,2
-> verhaltenstherapeutisch	6	1,3	1	4,0
-> systemisch/familientherapeutisch	5	1,0	1	1,0
Gestalttherapie	11	1,7	7	1,4
Körper- u. Bewegungstherapie	9	1,1	1	1,0
Psychodrama	8	1,4	3	1,3
Sonstige	12	1,8	1	2,0
Gesamt		17,3		19,0

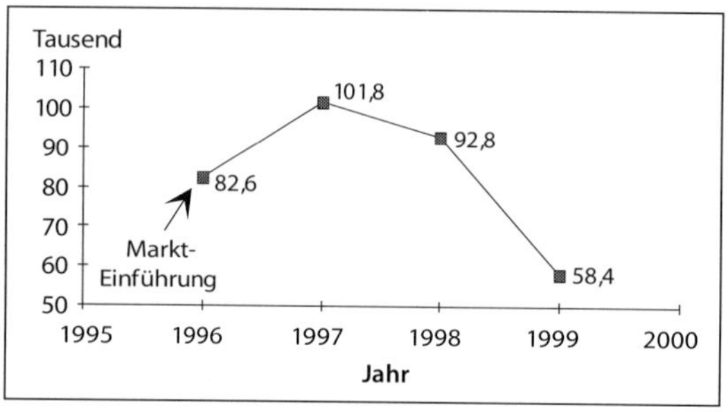

Abb. 2.6.2.12 Verordnungen von Acamprosate (Arzneiverordnungsreport 1997-2000)

land bei der Prävalenz der Drogenabhängigkeit im unteren Drittel (Europäische Beobachtungsstelle 1999). Die Prävalenzangaben zu HIV-Infektion und AIDS im Drogen- und Suchtbericht der Bundesregierung (1999) stehen in krassem Widerspruch zum Jahresbericht der Europäischen Union (Europäische Beobachtungsstelle 1999), wo die Prävalenz für Deutschland mit 0,6-3,8% angegeben ist. Diese Diskrepanzen können hier nicht aufgelöst werden. Folgt man dem europäischen Bericht, so würde sich Deutschland mit Großbritannien und Griechenland den günstigsten Rangplatz im europäischen Vergleich teilen. In der HCV-Durchseuchung entsprechen sich beide Berichte ungefähr; danach würde Deutschland nach Schweden und Spanien eine Spitzenposition einnehmen und mit den Niederlanden gleichauf liegen, während Luxemburg mit ca. 18% den günstigsten Rang inne hätte. Die Zahl der Drogentoten (Abb. 2.6.3.1) hat sich in den letzten Jahren auf hohem Niveau stabilisiert (auf methodische Probleme der Falldefinition sei nur hingewiesen). Der euopäische Bericht kann aus methodischen Gründen keine konkreten Zahlen nennen, sondern nur Ländervergleiche bezüglich der Trends. Danach ist in den meisten europäischen Ländern seit 1991 eine Zunahme (Irland führend), nur in Belgien und Frankreich eine minimale Abnahme der Drogenmortalität zu verzeichnen.

Ein bisher anscheinend halbherzig wahrgenommenes Problem stellt der Konsum von Ecstasy (NMDA) dar: Ecstasy hat eine beträchtliche akute Toxizität; an der Langzeit-Toxizität (Untergang serotonerger Neuronen) nicht nur beim Tier, sondern auch beim Men-

Tabelle 2.6.3.1 Illegale Drogen: Repräsentativerhebung zum Gebrauch psychoaktiver Substanzen bei 8.020 Erwachsenen im Alter von 18–59 Jahren in Deutschland (entnommen bei www.suchtreport.de)

	Lebenszeit-Prävalenz					
	Gesamt		Männer		Frauen	
West:	14,20%	5,7Mio.	17,10%	3,5Mio.	11,30%	2,2Mio.
Ost:	4,80%	400.000	5,60%	240.000	4,00%	160.000

Einzelne Substanzen	West	Ost
Cannabis	4,5%	2,3%
Amphetamine	0,5%	0,3%
Ecstasy	0,9%	0,4%
LSD, Mescalin o.ä.	0,4%	0,4%
Heroin	0,2%	–
Methadon	0,1%	–
Andere Opiate	0,2%	0,2%
Kokain	0,7%	0,1%
Crack	0,1%	0,1%
andere Drogen als Cannabis	1,7%	0,8%

Missbrauch und Abhängigkeit von illegalen Drogen (nach DSM IV)

West	Gesamt	Männer	Frauen	18-20J.	21-24J.	24-29J.
Missbrauch	0,7% (265.000)	1,00%	0,40%	2,40%	3,60%	0,60%
Abhängigkeit	0,7% (285.000)	1,10%	0,20%	3,60%	1,70%	0,90%
Gesamt	1,4% (550.000)	2,10%	0,60%	6,00%	5,30%	1,50%

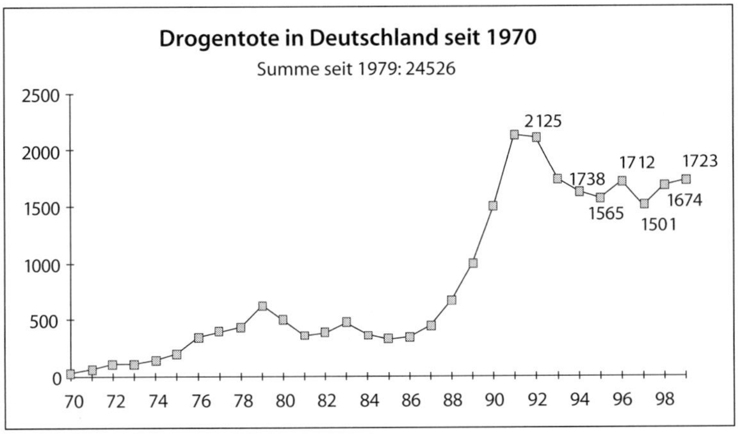

Abb. 2.6.3.1 Drogentote in Deutschland seit 1970 (Statistisches Bundesamt)

schen, bestehen wenig Zweifel (Burgess et al. 2000, Parrott 2000, Turner & Parrott 2000), was vom Bundesgesundheitsministerium nicht recht wahrgenommen werden will (Frau A. Fischer zitiert im Deutschen Ärzteblatt, 17. Juli 2000, C 1457-1458). Aus der Langzeit-Toxizität resultieren langfristige wenn nicht bleibende Verhaltensdefizite und kognitive Störungen. Die Zahl der Personen, die mindestens einmal innerhalb eines Jahres Ecstasy zu sich genommen hatten, wurde im Jahr 1997 auf insgesamt ca. 546.000 geschätzt (Nickels 2000). Die Polizei registrierte in Jahr darauf weniger Erstkonsumenten von Ecstasy, nämlich 2830 gegenüber 3799. Gleichzeitig gingen die sichergestellten Mengen und die Fallzahlen zurück. Im Jahr 1999 hingegen stieg die Zahl der polizeilich registrierten erstauffälligen Ecstasykonsumenten wieder auf 3170 (+ 12%) an. Die Menge der beschlagnahmten Konsumeinheiten erhöhte sich auf 1,4 Mio. (d.h. +233 %), die Zahl der Fälle von 1986 im Jahr 1998 auf 2883 im Jahr 1999. Das mag auch mit erhöhten Strafverfolgungs-Aktivitäten der Polizei zusammenhängen. Von allen jugendlichen Befragten (Gruppe der 12 bis 25-jährigen) hatten 1997 etwa 5% schon einmal Ecstasy genommen. Von diesen gab rund 1/3 an, Ecstasy nur ein einziges Mal konsumiert zu haben, ein weiteres Drittel zwei bis fünfmal; Unter 2% hatten die Droge 100 Mal und öfter zu sich genommen.

Die Zahl der Krankenhausfälle wegen Drogenabhängigkeit und deren psychiatrischer Kompikationen läßt sich anhand der Krankenhausstatistik des statistischen Bundesamtes leider nicht von derjenigen wegen Medikamentenabhängigkeit differenzieren. Die Gesamtzahl der Fälle wegen beider Krankheitsgruppen steigt in den letzten Jahren stetig (◘ Abb. 2.6.2.4), wobei die Verweildauer dramatisch zurückgeht (◘ Abb. 2.6.2.5).

Die Statistik der SEDOS-AG (siehe 2.6.2) für das Jahr 1999 erfasst nur 26 stationäre Einrichtungen mit 1492 (abhängig vom berücksichtigten Datensatz bis 2165) behandelten Patienten, so daß wegen des begrenzten Erfassungsgrades der gesamten Versorgungsangebote auf eine detaillierte Darstellung verzichtet wird. Die Frage der Unter-, Über- und Fehlversorgung zu kommentieren, ist Sache der SEDOS-AG. Auffällig ist, daß sich nur 9% der Behandlungen der Adaption widmeten. Beachtenswert ist schließlich die Art der therapeutischen Ausrichtung der Mitarbeiter der Einrichtungen (◘ Tab. 2.6.2.2), die in nicht unerheblichem Maße z. B. von den vom Bundesausschuß der Ärzte und Krankenkassen zugelassenen Verfahren abweicht. Das soll nicht unbedingt bedeuten, diese Verfahren wären

◘ Tabelle 2.6.3.2 Art der therapeutischen Weiterbildung bei Ärzten/innen, Dipl.-Psycholgen/innen, Dipl.-Pädagogen/innen und Dipl.-Sozial-pädagogen/innen in stationären Einrichtungen (n=23) der Suchthilfe (illegale Drogen) im Jahre 1999 (SEDOS-AG)

	Mittelwerte je Einrichtung (Anzahl der Einrichtungen = N)			
	Anzahl der Mitarbeiter/innen, die eine Weiterbildung erfolgreich abgeschlossen haben		**zur Zeit absolvieren**	
Therapieansatz	**N**	**Mittel**	**N**	**Mittel**
Gesprächspsychotherapie	11	1,6	0	0,0
Tiefenpsychologisch fundierte Verf./ Psychoanalyse	14	1,4	2	1,0
Verhaltenstherapie	10	1,4	6	1,5
Familientherapie/ systemische Therapie	13	1,7	4	1,0
Sozialtherapie mit Ausrichtung:				
-> tiefenpsychologisch	8	1,4	4	1,0
-> verhaltenstherapeutisch	3	1,0	1	1,0
-> systemisch/familientherapeutisch	10	1,1	1	1,0
Gestalttherapie	15	1,5	5	1,4
Körper- u. Bewegungstherapie	7	1,1	0	0,0
Psychodrama	9	1,7	4	1,5
Sonstige	5	1,0	1	12,0
Gesamt		14,9		21,4

in diesem Setting nicht sinnvoll. Jedenfalls bedarf es der Evaluation im Sinne Evidenz-basierter Medizin.

Auch in der Statistik der Rentenversicherungsträger läßt sich Drogenabhängigkeit nicht von Medikamentenabhängigkeit differenzieren, so daß sie hier kombiniert als Gruppe analysiert werden. Abhängige Männer dieser Gruppe wurden 1999 bei verminderter Erwerbsfähigkeit in einem mittleren Alter von 40,47 Jahren berentet im Vergleich zu 53,04 Jahren in der Allgemeinbevölkerung (VDR 2000); bei Frauen belief sich das Alter auf 44,63 Jahre im Vergleich zu 50,35 Jahren (◘ Abb. 2.6.3.2 & 2.6.3.3). Der bei Frauen zu beobachtende zweite Gipfel der Altersverteilung bei Berentung ist vermutlich der Medikamentenabhängigkeit zuzuschreiben, da bei Medikamentenabhängigkeit Frauen gerade dieses mittleren Lebensalters überrepräsentiert sind. Quantitative Aussagen zu den bewilligten Zeitrenten sind leider nicht möglich, da die ICD-9-Kodes 300 bis 316 nur als Gruppe und nicht weiter aufgeschlüsselt zugänglich sind. Inwieweit der Berentung wegen infolge Abhängigkeit verminderter Erwerbsfähigkeit ein Rehabiliationsversuch vorausging, läßt sich mangels entsprechender Aufschlüsselung der nur als Gruppe zugänglichen ICD-9-Kodes 300 bis 316 (VDR 2000) nicht sagen. Im Jahre 1999 kamen fast 2,97% (n=8779, Männer 7323= 6,46%, Frauen 1456= 0,8%) aller stationären Rehabilitationsleistungen und sonstigen Leistungen der RV diesen Abhängigkeitskranken zugute. Diese Zahlen zeigen aber, daß nur ein Bruchteil der Betroffenen von diesem Angebot erreicht wird. Allein die Zahl der Behandlungsfälle im Akutkrankenhaus liegt rund 5-fach höher (◘ Abb. 2.6.2.4).

Vor diesem Hintergrund (und entsprechend der Entwicklung des wissenschaftlichen Standards; Prochaska & DiClemente 1986) wurden niederschwellige Behandlungsangebote aufgebaut (Hoffmann et al. 1997). In dieses Konzept gehört im Akutkrankenhaus

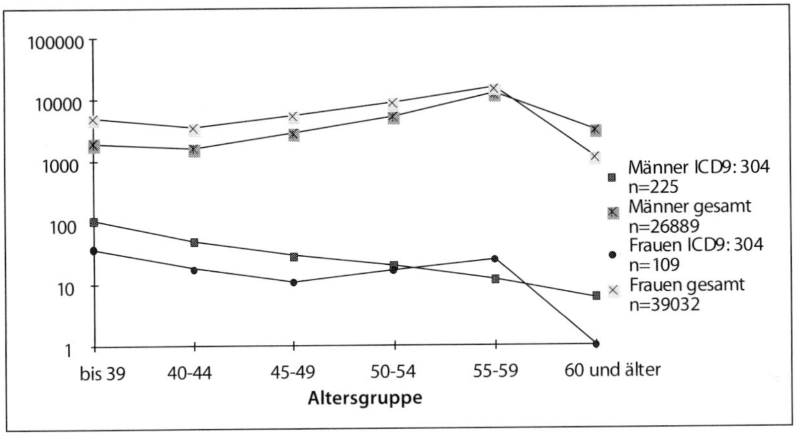

◘ **Abb. 2.6.3.2** Berentungen wegen infolge Drogen- und Medikamentenabhängigkeit verminderter Erwerbsunfähigkeit (VDR 2000)

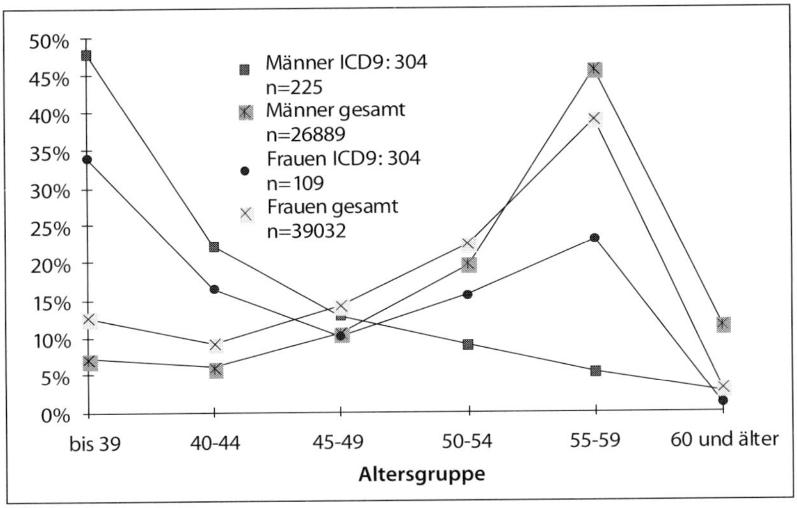

◘ **Abb. 2.6.3.3** Verteilung des Berentungsalters bei verminderter Erwerbsfähigkeit wegen Drogen- und Medikamentenabhängigkeit (VDR 2000)

die sog. qualifizierte Entgiftung (siehe 2.6.2). Durch den Druck auf die Verweildauer im Krankenhaus (◘ Abb. 2.6.2.5) droht diese positive Entwicklung im Keim erstickt zu werden (Reker et al. 1999). Damit droht Unterversorgung, da Therapie entsprechend des Standes der Wissenschaft nicht ermöglicht wird. Die Entwicklung steht im Gegensatz zu der besonderen Priorität, die in einer Expertenbefragung (Fleischmann & Krischker 1997) besonders der Versorgung Suchtkranker eingeräumt wurde.

Die Statistik der SEDOS-AG (siehe 2.6.2) für das Jahr 1999 gewährt einen gewissen Einblick in die im Vordergrund stehende Abhängigkeitsproblematik (◘ Tab. 2.6.3.3); danach führt erwartungsgemäß die Opiatabhängigkeit. Die Not der Abhängigen wird daran deutlich, daß 13,9% (Männer 12,9%, Frauen 18%) einen und 11,8% (Männer 9,6%, Frauen 21,5%) mehr als einen Suizidversuch begangen hatten.

Einen etwas umfassenderen, allerdings auf anamnestischen Daten basierenden Aufschluß über die stationären Entwöhnungsbehandlungen liefert die Statistik der EBIS-AG (◘ Tab. 2.6.3.4). Beginnend mit dem Großmodell der Bundesregierung zur Behandlung Drogenabhängiger im Jahre 1988 wird die Arbeit eines großen

◘ Tabelle 2.6.3.3 Hauptdiagnose und Geschlecht in stationären Einrichtungen (n=23) der Suchthilfe (illegale Drogen) im Jahre 1999 (SEDOS-AG)

Hauptdiagnose		Geschlecht		Gesamt	
		Männer	Frauen	Abs.	%
Alkohol		3,9%	2,8%	80	3,7%
Heroin		63,9%	75,1%	1429	65,9%
Methadon		7,6%	4,1%	151	7,0%
Codein-Präparate		0,2%		3	0,1%
Sonstige opiathaltige Mittel		0,5%	0,3%	9	0,4%
Haschisch/ Marihuana		4,1%	1,3%	78	3,6%
Schlafmittel		0,2%	0,3%	4	0,2%
Beruhigungsmittel		0,2%	1,3%	8	0,4%
Kokain		5,6%	3,8%	114	5,3%
Crack		0,3%	0,3%	6	0,3%
Sonstige		0,1%		2	0,1%
Andere Stimulantien		1,8%	0,5%	34	1,6%
LSD		0,3%	0,3%	7	0,3%
Mescalin		0,1%		1	0,0%
Sonstige Designer Drugs		0,2%	0,5%	5	0,2%
Tabak				0	0,0%
Flüchtige Lösungsmittel				0	0,0%
Andere psychoaktive Substanzen		0,5%	0,5%	10	0,5%
Substanzen ohne Abhängigkeitspotential				0	0,0%
Eßstörungen				0	0,0%
Automatenspiel		0,1%		1	0,0%
Glücksspiel				0	0,0%
Sonstige/ unbekannt		10,7%	9,0%	225	10,4%
Gesamt	Abs	1777	390	2167	100%
	%	82,0%	18,0%	100%	
				Unbekannt: 10,4%	

Teils der ambulanten Suchtkrankenhilfe dokumentiert. Am Dokumentationssystem EBIS (einrichtungsbezogenes Informationssystem) beteiligen sich ca. 600 Einrichtungen. Mitglieder der EBIS-AG, die für die Auswertung und Weiterentwicklung des Programms zuständig ist, sind der Deutsche Caritasverband e.V., die Deutsche Hauptstelle gegen die Suchtgefahren (DHS) e.V., der Gesamtverband für Suchtkrankenhilfe im Diakonischen Werk der Evangelischen Kirche in Deutschland e.V. und das IFT Institut für Therapieforschung, München.

Über die Aktivitäten der ambulant tätigen Einrichtungen wird jährlich auf der Basis der Statistik der EBIS-AG berichtet (Holz 1999; ◘ Tab. 2.6.3.5). Die Frage der Unter-, Über- und Fehlversorgung in diesem Versorgungssegment zu kommentieren, ist Sache der EBIS-AG.

Beachtenswert ist die Art der therapeutischen Ausrichtung der Mitarbeiter der Einrichtungen (◘ Tab. 2.6.3.6), die in nicht unerheblichem Maße z. B. von den vom Bundesausschuß der Ärzte und Krankenkassen zugelassenen Verfahren abweicht. Das soll nicht unbedingt bedeuten, diese Verfahren wären in diesem Setting nicht sinnvoll. Jedenfalls bedarf es der Evaluation im Sinne Evidenz-basierter Medizin. Es wird

◘ Tabelle 2.6.3.4 Hauptdiagnose und Anzahl bisheriger stationärer Entwöhnungsbehandlungen nach Geschlecht bei von Einrichtungen der ambulanten Suchthilfe Betreuten (EBIS-AG 1999)

	Hauptdiagnose		**Stat. Entwöhnung?**		**Anzahl bisheriger stationärer Entwöhnungsbehandlungen ****				**Gesamt**	
			nein	**ja**	**eine**	**zwei**	**drei**	**mehr**	**Abs.**	**%**
	Alkohol		77,8%	22,2%	66,9%	18,7%	5,8%	8,6%	3367	64,0%
	Opiate		66,9%	33,1%	58,7%	22,0%	9,2%	10,1%	1121	21,3%
M	Cannabis		94,7%	5,3%	71,4%	21,4%	2,9%	4,3%	70	1,3%
Ä	Sedativa/Hypnotika		68,5%	31,5%	47,1%	14,7%	14,7%	23,5%	34	0,6%
N	Kokain		77,0%	23,0%	69,3%	15,8%	10,9%	4,0%	101	1,9%
N	Halluzinogene		92,5%	7,5%	66,7%	22,2%	11,1%		9	0,2%
E	Eßstörungen		84,1%	15,9%	80,0%			20,0%	10	0,2%
R	path. Spielverhalten		89,8%	10,2%	70,4%	11,1%	5,6%	13,0%	54	1,0%
	ohne Hauptdiagnose		77,3%	22,7%	72,3%	19,1%	4,7%	4,0%	451	8,6%
	Alle	**Abs**	42809	12411	3464	1009	341	447	5261	100%
		%	77,5%	22,5%	65,8%	19,2%	6,5%	8,5%	100%	
	Alkohol		75,7%	24,3%	69,8%	17,2%	4,6%	8,4%	1063	63,6%
	Opiate		66,6%	33,4%	60,3%	21,0%	9,3%	9,3%	290	17,3%
F	Cannabis		94,0%	6,0%	72,2%	16,7%		11,1%	18	1,1%
R	Sedativa/Hypnotika		74,1%	25,9%	65,1%	14,0%	14,0%	7,0%	43	2,6%
A	Kokain		76,2%	23,8%	60,0%	20,0%	6,7%	13,3%	15	0,9%
U	Halluzinogene		90,9%	9,1%	100,0%				3	0,2%
E	Eßstörungen		85,3%	14,7%	72,7%	13,0%	7,8%	6,5%	77	4,6%
N	path. Spielverhalten		89,8%	10,2%		66,7%	33,3%		3	0,2%
	ohne Hauptdiagnose		76,7%	23,3%	70,1%	20,1%	5,6%	4,2%	144	8,6%
	Alle	**Abs**	12825	3959	1140	299	98	135	1672	100%
		%	76,4%	23,6%	68,2%	17,9%	5,9%	8,1%	100%	
	Gesamt	**Abs.**	55634	16370	4604	1308	439	582	6933	100%
		%	77,3%	22,7%	66,4%	18,9%	6,3%	8,4%	100%	

Unbekannt: 57,6%

Tabelle 2.6.3.5 Betreuungsgrund in ambulanten Einrichtungen (n=448) der Suchthilfe im Jahre 1999 (IFT Institut für Therapieforschung München; Fundstelle: www.ift.de)

Betreuungsgrund		Erstaufnahme		Wiederaufnahme		Gesamt	
		Männer	Frauen	Männer	Frauen	Abs.	%
eigene Symptomatik		94,7%	72,5%	96,6%	81,9%	71279	89,4%
davon HD Alkohol		62,8%	44,0%	65,0%	52,4%	46613	58,5%
davon HD Opiate		12,1%	7,5%	17,2%	13,3%	9679	12,1%
davon HD Cannabis		5,7%	2,4%	2,6%	1,3%	3306	4,1%
davon HD Sedativa/Hypnotika		0,4%	1,8%	0,3%	1,9%	620	0,8%
davon HD Kokain		1,9%	0,7%	1,4%	0,6%	1148	1,4%
davon HD Halluzinogene		0,3%	0,2%	0,2%	0,1%	186	0,2%
davon HD Eßstörungen		0,3%	6,7%	0,2%	3,9%	1494	1,9%
davon HD path. Spielverhalten		2,0%	0,6%	1,4%	0,2%	1182	1,5%
davon ohne Hauptdiagnose		7,6%	7,0%	7,4%	7,2%	5897	7,4%
Familienangehörige		2,1%	22,2%	1,1%	12,9%	5492	6,9%
Sonstige Gründe		3,3%	5,3%	2,4%	5,2%	2922	3,7%
Gesamt	**Abs.**	43012	16856	14414	5411	79693	100%
	%	71,8%	28,2%	72,7%	27,3%	100%	
© EBIS-AG 1999						Unbekannt: 3,8%	

Tabelle 2.6.3.6 Art der absolvierten Weiterbildung(en) (Mehrfachnennungen möglich) der Mitarbeiter von Einrichtungen der ambulanten Suchthilfe (n=421) (EBIS-AG 1999)

Art der Weiterbildungen		abgeschlossen	zur Zeit in Weiterbildung	Gesamt Abs	%
Gesprächstherapeutisch orientierte Verfahren		0,5	0,2	0,7	11,6%
Tiefenpsychologisch orientierte Verfahren		0,5	0,1	0,7	12,0%
Verhaltenstherapeutisch orientierte Verfahren		0,3	0,2	0,5	9,0%
Familientherapeutisch orientierte Verfahren		0,8	0,2	1,0	17,8%
Sozialtherapeutisch orientierte Verfahren mit Schwerpunkt	Tiefenpsychologie	0,7	0,2	0,9	15,4%
	Verhaltenstherapie	0,3	0,2	0,5	8,2%
	Familientherapie	0,3	0,1	0,4	7,9%
Andere Verfahren (z. B. körperorientiert)		0,7	0,3	1,0	18,1%
Gesamt	Abs.	4,1	1,5	5,6	100%
	%	73,8%	26,2%	100%	
© EBIS-AG 1999					

nicht transparent, inwieweit sich die Aktivitäten an internationalem Standard orientieren und internationale Entwicklungen der Wissenschaft (Leshner 1999) wahrgenommen und umgesetzt werden. Insofern ist Fehlversorgung nicht auszuschließen. Dies darzulegen, wäre Sache der EBIS-AG.

Die in Beratungs- und Rehabilitationseinrichtungen umgesetzten Behandlungskonzepte sind nicht transparent, jedenfalls nicht in Form repräsentativer Darlegung. Es ist also nicht auszuschließen, daß die internationalen Weiterentwicklungen der Konzepte der Suchttherapie (Leshner 1999) nicht wahrgenommen und nicht umgesetzt werden. Es muß sichergestellt werden, daß diese Entwicklungen, die sich auf empirische Studien stützen, auch in Deutschland zugunsten der Kranken umgesetzt werden. Es ist anzustreben, daß die traditionellen Konzepte, die im wesentlichen der Erfahrung zu verdanken sind, allmählich durch Evidenz-basierte Konzepte ersetzt oder ergänzt werden.

Die Zahl der von ambulanten Beratungs- und Behandlungsangeboten erreichten Opiatabhängigen ist in den letzten Jahren gestiegen (◘ Tab 2.6.3.7). Jedoch nimmt unverändert nur ein Bruchteil der Abhängigen die Hilfsangebote wahr. Es bedarf also weiterer Anstrengungen, diese Unterversorgung zu mindern.

Die Substitutionstherapie Opiathängiger begann in Deutschland im Jahre 1988 in Form von Modellprojekten (Kalke et al. 1998). Die Zahl der substituierten Klienten in Deutschland ist in Folge des Fehlens geeigneter statistischer Erfassungsverfahren für diesen Bereich nicht direkt ermittelbar. Das Zentralinstitut der Kassenärztlichen Versorgung (ZI) geht 1998 von etwa 20.900 mit Methadon substituierten Patienten der Kassenärztlichen Versorgung (Stichtagszählung) aus. Demzufolge lässt sich seit 1992 ein starker Anstieg bei den Substitutionen feststellen (◘ Tab. 2.6.3.8). Nicht erfasst sind dabei alle privat behandelten Patienten. Gesamtschätzungen auf der Basis der Meldungen an die Bundesopiumstelle liegen mehr als doppelt so hoch.

Parallel zur Einführung der Methadon-Substitution hat sich die Zahl der drogenbezogenen Todesfällen stabilisiert, allerdings auf hohem Niveau (◘ Abb. 2.6.3.1). Allerdings findet sich bei einer nicht unerheblichen Zahl von Drogentoten Methadon im Körper, in der Analyse von Servais & Erkens (2000) bei 20% der mit Drogen in Zusammenhang stehenden Todesfälle. In einer Übersicht von sechs größeren Evaluationsstudien zur Methadonsubstitution ergibt sich ein weitgehend einheitliches Bild hinsichtlich der Verbesserung des gesundheitlichen und psychischen Zustands der Klienten, der Distanzierung von der Drogenszene und des Rückganges von Beikonsum und Beschaffungskriminalität (Kahlke et al. 1998). Hinsichtlich der Arbeitssituation der Klienten und des Beigebrauches von

◘ Tabelle 2.6.3.7 Kontakte von Heroinabhängigen mit Einrichtungen der ambulanten Suchthilfe (EBIS 1998)

Jahr	1994	1995	1996	1997	1998	Veränderung
Gesamt	7502	8266	9827	10517	11928	13,40%
West	7469	8216	9704	10339	11569	11,90%
Ost	33	50	123	178	359	101,70%
Männer	5724	6288	7459	8248	9223	11,80%
Frauen	1778	1978	2368	2269	2705	19,20%
Hauptdiagnose	6526	7717	8558	7954	9417	18,40%

Quelle: EBIS 1998 (Simon & Palazzetti 1999; www.dbdd.de)

◘ Tabelle 2.6.3.8 Entwicklung der Methadon-Substitutionen in Deutschland seit 1992 (Fundstelle: www.dbdd.de)

	1992	1993	1994	1995	1996	1997	1998
Daten der Kassenärztlichen Versorgungen [a]	–	4518 (1.3.93)	9736 (1.4.94)	13290 [b] (1.4.95)	– [c]	– [d]	20900 (1.4.98)

[a] Zuzüglich der Patienten in Hamburg laut Kammervertrag

[b] Zahl aus Hamburg stellt eine Schätzung der Hamburger Ärztekammer dar

[c] Keine KV-Daten bekannt

[d] Keine KV-Daten bekannt

anderen illegalen Substanzen und Medikamenten sind die Ergebnislage allerdings weniger günstig. Mangels valider Daten (nicht einmal zur Zahl der Substituierten) kann zur Frage der Über-, Unter- und Fehlversorgung kaum Stellung genommen werden.

Kritisch hinsichtlich der Substitutionsbehandlung ist die häufige Polytoxikomanie. Über 44% der opiatabhängigen Frauen und 51% der Männer konsumieren zusätzlich Kokain in einem schädlichen Umfang. 41% der opiatabhängigen Männer und 35% der Frauen weisen eine Komorbidität mit Alkoholkrankheit oder Alkoholmißbrauch auf (Simon & Palazzetti 1999 zitiert in www.dbdd.de).

Seit etwa 1985 werden in Deutschland die opiathaltigen Arzneimittel Codein und Dihydrocodein verschrieben. Mit der Änderung des Betäubungsmittelgesetzes (BtMG) und der Anpassung der Betäubungsmittel-Verschreibungsverordnung (BtMVV) von 1992 wurde Substitution mit Levomethadon (L-Methadon, L-Polamidon) stark in die Abhängigkeitsbehandlung einbezogen. Seit 1994 kann das razemische Methadon (D, L-Methadon) ebenfalls zu Substitutionszwecken verschrieben werden. In Zusammenhang mit einem Anstieg von Todesfällen (Penning et al. 1993) im Zusammenhang mit Codein und Codein-Derivaten und der Verfügbarkeit von Ersatzstoffen auf dem Schwarzmarkt kam es im Februar 1998 zu einer erneuten Novellierung der Betäubungsmittel-Verschreibungsverordnung (BtMVV). Seitdem darf die Verschreibung von Codein, Dihydrocodein und Flunitrazepam für betäubungsmittelabhängige Personen nur auf speziellen BtM-Formularen erfolgen. Ab 01.01.2000 durften Codein und Dihydrocodein als »Substitutionsmittel zweiter Wahl« nur noch in Ausnahmefällen ärztlich verschrieben werden, beispielsweise wenn bei dem Klienten eine Methadonunverträglichkeit vorliegt. Tatsächlich ist es zu einem dramatischen Rückgang der Verordnungen von Dihydrocodein gekommen (Arzneiverordnungsreport 2000), soweit dies anhand der Verordnungen zu Lasten der GKV verifizierbar ist (◘ Abb. 2.6.3.4).

Die gesetzlichen Restriktionen der Substitution mit Dihydrocodein sind als Gefährdung der Versorgung kritisiert worden (Weber et al. 2000). Da empirische Daten fehlen, kann eine schlüssige Aussage im Sinne der Frage nach Über-, Unter- und Fehlversorgung nicht getroffen werden.

Die medikamentöse Erhaltungstherapie Opiatabhängiger umfasst bisher nahezu ausschließlich die Substitution mit Opiatagonisten. Die protektive Behandlung mit dem Opiatantagonisten Naltrexon (inzwischen zugelassen für die »medikamentöse Unterstützung bei der psychotherapeutisch/psychologisch geführten Entwöhnungsbehandlung vormals Opiat-Abhängiger nach erfolgter Opiat-Entgiftung«) oder dem Partialagonisten Buprenorphin (noch nicht in dieser Indikation zugelassen) spielt bisher in der Behandlung Opiatabhängiger keine Rolle: Naltrexon wird im Arzneiverordnungsreport 2000 nicht erwähnt, vermutlich weil es nicht zu den berücksichtigten 2500 meist-verordneten Medikamenten gehört; von den verschiedenen Warenzeichen, unter denen Buprenorphin gehandelt wird, ist im Arzneiverordnungsreport nur Temgesic® mit 1 Mio. verordnete DDD (1999) genannt, die vermutlich weit überwiegend der Schmerztherapie galten. Insgesamt erlauben die zugänglichen Daten keine einigermaßen verläßlichen Antworten auf die Frage nach Über-, Unter- und Fehlversorgung bei der Pharmakotherapie Opiatabhängiger.

Literatur

Bergmann E, Horch K, Junge B & Ellert U: Projekt »Kosten alkoholassoziierter Krankheiten«. Unveröffentlichter Zwischenbericht. Berlin 1997

Brecht JG, Poldrugo F, Schadlich PK: Alcoholism. The cost of illness in Federal Republic of Germany. PharmacoEconomics 10 (1996) 484-493

Burgess C, O'Donohoe A, Gill M: Agony and ecstasy: A review of MDMA effects and toxicity. Eur Psychiatry 15 (2000) 287-294

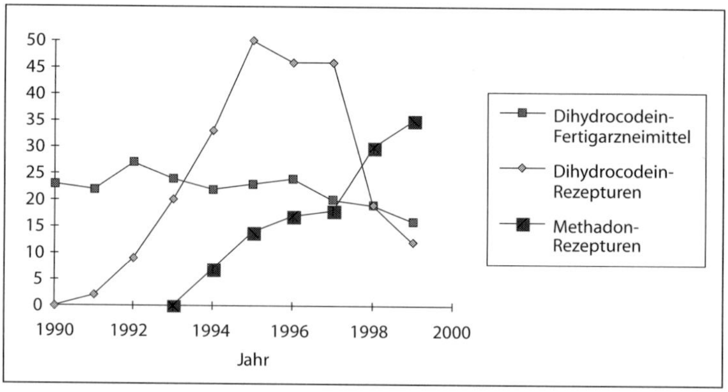

◘ **Abb. 2.6.3.4** Verordnungen (DDD) von weit überwiegend der Substitutionstherapie Opiatabhängiger dienenden Opiaten zu Lasten der GKV (Arzneiverordnunsgreport 2000)

Europäische Beobachtungsstelle für Drogen und Drogensucht (EBDD): Jahresbericht über den Stand der Drogenproblematik in der Europäischen Union 1999
Fleischmann H, Krischker S: Der Versorgungsbedarf für Suchtkranke aus der Sicht verschiedener Institutionen. Sucht 43 (1997) 173-181
Gerke P, Hapke U, Rumpf H-J, John U: Alcohol-related diseases in general hospital patients. Alc Alcohol 32 (1997) 179-184
Hoffmann M, Weithmann G, Grupp D, Rothenbacher H, Kapp B, Mann K: Erreichen niedrigschwellige Entzugsstationen neue Gruppen von Drogenabhängigen? Psychiatr Prax 24 (1997) 296-299)
Holz A: Jahresstatistik 1998 der ambulanten Beratungs- und Behandlungsstellen für Suchtkranke in der Bundesrepublik Deutschland. EIBIS-Bericht für den Zeitraum 1.1-31.12.1998. Sucht 45/Suppl 1 (1999) S5-S52
Kalke J, Verthein U, Raschke P: 10 Jahre Substitutionstherapie in der Bundesrepublik Deutschland - politische Entwicklung und Evaluationsergebnisse. Wiener Z Suchtforsch 21 (1998) 47-54)
Leshner AI: Science-based views of drug addiction and its treatment. J Am Med Ass (JAMA) 282 (1999) 1314-1316
Mason BJ, Ownby RL: Acamprosate for the treatment of alcohol dependence: A review of double- blind, placebo-controlled trials. CNS-Spectrums 5 (2000) 58-69
Nickels C: Drogen- und Suchtbericht 1999 der Drogenbeauftragten der Bundesregierung. Stand 09.03.2000
Parrott AC: Human research on MDMA (3,4-methylenedioxymethamphetamine) neurotoxicity: Cognitive and behavioural indices of change. Neuropsychobiology 42 (2000) 17-24
Penning R, Fromm E, Betz P, Kauert G, Drasch G, von Meyer L: Drogentodesfälle durch dihydrocodeinhaltige Ersatzmittel. Deutsches Ärzteblatt 90 (1993) C345-346
Prochaska JO, DiClemente CC: Toward a comprehensive model of change, in W. Miller, N. Heather (eds) Treating Addictive Behaviour. Processes of Change. New York. Hermon Press 1986
Reker M, Reymann G, Bormann D, Bartkowiak U, Batz B: Die Dauer der qualitfizierten stationären Akutbehandlung Drogenabhängiger zu Lasten der Krankenversicherung. Sucht 45 (1999) 412-415
Rumpf H-J, Hapke U, John U: Previous help seeking and motivation to change drinking behavior in alcohol-dependent general hospital patients. Gen Hosp Psychiatry 20 (1998) 115-119
Rumpf H-J, Meyer C, Hapke U, Bischof G, John U: Inanspruchnahme suchtspezifischer Hilfen von Alkoholabhängigen und -mißbrauchern: Ergebnisse der TACOS-Bevölkerungsstudien. Sucht 46 (2000) 9-17
Sass H, Mann K, Soyka M: Medikamentöse Unterstützung der Rückfallprophylaxe bei alkoholkranken Patienten mit Acambrosat - Ergebnisse einer doppelblinden, randomisierten, placebokontrollierten Studie. Sucht 42 (1996) 316-322
Schädlich PK, Brecht JG: The cost effectiveness of acamprosate in the treatment of alcoholism in Germany: Economic evaluation of the prevention of relapse with acamprosate in the management of alcoholism (PRAMA) study. PharmacoEconomics 13 (1998) 719-730
Servais D, Erkens M: Methadon-assoziierte Todesfälle im Raum Aachen (1994-1998) Rechtsmedizin 10 (2000) 65-70
Tempesta-E; Janiri-L; Bignamini-A; Chabac-S; Potgieter-A: Acamprosate and relapse prevention in the treatment of alcohol dependence: A placebo-controlled study. Alcohol Alcoholism 35 (2000) 202-209
Turner JJD, Parrott AC: 'Is MDMA a human neurotoxin?': Diverse views from the discussants. Neuropsychobiology 42 (2000) 42-48
Weber I, Ulmer A, Lang A, Zerdick J: Erste Auswirkungen des 1998 novellierten Betäubungsmittelrechts im Bereich der medikamentengestützten Behandlung von Opiatabhängigen - Ergebnisse einer Ärztebefragung. Gesundheitswesen 62 (2000) 21-24

3 Weitere Indikationsbereiche – Priorisierung

Das Angebot des Sachverständigenrates an die Beteiligten, Indikationen aus eigener Auswahl bezüglich Unter-, Über- und Fehlversorgung zu analysieren, ist zu begrüßen. Es soll darauf verzichtet werden, über die 6 beschriebenen, in der Prävalenz bedeutsamsten Indikationsbereiche hinausgehend die Versorgungslage weiterer Krankheiten darzulegen. Grund ist nicht nur, den gegebenen Rahmen nicht vollkommen zu sprengen. Vielmehr hat diese Beschränkung ganz wesentlich auch methodische Gründe. Mit der unvermeidbaren Beschränkung bei der Auswahl der Problembereiche aus Sicht der DGPPN ist letztlich Willkür verbunden.

Die Auswahl der in dieser Stellungnahme zur Versorgungslage berücksichtigten Krankheiten orientierte sich an der Prävalenz. Dieses Auswahlkriterium kann vor dem Hintergrund der Fragestellung (Über-, Unter- und Fehlversorgung) vollkommen falsch gewesen sein. Es ist - theoretisch - denkbar, daß die Versorgungslage anderer Krankheiten zu beschreiben vor dem Hintergrund der Fragestellung sinnvoller hätte gewesen sein können. Solche Krankheiten könnten z.B. die Spielsucht (Fleischmann & Krischker 1997) und das große Gebiet der Psychoonkologie (Gruber et al. 2000) darstellen. Zur Versorgungslage der Spielsüchtigen ist allerdings kaum etwas bekannt (siehe auch Tabellen in Kap. 2.6.3). Dieses Gebiet wird auch wissenschaftlich in Deutschland weitgehend ignoriert: In EMBASE finden sich seit 1990 nur 24 Publikationen, die sich zumindest mittelbar mit der Spielsucht befassen. Auch die Psychoonkologie haben die wissenschaftliche Psychiatrie und Psychosomatik mangels Ressourcen weitgehend ignorieren müssen, was auch an der inhaltlich unsinnigen (und weltweit einmaligen) Trennung beider Fachgebiete liegt.

Methodisch wird es aus hiesiger Sicht künftig darauf ankommen, Versorgungsprobleme und ihre Lösung empirisch fundiert zu priorisieren. Die Nachfrage nach Gesundheitsleistungen ist grundsätzlich unbegrenzt; gleichzeitig sind die der gesundheitlichen Versorgung zur Verfügung gestellten Ressourcen grundsätzlich begrenzt, soweit diese solidarisch finanziert werden soll. Die Nachfrage kann also unausweichlich nur in Grenzen befriedigt werden. Die Krankheitsgruppen treten in Wettbewerb um die Ressourcen. Dieser Wettbewerb wird durch Innovationen mit der daraus resultierenden Notwendigkeit einer Umverteilung verschärft.

In diesem Konflikt bedarf die Allokation der Ressourcen expliziter, transparenter, konsentierter, von der gesamten Bevölkerung getragener Regeln, um dem ethischen Anspruch zu genügen. Dieser Realität hat sich die öffentliche Diskussion in anderen Ländern längst gestellt. In Deutschland hat diese Diskussion erst begonnen. Die Zentrale Ethikkommission bei der Bundesärztekammer hat sich zur Notwendigkeit, Prioritäten bezüglich medizinischer Notwendigkeit und Zweckmäßigkeit zu definieren, bekannt (Deutsches Ärzteblatt 97/15 vom 14.04.00, Seite A-1017ff). Der Ausschuß »medizinische Orientierung« der Gesellschaft für Versicherungswissenschaft und -gestaltung (GVG) hat am 19.05.2000 in Berlin konzeptuelle Vorschläge zur Formulierung von Gesundheitszielen gemacht. Diese Vorschläge lehnen sich an einen anderenorts (Fritze 1999) dargelegten und begründeten, auf empirischen Daten basierenden Algorithmus zur Priorisierung an.

Letztlich geht es darum, daß die Ressourcen nicht zufällig oder bestenfalls Partikularinteressen folgend alloziert werden, sondern – wie das Gesetz (§ 70 SGB V) fordert – entsprechend medizinischer Notwendigkeit, Zweckmäßigkeit, Bedarfsgerechtigkeit, Gleichmäßigkeit und Wirtschaftlichkeit. Um diese Begriffe mit konkretem Inhalt zu füllen, bedarf es rationaler, wissenschaftlich fundierter Kriterien. Diese aber müssen von gesamtgesellschaftlichem, demokratischem Konsens getragen werden. Um vor Willkür und Beliebigkeit zu schützen, müssen sich die Prioritäten aus wissenschaftlichen Befunden ableiten. Bedarfsgerechtigkeit und Zweckmäßigkeit medizinischer Maßnahmen können sich nur auf die Ergebnisse methodisch adäquater, wissenschaftlicher Studien stützen. Damit ist die »Evidenz-basierte Medizin« das Fundament der Priorisierung. Daß die Allokation der Ressourcen expliziten Regeln folgt, ist für die psychisch Kranken und damit für die DGPPN von besonderer Wichtigkeit: Es liegt in der Natur psychischer Krankheiten, daß die Betroffenen ihre berechtigten Interessen schwerer durchsetzen können. Dazu trägt auch die Stigmatisierung psychischer Krankheit bei.

Literatur

Fleischmann H, Krischker S: Der Versorgungsbedarf für Suchtkranke aus der Sicht verschiedener Institutionen. Sucht 43 (1997) 173-181

Fritze J: Therapie mit atypischen Neuroleptika aus gesundheitspolitischer Sicht: Versuch einer gesundheitsökonomischen Analyse. In: Möller H-J, Müller N (Hrsg) Atypische Neurolepika. Steinkopff, Darmstadt, 1999, pp 123-154

Gruber U, Vollmer T, Hiddemann W: Palliative Psychoonkologie - Bedarf und Handlungsformen. Am Ende neu beginnen? Internist 41 (2000) 619-626

Koch U, Weis J: Psychoonkologie in Deutschland. Psychother Psychosom Med Psychol 48 (1998) 319-320

4 Versorgungsgrad

Die DGPPN verfügt über keine eigenen Informationen zum Versorgungsgrad, weshalb erlaubt sei, hier auf die vom Sachverständigenrat bereits angeschriebenen, anderen Beteiligten der Konzertierten Aktion zu verweisen, und uns auch in diesem Punkt auf allgemeine Hinweise zu beschränken. Diese basieren u.a. auf internationalen Vergleichen der OECD (Statistik-Report 1999) und der WHO (Jahresbericht 1999), auf der Bevölkerungs- und Krankenhausstatistik des Statistischen Bundesamtes, und auf der Vertragsärztestatistik der Kassenärztlichen Bundesvereinigung (Stand 1998).

4.1 Ambulante ärztliche Versorgung

Die Variabilität der Arztdichte innerhalb Deutschlands nahe, daß die Angebote nur bedingt dem Bedarf, d.h. der medizinischen Notwendigkeit, folgen, sondern – zumindest auch – umgekehrt. Diese Variabilität zeigt sich bei den stationären wie auch ambulanten Behandlungsangeboten. Die von einem Vertragsarzt zu versorgende Einwohnerzahl (▪ Abb. 4.1.1) variiert derart ausgeprägt (CV=12,5%), daß dies kaum einer sich aus Morbiditätsunterschieden ergebenden medizinischen Notwendigkeit zugeschrieben werden kann (auch wenn zu konzedieren ist, daß die derzeitige Gesundheitsberichterstattung wenig Informationen zur Morbidität bietet). Kaum medizinisch begründbar ist auch die regionale Variabilität der Zusammensetzung der Vertragsärzteschaft nach Fachgebieten (▪ Abb. 4.1.2).

Die Zahl der in eigener Praxis tätigen Nervenärzte hat in den letzten Jahren erfreulich zugenommen (▪ Abb. 4.1.3), wobei allerdings in den letzten Jahren zunehmend das Angebot psychiatrischer Weiterbildungsstellen zunehmend die Nachfrage übersteigt, so daß künftig wieder mit einem Mangel an Nervenärzten

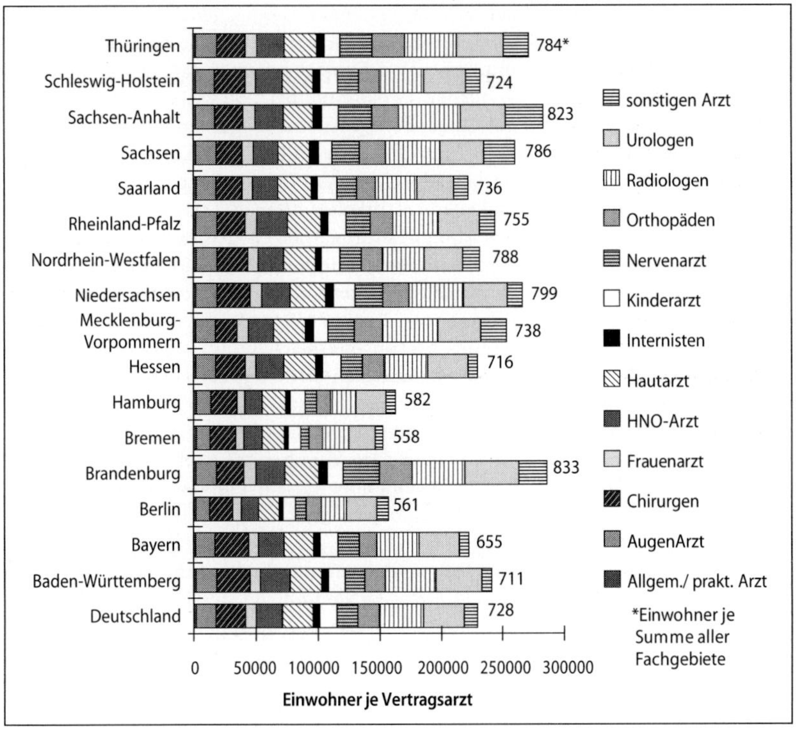

Abb. 4.1.1 Einwohner je Vertragsarzt (differenziert nach Fachgebieten) nach Bundesländern

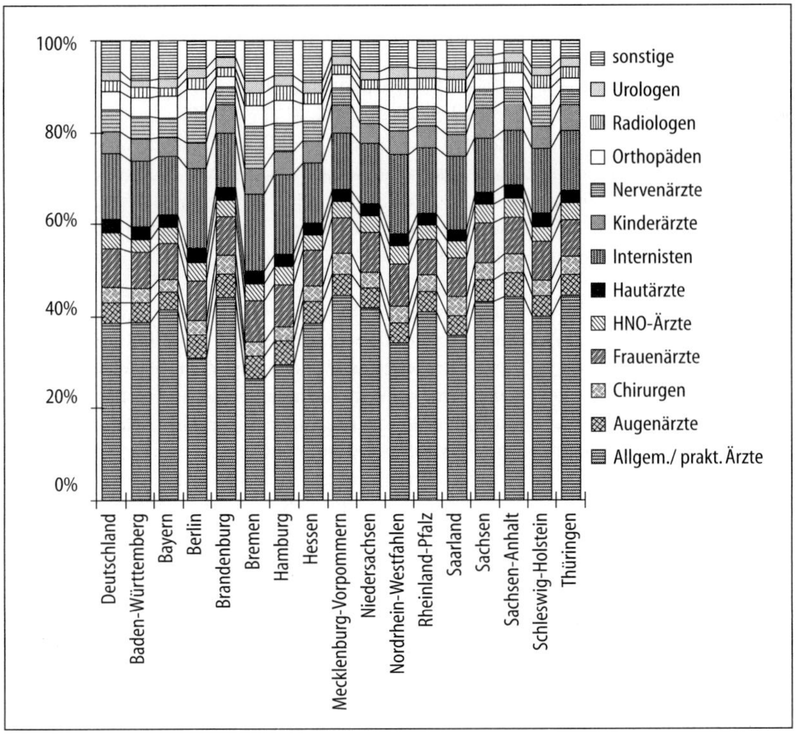

Abb. 4.1.2 Verteilung der Vertragsärzte auf die Fachgebiete nach Bundesländern

(bzw. Psychiatern) zu rechnen ist. Weniger als 50% der psychiatrischen Leistungen werden von für diese Leistungen ausgebildeten Ärzten erbracht (■ Abb. 4.1.4). Der Versorgungsgrad mit Nervenärzten (■ Abb. 4.1.5) variiert zwischen den Bundesländern mit einem Variationskoeffizienten von CV=35,8%, bei ärztlichen Psychotherapeuten 128,4%, bei nicht-ärztlichen Psychotherapeuten 89,1%. Die Versorgungung mit Allgemeinärzten und praktischen Ärzten variiert demgegenüber nur mit 9,2%. Es ist kaum vorstellbar, daß sich diese krasse Ungleichmäßigkeit aus Morbiditätsunterschieden zwischen den Bundesländern erklärt und bedarfsgerecht sein kann. Sie ist schlicht historisch gewachsen, wobei Besitzstände fortgeschrieben wurden.

Die skizzierte Analyse ist nicht fair, denn sie prüft nur qualitative Zusammenhänge von Strukturen, die historisch gewachsen sind. Sie berücksichtigt nur die Abweichungen und nicht die Absolutzahlen. Insofern überzeichnet die Analyse. Die Analyse ist grob, indem

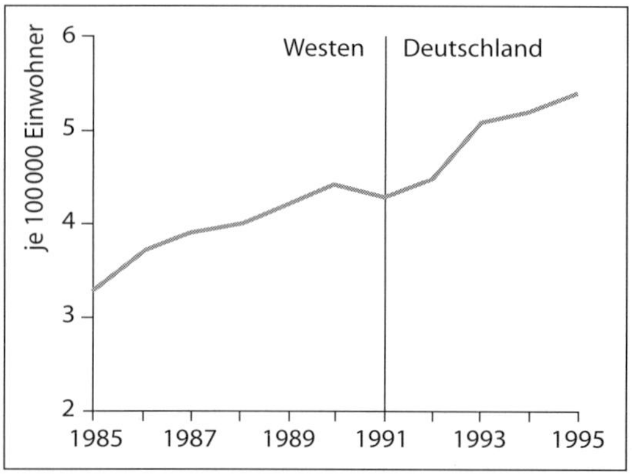

■ **Abb. 4.1.3** Nervenärzte je 100.000 Einwohner (Gesundheitsbericht 1998)

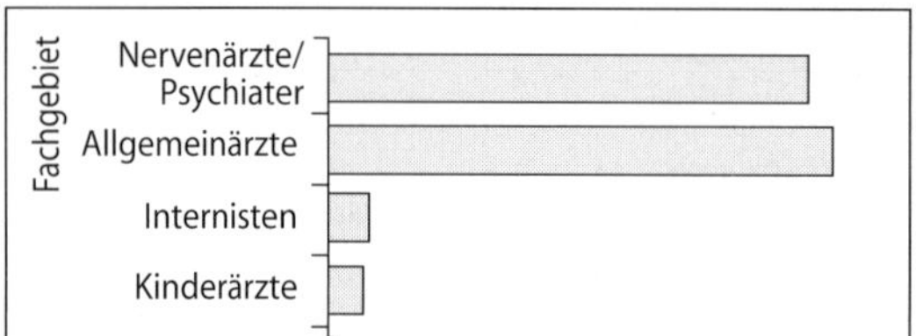

■ **Abb. 4.1.4** Wer erbringt ambulante psychiatrische Leistungen? (Gesundheitsbericht 1998)

sie nur Bundesländer vergleichen kann. Die Analyse ignoriert einige Faktoren, u.a. das variable Ausmaß, mit dem sich der einzelne Vertragsarzt an der vertragsärztlichen Versorgung beteiligt (z.B. Unterschiede bei ausklingender gegenüber beginnender vertragsärztlicher Tätigkeit). Jedenfalls zeigt sie aber, daß die regionalen Abweichungen kaum medizinischen Notwendigkeiten entsprechen können. Das bedeutet auch, daß das komplizierte Verfahren der Bedarfsplanung entsprechend der Richtlinien des Bundesausschusses der Ärzte und Krankenkassen, das Verhältniszahlen von Einwohnern und Ärzten für Regionstypen (»definierte Raumgliederungen«) vorsieht, im Ergebnis nach medizinisch-inhaltlichen Kriterien schwer nachvollziehbar ist. Dabei ist nicht auszuschließen, daß die hier skizzierten Planungsergebnisse perfekt den Planungszielen entsprechen. Das Versorgungsergebnis für die Bevölkerung scheint aber zu sein, daß das Leistungsangebot eher die Inanspruchnahme bestimmt als umgekehrt. Die – letztlich ethische – Forderung des § 70 SGB V, »die Krankenkassen und die Leistungserbringer haben eine *bedarfsgerechte* und *gleichmäßige*, dem allgemein anerkannten Stand der medizinischen Erkenntnisse entsprechende Versorgung der Versicherten zu gewährleisten« ist nicht eingelöst. Die Planungsergebnisse entsprechen nicht einer gleichmäßigen Versorgung. Das bedeutet entweder generelle Unterversorgung variablen Ausmaßes oder generelle Überversorgung variablen Ausmaßes oder Überversorgung in einzelnen und/oder Unterversorgung in anderen Bundesländern. Das ist ohne medizinische Outcome-Daten, die uns nicht zugänglich sind, nicht beurteilbar. Daß mehr als 50% ambulanter psychiatrischer Leistungen von Ärzten erbracht werden, die nicht hierfür ausgebildet sind (■ Abb. 4.1.4), ist jedenfalls schwerlich mit Bedarfsgerechtigkeit in Einklag zu bringen.

Das Verfahren des Bundesausschusses zur Bedarfsplanung ist zweifellos so sorgfältig durchdacht, daß es sich hier der kritischen Analyse entzieht. Die Planungsergebnisse werfen aber die Frage auf, ob es nicht weiterer oder anderer Steuerungselemente bedarf. Eigentliches Planungsziel ist nicht der Aufbau von Versorgungsstrukturen, sondern die Sicherstellung eines gleichmäßigen Gesundheitszustandes der Bevölkerung, d.h. gleichmäßig erreichter Outcomes, soweit sie entsprechend des Standes der Wissenschaft – näherungsweise – erreichbar sind. Deshalb könnten als weiteres Planungsinstrument regionale Outcomes z.B. bei bestimmten Tracer-Indikationen als Indikatoren im Rahmen eines Benchmarking-Verfahrens herangezogen werden. Die Tracer-Indikationen könnten regional und über die Zeit entsprechend regionalen Gesundheits- und Versorgungszielen variieren und regional von den Selbstverwaltungspartnern konsentiert werden. Die Möglichkeiten der Ausgestaltung eines

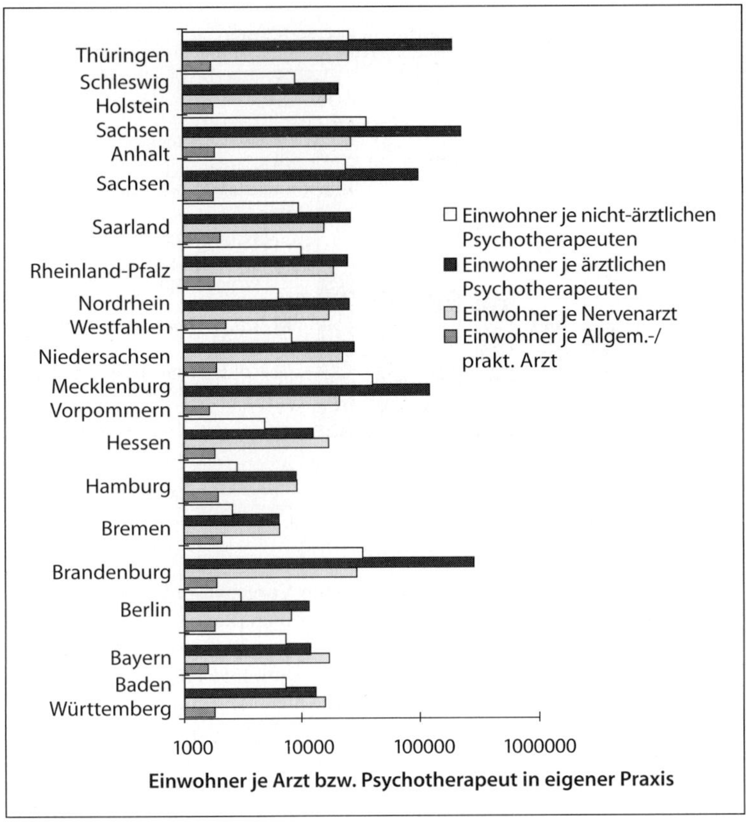

Abb. 4.1.5 Versorgungsgrad mit Psychotherapeuten (Mai 2000) im Vergleich zu Nervenärzten und Hausärzten (Daten der Kassenärztlichen Bundesvereinigung; Bevölkerungsstatistik des Statistischen Bundesamtes, jeweils Stand 31.12.98)

solchen Benchmarking-Verfahrens an dieser Stelle detaillierter zu diskutieren, wäre verfrüht und würde den Rahmen die Befragung sprengen.

4.2 Ambulante Psychotherapie

In den letzten Jahren ist es zu einer deutlichen Ausweitung ambulant erbrachter psychotherapeutischer Leistungen gekommen. Von 1992 bis 1998 hat entsprechend Daten der Kassenärztlichen Bundesvereinigung die Zahl der psychotherapeutisch Tätigen um 58% zugenommen, darunter die der ärztlichen Psychotherapeuten um 76%, die der nicht-ärztlichen Psychotherapeuten um 42% (Abb. 4.2.1). Mit Inkrafttreten des Psychotherapeutengesetzes ist das Delegationsverfahren durch den Direktzugang der Versicherten auch zu nicht-ärztlichen Psychotherapeuten ermöglicht worden. Leider sind die uns zugänglichen Daten zu den einzelnen Bundesländern lückenhaft. Soweit wir Daten (der KBV; möglicherweise nicht auf dem neuesten Stand) finden konnten, variiert der Versorgungsgrad zwischen den Bundesländern dramatisch (Abb. 4.1.5) und es ist keine Logik erkennbar, indem auch die Relation zwischen Nervenärzten und nicht-ärztlichen Psychotherapeuten zwischen den Ländern variiert. Dies bedeutet entweder massive Unterversorgung in einzelnen Bundesländern (vor allem neuen Ländern) oder Überversorgung in anderen Ländern oder generelle Unterversorgung unterschiedlichen Ausmaßes.

Die Entscheidung zwischen diesen drei Möglichkeiten ist u.E. unmöglich: Die verschiedenen Untersuchungen und Gutachten zur Ermittlung des Bedarfs an Psychotherapie und Psychotherapeuten (z. B. Meyer 1991, Schmid 1992, Schepank 1994, Löcherbach 1999) kommen zu höchst variablen Schätzungen. Die Schätzung der Prävalenz psychischer Krankheiten variiert dabei zwischen unter 1% und fast 54%. Nicht ganz so variabel wird der Bedarf an Psychotherapie wegen psychischer Krankheit auf ca. 1% bis über 5% geschätzt. Solche Bedarfsschätzungen sind unausweichlich mit außerordentlichen Risiken behaftet, da die Krankheitskonzepte und die Akzeptanz von Psychotherapie generell und bestimmter psychotherapeutischer Verfahren im besonderen in der Bevölkerung und über

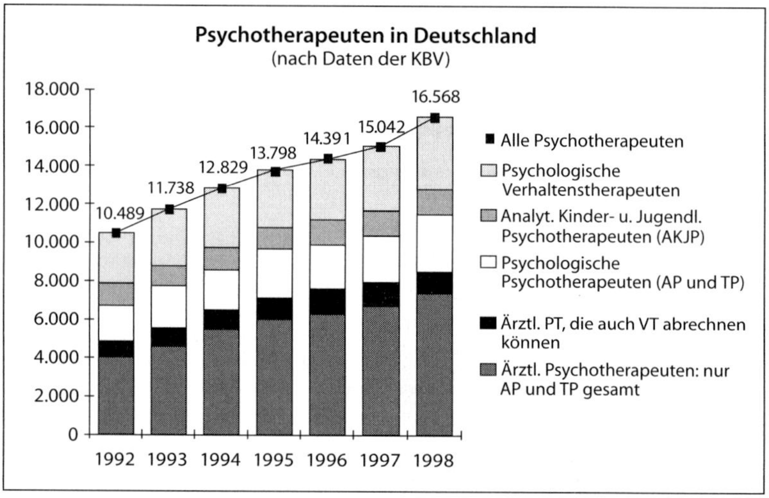

Abb. 4.2.1 Zeitliche Entwicklung der Zahl der Psychotherapeuten in Deutschland nach Berufsausbildung und Spezialisierung (Daten der KBV). VT= Verhaltenstherapie, TP= tiefenpsychologisch fundierte Therapie, AP= analytische Psychotherapie

die Zeit variieren; besonders für psychodynamisch orientierte Verfahren müssen darüberhinaus Voraussetzungen (u.a. Introspektionsfähigkeit) auf Seiten der Kranken erfüllt sein. Schließlich sind Differentialindikationen zwischen den verschiedenen Therapieverfahren nicht wissenschaftlich etabliert (siehe Kap. 2.1), in bestimmten Indikationen auch die Differentialindikation gegenüber (bzw. die Frage der Synergie mit) der Psychopharmakotherapie, insbesondere der Therapie mit Antidepressiva. Damit fehlt eine entscheidende Voraussetzung für die Bedarfsschätzung. Hier besteht dringender Forschungsbedarf, den zu befriedigen eine gesamtgesellschaftliche Aufgabe darstellt. Hier bemüht sich die DGPPN, eine »Stiftung Psychotherapieforschung« ins Leben zu rufen, da ansonsten Fördermittel für Psychotherapieforschung kaum zugänglich sind.

Ohne dies beweisen zu können, scheint uns sicher, daß sich das tatsächlich eingesetzte Psychotherapieverfahren weniger nach Merkmalen des Kranken als nach der Ausbildung des Therapeuten richtet, und letztere erklärt sich aus auch weltanschaulich geprägten Präferenzen des Therapeuten. Wenn unsere Vermutung zutrifft, so ist mit Fehlversorgung in erheblichem, aber nicht bezifferbarem Ausmaß zu rechnen.

Von 1992 bis 1996 ist die Zahl der psychotherapeutisch Behandelten um 83% gestiegen, darunter die von ärztlichen Psychotherapeuten durchgeführte Psychotherapie um 90%, von nicht-ärztlichen Psychotherapeuten um 77% (Abb. 4.2.2). Daten zur regionalen Frequenz von Psychotherapien konnten wir nicht finden; es ist von einer hohen Korrelation mit der Versorgungsdichte durch psychotherapeutisch Tätige (s.o.) auszugehen. Bei den ärztlichen Psychotherapien dominiert unverändert das tiefenpsychologisch fundierte bzw. analytische Vorgehen, umgekehrt bei den nicht-ärztlichen Psychotherapeuten. Auch insgesamt dominieren die deutenden Verfahren (Abb. 4.2.3); die Verhaltenstherapie hatte 1996 einen (über die Jahre weitgehend stabilen) Anteil von rund 36%.

Die Verfahren und Behandlungsdauern der ambulanten Psychotherapie werden (im Bereich der gesetzlichen Krankenversicherung) in den Psychotherapie-Richtlinien und der Psychotherapievereinbarung des Bundesausschusses der Ärzte und Krankenkassen festgelegt, wobei die Verfahren nach Evidenz-basierten Kriterien ausgewählt werden. Dies gilt allerdings nur für neue Verfahren. Historisch bereits zugelassene Verfahren werden nicht in Frage gestellt. Das gilt vor allem für die Psychoanalyse, die zu den ersten zugelassenen Verfahren gehörte, wobei die Zulassung der kognitiven Verhaltenstherapie erst mit vielen Jahren Abstand erfolgte. Dabei ist zu berücksichtigen, daß für die analytische Psychotherapie der Nachweis von Wirksamkeit und Unbedenklichkeit anhand methodisch adäquater Studien fehlt (Grawe et al. 1994); zu diesem Ergebnis kam auch die International Psychoanalytic Association IPA (Fonagy et al. 2000): »There are no definitive studies which show psychoanalysis to be unequivocally effective relative to an active placebo or an alternative method of treatment. There are no methods available that might definitively indicate the existence of a psychoanalytic process. Most studies have major limitations which might lead critics of the discipline to discount their results. Others have limitations that are so grave that even a sympathetic reviewer might be inclined to discount the findings.«

Psychotherapie als zeitgebundene Leistung. In § 85 SBG V Absatz 4 wurde als Satz 4 eingefügt: »Im

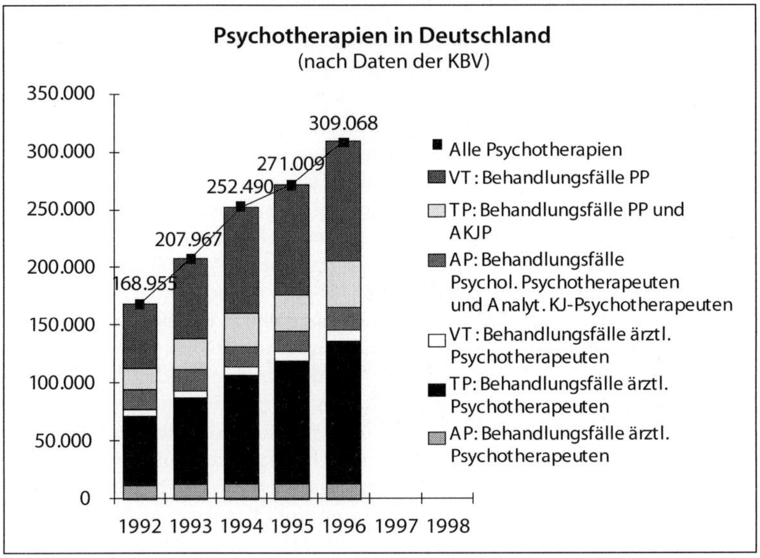

Abb. 4.2.2 Zeitliche Entwicklung der Zahl der durchgeführten Psychotherapien in Deutschland nach Art der Therapie (Daten der KBV)

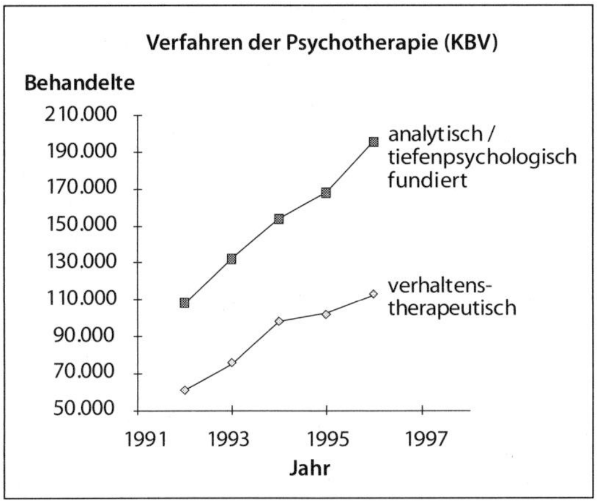

Abb. 4.2.3 Zeitverlauf der psychotherapeutisch Behandelten nach eingesetztem Psychotherapieverfahren (nach Daten der KBV)

Verteilungsmaßstab sind Regelungen zur Vergütung der Leistungen der Psychotherapeuten und der ausschließlich psychotherapeutisch tätigen Ärzte zu treffen, die eine angemessene Höhe der Vergütung je Zeiteinheit gewährleisten.« Laut amtlicher Begründung sind unter ausschließlich psychotherapeutisch tätigen Ärzten solche zu verstehen, »deren psychotherapeutische Leistungen an ihren Gesamtleistungen den Anteil von 90 v.H. überschreiten.« Hintergrund war das berechtigte Anliegen des Gesetzgebers, diese Berufsgruppen vor existentieller Bedrohung durch den Punktwertverfall infolge der allgemeinen Mengensteigerung bei gedeckeltem Honorarvolumen zu schützen. Dieses Schutzbedürfnis war im Urteil des Bundessozialgerichtes vom 25.08.1999 gegen die Kassenärztliche Vereinigung Hessen ausdrücklich anerkannt worden. Die amtliche Begründung lehnt sich an dieses Urteil an.

Diese Regelung bedeutet aber, daß der unverzichtbar auch psychotherapeutisch tätige Psychiater ausgegrenzt wird; hier soll der Wert der Psychotherapie dem Spiel des floatenden Punktwertes ausgeliefert bleiben. Der Psychiater wird in den Konflikt gebracht, zwischen der medizinischen Notwendigkeit einer Psychotherapie und den damit verbundenen eigenen ökonomischen Nachteilen abwägen zu müssen. Dabei bietet es keine Abhilfe, daß Ärzte für Psychiatrie – wie im Urteil des BSG dargelegt – »andere psychotherapeutische bzw. psychosomatische Gesprächs- bzw. Behandlungsleistungen erbringen können, die entweder nicht zuvor patientenbezogen bewilligt sein müssen oder nicht an exakte Zeitvorgaben gebunden sind.« Diese Ausweichmöglichkeiten stehen jedem psychotherapeutisch Weitergebildeten offen. Aus ökonomischen Gründen aber in dieser Art ausweichen zu müssen, bedeutet Qualitätseinbußen.

Die gesetzliche Regelung ignoriert den Hinweis im Urteil des BSG, wonach es geboten sein könne, einen festen Punktwert für die psychotherapeutischen Leistungen auch zugunsten von Ärzten zu garantieren, die zwar nicht 90% ihres Umsatzes mit zeitabhängigen und genehmigungsbedürftigen Leistungen erzielen, diese »aber auch nicht nur nebenbei und in quantitativer Hinsicht in ganz untergeordnetem Umfang erbringen«, »wenn sich erweisen sollte, daß die psychotherapeutischen Leistungen in großem Umfang oder sogar überwiegend von solchen Ärzten erbracht werden.«

Mit der neuen Regelung werden die jahrelangen Bemühungen der Deutschen Gesellschaft für Psychiatrie, Psychotherapie und Nervenheilkunde (DGPPN), der Psychotherapie den notwendigen Stellenwert in der psychiatrischen Versorgung zu sichern, konterkariert. Deshalb hatte die DGPPN noch vor Verabschiedung des Gesetzes interveniert, aber erfolglos. Wenn für ausgewählte Behandlungsmethoden wie hier die Psychotherapie feste (zeitgebundene) Preise vorgeschrieben werden, dann müssen diese Preise generell für diese Leistung gelten, und nicht nur für ausgewählte Berufsgruppen.

Psychotherapeutengesetz. Trotz der – die psychiatrische Psychotherapie gefährdenden – Vorschrift von § 85 SBG V Absatz 4, die Leistungen der Psychotherapeuten (und der ausschließlich psychotherapeutisch tätigen Ärzte) je Zeiteinheit zu vergüten, sind die nichtärztlichen Psychotherapeuten nicht von ihren Existenzsorgen entlastet. Sie fühlen sich durch Regelungen des Psychotherapeutengesetzes und der Sozialgesetzbücher zu Therapeuten zweiter Klasse degradiert. Der Einladung des Bundesgesundheitsministeriums vom Oktober 2000 folgend haben sie am 30.12.2000 dem Ministerium ihre Vorschläge für Gesetzesänderungen übermittelt. Diese sehen u.a. eine Reihe berufsrechtlicher Änderungen vor, die zu kommentieren nicht Sache DGPPN als wissenschaftliche Fachgesellschaft. ist. Die DGPPN ist aufgeschlossen für die Kritik am Beirat Psychotherapie der Bundesärztekammer, der für Verfahren für die vertiefte Ausbildung zum Psychologischen Psychotherapeuten den Wirksamkeitsnachweis bei mindestens 5 Anwendungsbereichen fordert. Diese Forderung darf hinterfragt werden, denn sie blockiert den Zugang der Kranken zu innovativen, insbesondere dringend benötigten störungsspezifischen Psychotherapieverfahren. An dieser Hürde ist die Gesprächspsychotherapie gescheitert.

Unakzeptabel, weil medizinisch nicht sachgerecht, sind aber die Forderungen nach der Abschaffung des Konsiliarverfahrens, nach der Erweiterung der Kompetenzen nicht-ärztlicher Psychotherapeuten auf Leistungen der Prävention und Rehabilitation, nach dem Recht, Arbeitsunfähigkeit bescheinigen zu dürfen, ins Krankenhaus einweisen zu dürfen, Leitungsfunktionen im Krankenhaus übernehmen zu dürfen, die Pflichtweiterbildung im psychiatrischen Krankenhaus auf zwei 3-monatige Hospitationen zu reduzieren.

Diese Forderungen verkennen, daß psychische Störungen ursächlich unspezifisch sind, daß also immer somatische Abklärung notwendig ist. Deshalb fordert die DGPPN im Gegenteil, für das Gutachterverfahren im Rahmen der Richtlinien-Psychotherapie allein psychiatrische Gutachter mit psychotherapeutischer Qualifikation vorzusehen. Medizinisch ist unverständlich, daß der Bundesausschuß als Gutachter auch nichtärztliche Psychotherapeuten zugelassen hat. Bei allen psychischen Krankheiten muß die Indiktation somatischer Therapie geprüft werden, bei schweren Störungen zwingend. Immer muß dem Kranken auch die Option somatischer Therapie offen stehen.

Aus gutem Grund muß der Arzt für die Approbation Grundkenntnisse im Gesamtgebiet der Medizin nachweisen und kann sich nicht auf Spezialgebiete beschränken. Diese medizinischen Grundkenntnisse fehlen den nicht-ärztlichen Psychotherapeuten unausweichlich. Deshalb ist es medizinisch nicht zu verantworten, nicht-ärztlichen Psychotherapeuten die Entscheidung über das Hinzuziehen eines Konsiliarius allein auf der Basis der berufsrechtlichen Verpflichtung zur konsiliarischen Kooperation zu überlassen. Um konsiliarisch kooperieren zu können, muß man zwingend über somatische Grundkenntnisse verfügen. Aus demselben Grund ist es medizinisch nicht zu verantworten, die Leitung eines Krankenhauses einem nichtärztlichen Psychotherapeuten zu überlassen.

4.3 Stationäre Psychotherapie

Der wesentliche, wenn auch wegen uns nicht zugänglicher Daten nur indirekt quantifizierbare Teil stationär durchgeführter Psychotherapie findet in Rehabilitationskliniken (■ Abb. 4.3.1) statt, wenn man die Verweildauer (■ Abb. 4.3.2, 4.3.3 & 4.3.4) mit einbezieht. Insgesamt hat es bei der Entwicklung der Rehabilitationskliniken infolge gesetzgeberischer Eingriffe seit 1997 einen Einbruch gegeben, der sich in den neuesten, uns zugänglichen Daten (■ Abb. 4.3.5) nur andeutet. Ungefähr 90% (rund 14000) der weltweit vorgehaltenen »Psychotherapiebetten« finden sich in Deutschland (■ Abb. 4.3.6).

Die Verweildauern in Rehabilitationskliniken sind – soweit Daten der BfA generalisierbar sind – alters- und indikationsabhängig (■ Abb. 4.3.3 & 4.3.4), obwohl sie in Kontingenten »vergeben« werden. Die therapeutische Ausrichtung ist überwiegend tiefenpsychologisch orientiert (■ Abb. 4.3.7), was einen Anbieterbezug vermuten läßt. Als etwas erstaunlicher Befund (bei relevanten Fallzahlen) wurden 38% der depressiv Kranken und 47% der affektiven (manisch-depressiven) Psychosen, d.h. grundsätzlich voll remittierender psychischer Störungen, innerhalb von 5 Jahren berentet (■ Abb. 4.3.8), mehr als bei schizophrenen Psychosen (39,7%). Es wäre wünschenswert, daß diese Daten nicht repräsentativ wären und andere, uns nicht zugängliche Daten eine andere Verteilung der Behandlungsverfahren und andere Outcomes offenbaren würden. Es wäre wünschenswert, daß therapeutisches Vorgehen und Outcomes in psychiatrischer und psychosomatischer Rehabilitation transparent gemacht würden. Über die

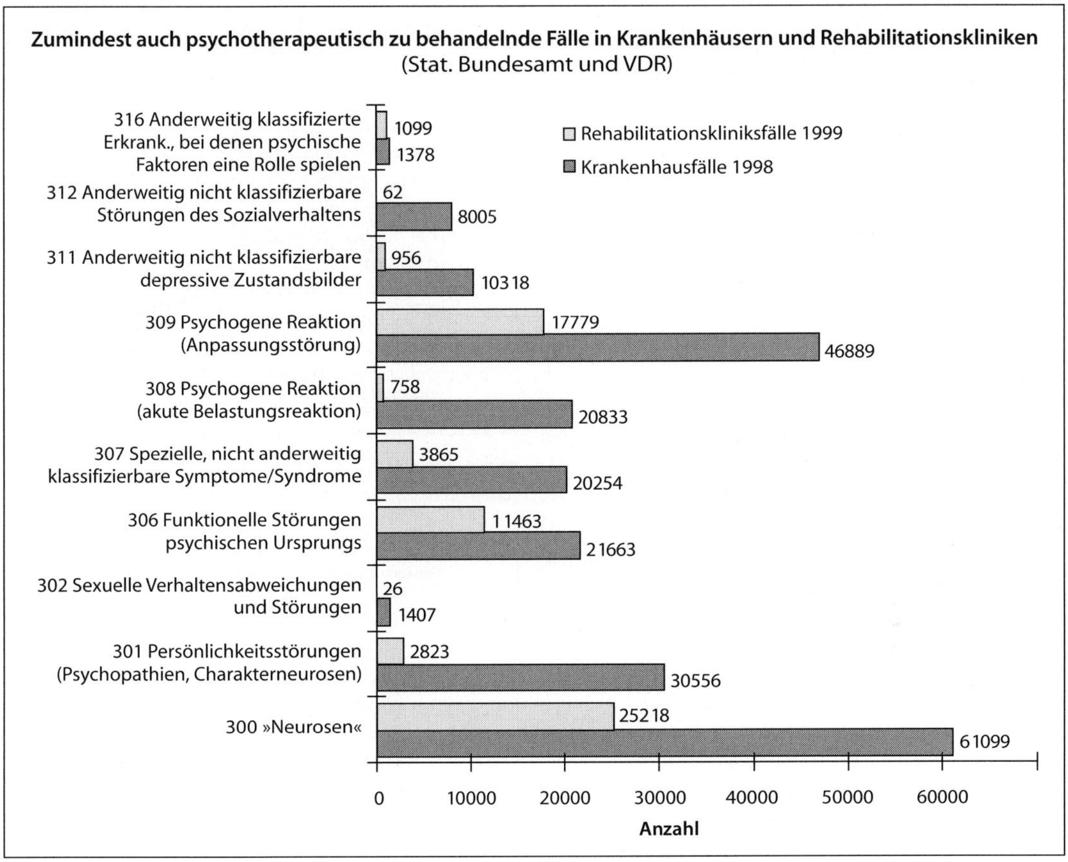

Abb. 4.3.1 Stationäre Behandlungsfälle, die zumindest auch der Psychotherapie bedürfen, im Krankenhaus und in Rehabilitationskliniken (Statist. Bundesamt, VDR)

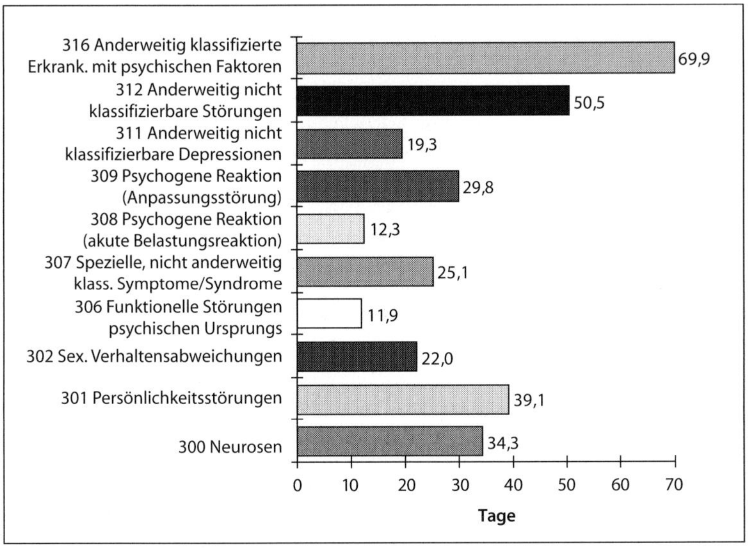

Abb. 4.3.2 Krankenhausverweildauer bei Fällen, die zumindest auch der Psychotherapie bedürfen (Statist. Bundesamt)

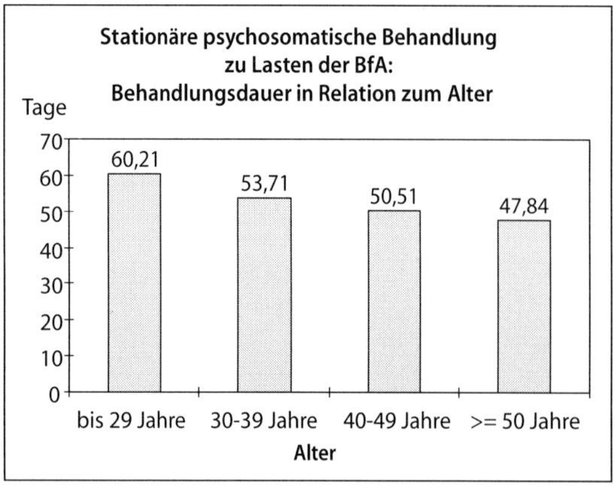

Abb. 4.3.3 Psychosomatische Rehabilitation der BfA: Behandlungsdauer (Tage, 1995) in Abhängigkeit vom Alter (Wille & Irle 1996).

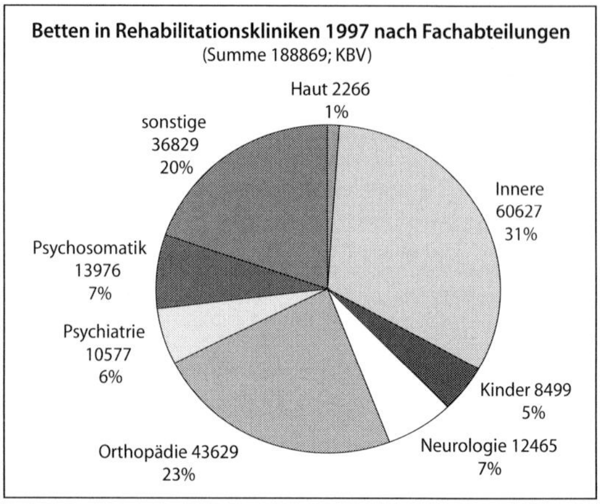

Abb. 4.3.6 Verteilung der in Rehabilitationskliniken vorgehaltenen Betten nach Fachgebieten (KBV)

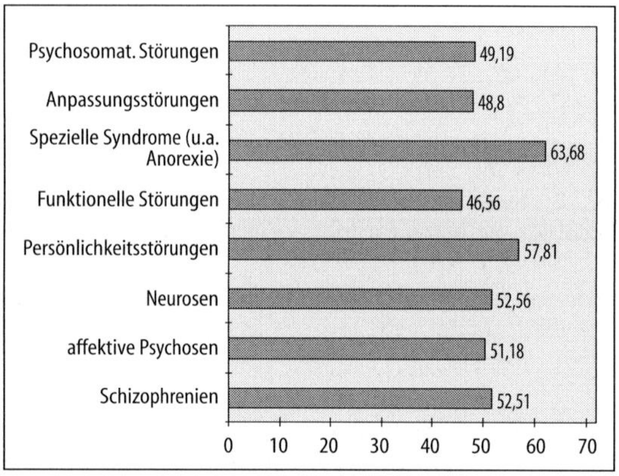

Abb. 4.3.4 Psychosomatische Rehabilitation der BfA: Behandlungsdauer (Tage, 1995) in Abhängigkeit von der Diagnose (n=30148) (Wille & Irle 1996)

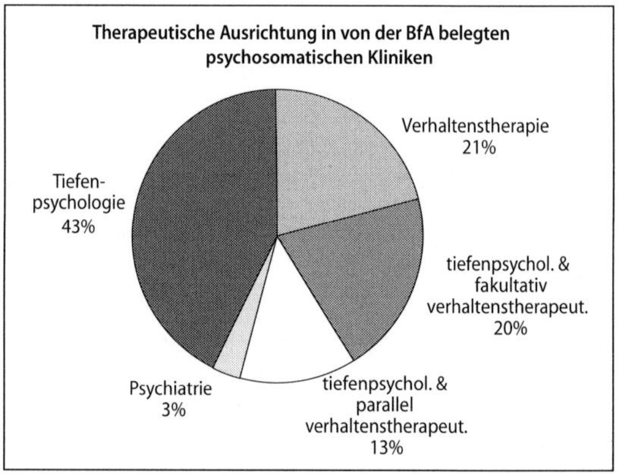

Abb. 4.3.7 Psychosomatische Rehabilitation der BfA: Klassifikation nach Behandlungsmethoden (Wille & Irle 1996)

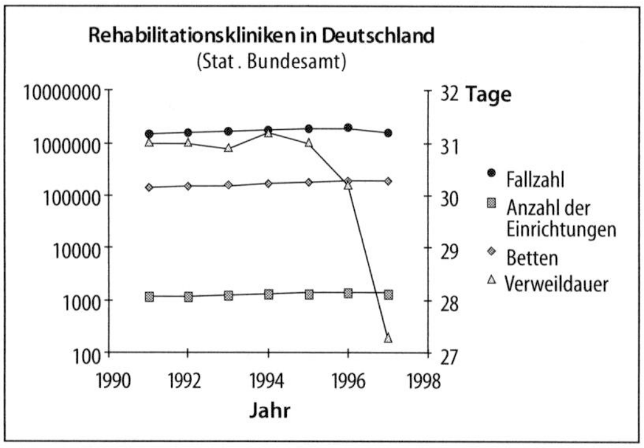

Abb. 4.3.5 Zeitverlauf der Anzahl von Rehabilitationskliniken, der dort vorgehaltenen Betten, der Fallzahlen und der Verweildauern (Statistisches Bundesamt)

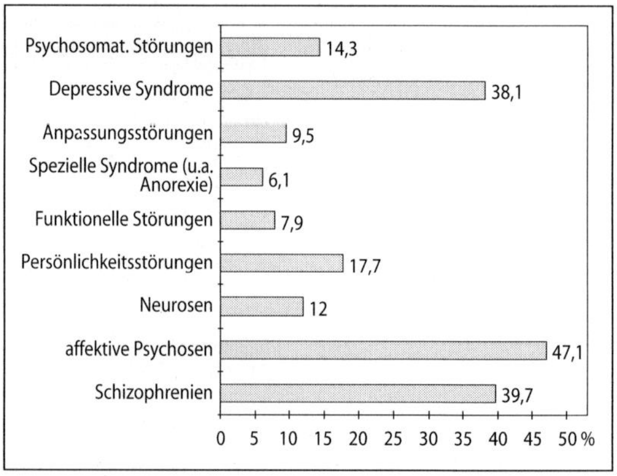

Abb. 4.3.8 Outcome der psychosomatischen Rehabilitation der BfA: EU/BU-Berentung innerhalb von 5 Jahren (1986/87) (Wille & Irle 1996)

Ergebnisse der unter Federführung der BfA angelaufenen Qualitätssicherung in Rehabilitationskliniken ist bisher anscheinend nichts publiziert worden. Bis dahin muß der sich uns anhand von Einzelfallbeobachtungen ergebende Eindruck bleiben, daß die Outcomes suboptimal bleiben, weil nicht pragmatisch das gesamte Spektrum psychotherapeutischer, soziotherapeutischer und psychopharmakotherapeutischer Optionen eingesetzt wird, sondern entsprechend Präferenzen auf Seiten der Leistungserbringer (Fehl- und Unterversorgung durch Überversorgung). Gerade bei psychischen Krankheiten stellt die Ansiedlung der Rehabilitation in wohnortfernen stationären Einrichtungen eine Gefährdung der Behandlungskontinuität dar, was möglicherweise zur Erklärung der zitierten Outcomes beiträgt (Fehlversorgung).

Psychische Krankheiten sind so hoch prävalent (Lebenszeitprävalenz insgesamt in der Größenordnung von 30%), daß ein Benchmarking-Verfahren anhand der Outcomes von Tracer-Indikationen sinnvoll wäre. Damit könnte auch eine Entwicklung weg von starren Zeitkontingenten hin zu medizinisch notwendiger »Dosis« angestoßen werden. Eine detaillierte Diskussion der Möglichkeiten der Gestaltung eines solchen Benchmarking-Verfahrens würde den Rahmen dieser Analyse sprengen.

Literatur

Grawe, K., Donati, R., Bernauer, F.: Psychotherapie im Wandel. Von der Konfession zur Profession. Göttingen: Hogrefe, 1995

Löcherbach, P., Henrich, T., Kenner, H. et al.: Patientenorientierte Bedarfsermittlung und -planung in der ambulanten psychotherapeutischen Versorgung. Zentralinstitut für die kassenärztlkiche Versorgung in der Bundesrepublik Deutschland, Köln 1999

Meyer, A.E., Richter, R., Grawe, K. et al.: Forschungsgutachten zu Fragen eines Psychotherapeutengesetzes. Universitätskrankenhaus Hamburg-Eppendorf 1991

Schepank, H.: Die Versorgung psychogen Kranker aus epidemiologischer Sicht. Psychotherapeut 39, 220-229, 1994

Schmid, R.: Psychotherapiebedarf. Expertise im Auftrag des Bundesministeriums für Gesundheit, Köln 1992

Tress, W., Kruse, J., Heckrath, C. et al.: Psychogene Erkrankungen in den hausärztlichen Praxen. Zsch. psychosom. Med. 43, 211-233, 1997

Fonagy P, Kächele H, Krause R, Jones E, Perron R: An Open Door Review of Outcome Studies in Psychoanalysis. Report prepared by the Research Committee of the IPA at the request of the President. International Psychoanalytic Association, 2000

Wille G, Irle H. Psychosomatik – trotz »Sparpaket« ein zentraler Bereich der medizinischen Rehabilitation. DAngVer 10 (1996) 449-458

4.4 Stationäre psychiatrische Versorgung

Im Gefolge der Psychiatrie-Enquête ist die stationäre Behandlung erfolgreich aus Großkrankenhäusern in die Gemeinden verlagert worden (siehe Kap. 1). Die Enthospitalisierung ist inzwischen weit fortgeschritten. Die Enthospitalisierung hat sich auch in den letzten Jahren fortgesetzt, erkennbar am Rückgang der psychiatrischen Fachkrankenhäuser (◘ Abb. 1.1) und der dort aufgestellten Betten (◘ Abb. 1.2). Die ehemaligen Großkrankenhäuser haben ihre Kapazitäten inzwischen so weit reduziert, daß sie sind weitgehend auf die sektorisierte Regionalversorgung beschränken, oder sind auf dem Wege dahin. Einzelne Großkrankenhäuser wurden geschlossen (z.B. Merzig), andere wurden zu Allgemeinkrankenhäusern entwickelt. Auf das Problem der »neuen Langzeit-Kranken«, für die sich das Fehlen adäquater Beheimatungs- und Betreuungsangebote abzeichnet, wurde in Kap. 2.4 wegen des besonderen Betroffenseins schizophren Kranker hingewiesen.

In den letzten Jahren steigen die Fallzahlen in psychiatrischen Fachkrankenhäusern und Abteilungen stetig (◘ Abb. 4.4.1), in Fachkrankenhäusern schneller als in (psychiatrischen und anderen) Abteilungen (◘ Abb. 4.4.1). Der Anteil an den Krankenhausfällen der Abteilungen ist von 60% (1994) auf 58,3% (1998) zurückgegangen. Allein anhand der veröffentlichten Krankenhausstatistik ist nicht zu entscheiden, ob dies dem Konzept gemeindenaher Behandlung zuwiderläuft. Es ist denkbar, daß die Fallzahlsteigerungen vor allem solche Fachkrankenhäuser betreffen, die inzwischen nur gemeindenah tätig sind. Leider sind in der veröffentlichten Krankenhausstatistik nur die Verweildauern der Fachkrankenhäuser und nicht der Abteilungen gesondert ausgewiesen, so daß sie für letztere aus der gesamten mittleren Verweildauer psychisch Kranker (ICD-9: 290-319) geschätzt wurden, wobei Fälle, die in nicht-psychiatrischen Abteilungen unter psychiatrischer Hauptdiagnose behandelt wurden, nicht von Fällen in psychiatrischen Abteilungen (derzeit 160) differenziert werden konnten. Insbesondere sind die Fälle der Kinder- und Jugendpsychiatrie und der Psychosomatik mit einbezogen, aber z.B. auch in internistischen behandelte Alkoholkranke. Die in psychiatrischen Abteilungen im engeren Sinne behandelten Fallzahlen sind also überschätzt, und zwar unter Berücksichtigung der »Grunddaten der Krankenhäuser, Fachserie 12, Reihe 6.1« des Statistischen Bundesamtes 1999 (für das Jahr 1998) um ca. 30%. Dieses Vorgehen ist aber berechtigt, da es bei einer Patienten-zentrierten Betrachtung um die Versorgung der psychisch Kranken und nicht um die psychiatrischen Versorgungsstrukturen geht.

Trotz der Fallzahlsteigerung ist dank massiven Rückgangs der Verweildauer (◘ Abb. 4.4.2) der An-

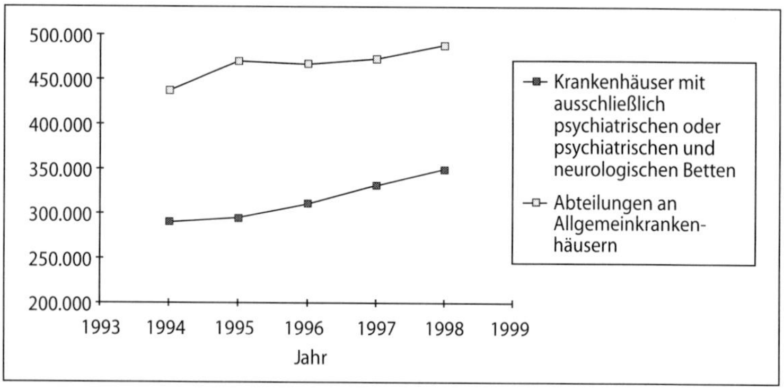

Abb. 4.4.1 Entwicklung der Zahl der Krankenhausfälle in psychiatrischen Fachkrankenhäusern und Abteilungen (nach Daten des Statist. Bundesamtes)

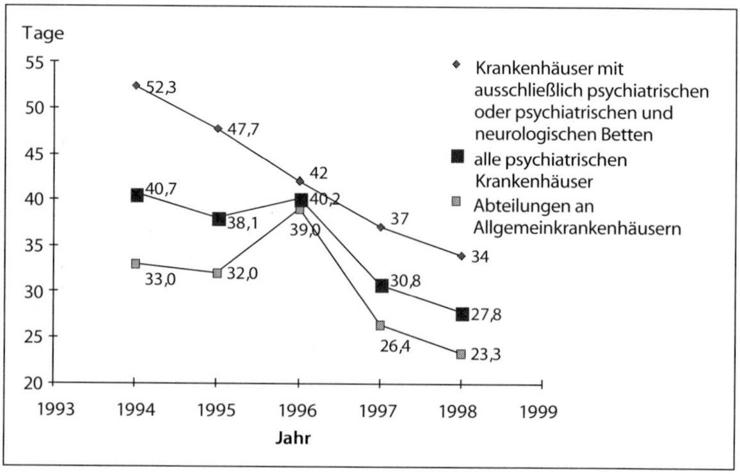

Abb. 4.4.2 Entwicklung der Verweildauer in psychiatrischen Fachkrankenhäusern und Abteilungen (nach Daten des Statist. Bundesamtes)

teil an der Gesamtzahl der Pflegetage dramatisch zurückgegangen (Abb. 1.7), in keinem Fachgebiet so ausgeprägt wie in der Psychiatrie. Die Verweildauer Im Rahmen der PsychPV sind die Personalstellenpläne erweitert worden. Der Grund für den vorübergehenden Verweildaueranstieg in psychiatrischen Abteilungen im Jahre 1996 (Abb. 4.4.2) ist für uns nicht interpretierbar. Die Unterschiede der Verweildauern zwischen Fachkrankenhäusern und Abteilungen sprechen dafür, daß in Fachkrankenhäusern noch Langzeit-Kranke behandelt werden, erst recht angesichts der in Fachkrankenhäusern geringeren Fallzahlen (Abb. 4.4.1). Entsprechend fallen in den Fachkrankenhäusern trotz geringerer Fallzahlen ungefähr 50% der Pflegetage an (Abb. 4.4.3).

Der Personalbestand psychiatrischer Enrichtungen ist der veröffentlichten Krankenhausstatistik z.T. getrennt nach psychiatrischen Fachkrankenhäusern (Abb. 4.4.4) und bezüglich des nicht-ärztlichen und Pflegedienstes als Gesamt aller psychiatrischen Einrichtungen und für die Allgemeinkrankenhäuser zu entnehmen. Die Zahl der Ärzte in psychiatrischen Fachkrankenhäusern ist trotz der Fallzahlsteigerung nur diskret gestiegen (Abb. 4.4.4), die der übrigen Mitarbeiter sogar gesunken (Abb. 4.4.4). Das muß den Regelungen der PsychPV nicht unbedingt widersprechen, da sich in der PsychPV der Personalbedarf nach Indikationsgruppen richtet. Das gilt auch insofern, als infolge der Verweildauerverkürzung die Belegungstage zurückgegangen sind (Abb. 4.4.5). Jedenfalls muß der Personalbestand entsprechend der PsychPV als Minimum gewährleistet bleiben. In absehbarer Zukunft wird eine Erweiterung der Personalbemessung unumgänglich sein, insbesondere weil in den Krankenhäusern neue, wissenschaftlich etablierte, störungsspezifische Psychotherapieverfahren (u.a. die dialektische Psychotherapie der Borderline-Störung) eingeführt werden müssen.

Traditionell folgt die Krankenhausplanung auch für die Psychiatrie dem Konzept der Bettenmeßziffer (Betten je 1000 Einwohner). Mit der Einführung der PsychPV hätte dieses Konzept aufgegeben werden

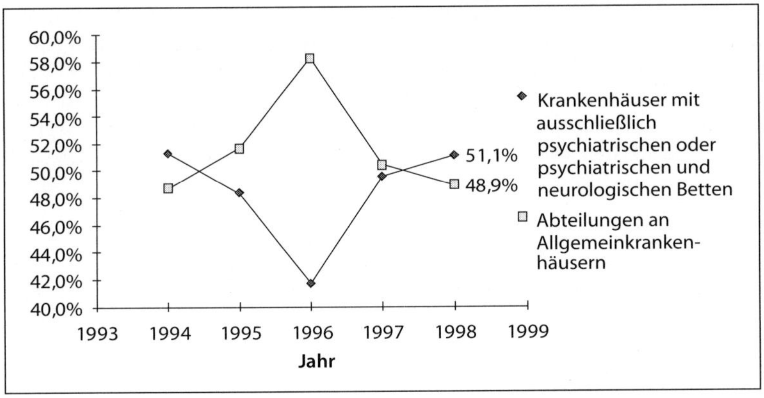

Abb. 4.4.3 Anteil von psychiatrischen Fachkrankenhäusern und Abteilungen an der Gesamtzahl der vollstationären Pflegetage (nach Daten des Statist. Bundesamtes)

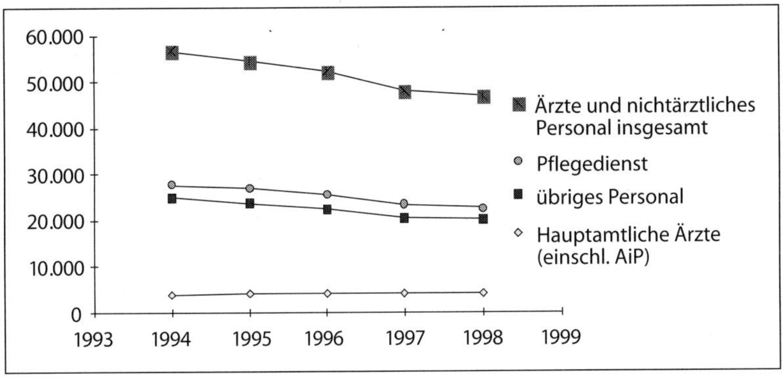

Abb. 4.4.4 Mitarbeiter in Krankenhäusern mit ausschließlich psychiatrischen oder psychiatrischen und neurologischen Betten (nach Daten des Statist. Bundesamtes)

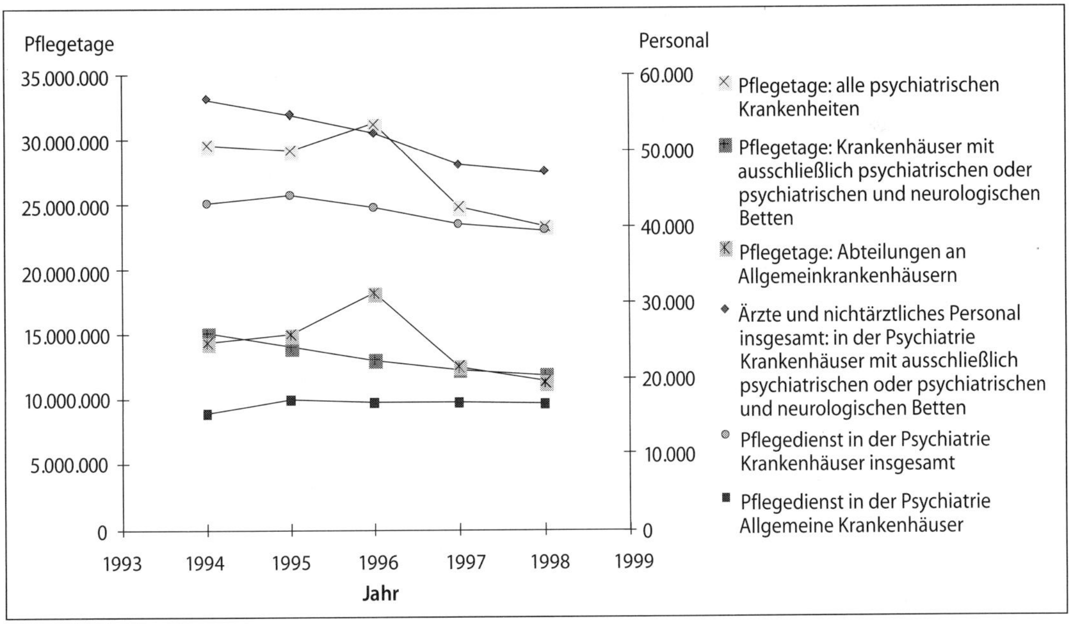

Abb. 4.4.5 Pflegetage (ICD-9: 290-319 insgesamt) und Mitarbeiter in stationären psychiatrischen Einrichtungen (nach Daten des Statist. Bundesamtes)

können, indem die PsychPV anerkennt, daß in einer therapeutsich erfolgreichen Psyhiatrie nicht die Zahl der »Betten« (Behandlungsplätze) entscheidend ist, sondern die Zahl der therapeutisch Tätigen. »Betten« als Planungsgroße waren nur zu Zeiten gerechtfertigt, in denen es kaum therapeutische Möglichkeiten gab und die Pflege im Vordergrund stand – wie im historischen Begriff »Heil- und Pflegeanstalt« zum Ausdruck gebracht. Im Jahre 1996 lag die mittlere Bettenmeßziffer (Psychiatrie) bei 0,73 mit einer Standardabweichung von 0,21 und einem Variationskoeffizienten CV=29,9% (◘ Abb. 4.4.6).

Der Variabilität der Bettenmeßziffer zwischen den Bundesländern kann nur wenig medizinische Logik zugestanden werden. Der Spitzenplatz von Bremen mag z.T. daher gerührt haben, daß die Versorgung Kranker aus dem Umland jenseits der Landesgrenzen mitversorgt wurden (was dem Konzept der Gemeindenähe widersprochen hätte). Die Prävalenz einiger psychischer Krankheiten zeigt ein Stadt-Land-Gefälle, was bei der Versorgungsplanung zu berücksichtigen ist, aber wiederum kaum die Variabilität zu erklären vermag. Weitere Interpretationsversuche für die Variabilität sind hier vor dem Hintergrund der modernen, Personen-zentrierten (PsychPV-Ansatz) Krankenhausplanung verzichtbar.

Das aus Sicht einer modernen, Personen-zentrierten Psychiatrie wesentlichste Planungskriterium ist das vorgehaltene Personal. In der Zeit von 1991 bis 1995 ist die personelle Ausstattung psychiatrischer Krankenhäuser und Abteilungen dank der PsychPV deutlich verbessert worden. Die PsychPV schreibt eine Evaluation der stationären psychiatrischen Einrichtungen vor. Diese Evaluation (Kunze et al. 1998; siehe Kap. 1) mußte sich auf Selbstauskünfte anhand einer Fragebogenaktion beschränken, weil objektive, flächendeckende Statistiken zur Personalausstattung nicht öffentlich zur Verfügung standen. Entsprechend dieser – auch wegen unvollständigen Rücklaufs nur begrenzt aussagefähigen – Erhebung seien die Personalansprüche entsprechend PsychPV im Jahr 1995 nahezu vollständig erfüllt gewesen. Vergleicht man allerdings die Zahl der Einwohner je Mitarbeiter stationärer psychiatrischer Einrichtungen in den Bundesländern (◘ Abb. 4.4.7), so fällt eine erhebliche Variabilität (SD=240; CV=15,8%) auf. Diese Variabilität ist medizinisch – d.h. durch geographische Unterschiede der Morbidität – schwerlich erklärbar, wenn auch medizinische Gründe (und Versorgung über die Landesgrenzen hinaus) beitragen mögen. Zwischen den Bundesländern bestehen deutliche Unterschiede im Anteil des in Fachkrankenhäusern gegenüber Allgemeinkrankenhäusern tätigen psychiatrischen Personals (◘ Abb. 4.4.8). Dies muß an sich kein Parameter für den Grad der Umsetzung gemeindenaher Versorgung sein, wenn es auch einen Hinweis gibt (so setzt tatsächlich Rheinland-Pfalz dieses Konzept erst aktuell nachhaltig um). In Hamburg handelt es sich um ein nomenklatorisches Artefakt. Eine Klärung des Phänomens kann mit den hier zur Verfügung stehenden Mitteln nicht gelingen. Immerhin findet sich ein (selbstverständlich nicht signifikanter) Zusammenhang zwischen dem Anteil des in Allgemeinkrankenhäusern vorgehaltenen Personals (und vermutlich der Zahl der dort behandelten Patienten) einerseits und der Personaldichte (Einwohner je Vollkräfte; ◘ Abb. 4.4.9). Dieser Zusammenhang wäre also dahingehend zu interpretieren, daß die Personaldichte desto geringer ist, je gemeindenäher (d.h. im Allgemeinkrankenhaus) die stationäre Versorgung strukturiert ist. Das könnte als Unterversorgung in der Gemeinde (oder Überversor-

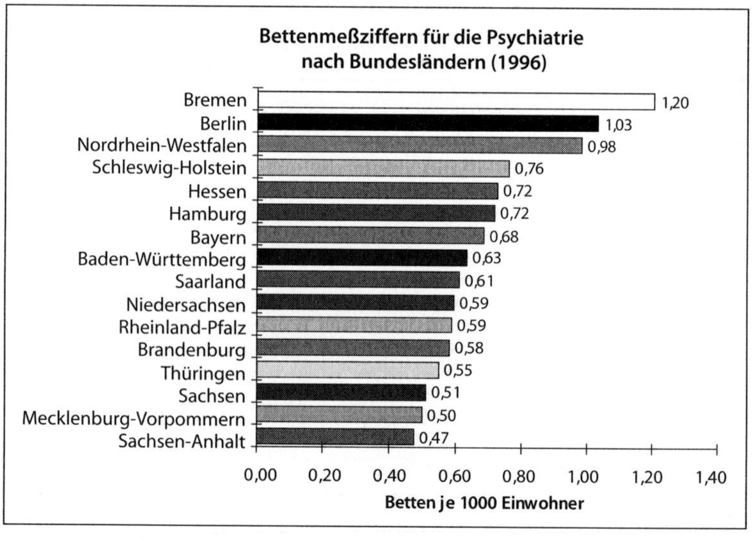

◘ **Abb. 4.4.6** Betten je 1000 Einwohner in psychiatrischen stationären Einrichtungen (Fachkrankenhäuser + Abteilungen) nach Bundesländern (1996; nach Daten des Statist. Bundesamtes)

gung im Fachkrankenhaus) interpretiert werden. Das könnte auch dahingehend interpretiert werden, daß entgegen dem Konzept der Gemeindenähe unverändert schwerer Kranke in Fachkrankenhäusern behandelt werden und behandelt werden müssen. Eine gezielte Untersuchung dieser Frage wäre wünschenswert.

Über die tatsächliche Zahl der in Tageskliniken vorgehaltenen Behandlungsplätze sind keine konkreten Daten auffindbar. Auch die Evaluation der PsychPV (Kunze et al. 1998) kann nur begrenzt Auskunft geben. Der Gesundheitsbericht 1998 legt dar, rund 70% der Tageskliniken dienten der psychiatrischen Versorgung (◘ Abb. 4.4.10). Es wird vorgeschlagen, in der Krankenhausstatistik künftig psychiatrische Tageskliniken strukturell (personelle Ausstattung etc.) und bezüglich der Leistungen (Fallzahlen, Verweildauer, etc.) gesondert auszuweisen. In einem gemeindepsychiatrischen Konzept wird die tagesklinische psychiatrische Versorgung künftig als Ersatz für vollstationäre Behandlung immer mehr Bedeutung erlangen (müssen).

G-DRG-System. Von der Psychiatrie-Personalverordnung betroffene Einrichtungen, d.h. psychiatrische Krankenhäuser und Abteilungen, sind ausdrücklich von der Einführung des neuen, pauschalierenden Krankenhaus-Entgeltsystems (G-DRG) ausgenommen, nämlich weil hier der wesentliche Anreiz in Richtung verkürzter Verweildauer gehen würde. Darunter würde die Behandlungsqualität in unkontrollierbarer Weise leiden. Das bedeutet aber nicht, daß psychisch Kranke nicht vom DRG-System betroffen sein können. Zunehmend werden z.B. Demenzen in neurologischen

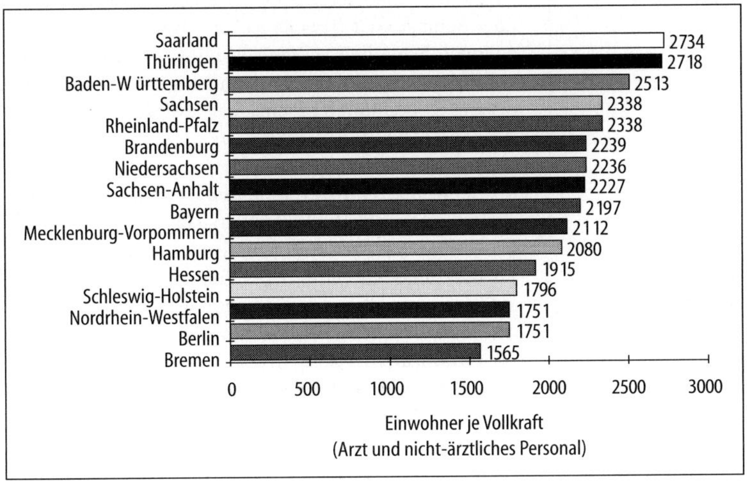

◘ **Abb. 4.4.7** Einwohner je Vollkraft (ärztliches und nicht-ärztliches Personal) in psychiatrischen stationären Einrichtungen (Fachkrankenhäuser + Abteilungen) nach Bundesländern (1998; nach Daten des Statist. Bundesamtes)

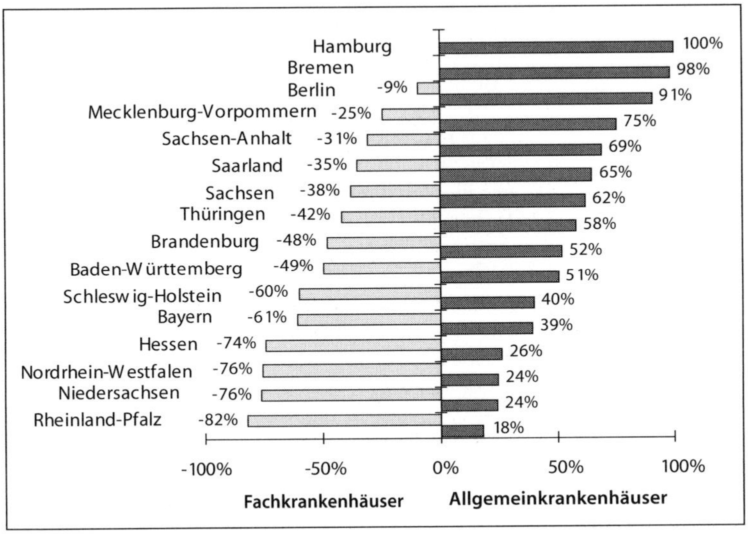

◘ **Abb. 4.4.8** Verteilung der Vollkräfte (ärztliches und nicht-ärztliches Personal) in psychiatrischen stationären Einrichtungen (Fachkrankenhäuser + Abteilungen) nach Bundesländern (1998; nach Daten des Statist. Bundesamtes)

Abteilungen behandelt, Alkoholkranke zumindest in bestimmten Krankheitsstadien überwiegend in internistischen statt psychiatrischen Abteilungen. Ein quantitativ nicht abschätzbarer Anteil depressiv und schizophren Kranker wird aus dem einen oder anderen Motiv im Sinne einer Fehlallokation in nicht-psychiatrischen Abteilungen betreut. Da psychosomatische Abteilungen an Allgemeinkrankenhäusern in aller Regel nicht von der PsychPV erfasst werden, sind sie – soweit sich das derzeit abzeichnet – unausweichlich vom künftigen DRG-System betroffen. Das könnte dazu führen, daß am Ende identische Diagnosen (d.h. möglicherweise ähnliche Krankheitsbilder) zu unterschiedlichen Preisen in Psychiatrie und Psychosomatik behandelt werden, was u.a. zu medizinisch kontraproduktivem Umlenken der Patientenströme führen könnte.

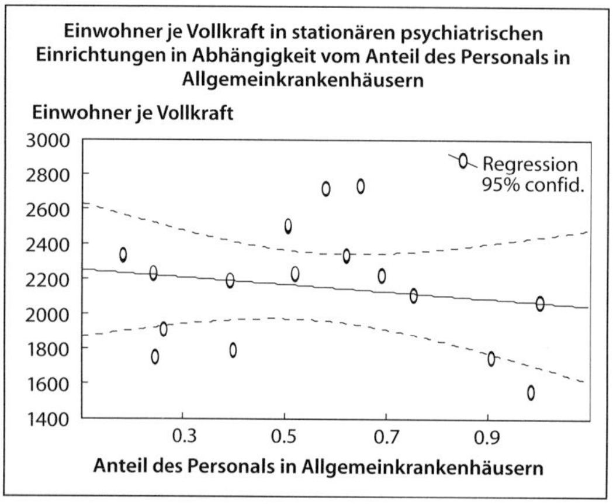

Abb. 4.4.9 Zusammenhang zwischen Personaldichte (Einwohner je Vollkraft) in psychiatrischen stationären Einrichtungen und Anteil des Personals in Allgemeinkrankenhäusern nach Bundesländern (1998; nach Daten des Statist. Bundesamtes)

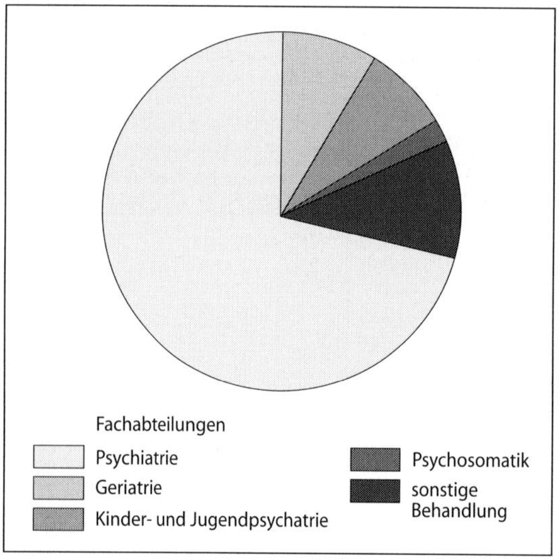

Abb. 4.4.10 Tageskliniken in Deutschland (Gesundheitsbericht 1998)

Die Komorbidität mit psychischen Krankheiten ist bei somatischen Krankheiten hoch (ca. 10%), was künftig die frühe Verlegung aus dem DRG-System unterliegenden in psychiatrische Einrichtungen stimulieren könnte. Damit könnten auf die Psychiatrie in erheblichem Maße neue stationäre Behandlungsaufgaben zukommen, die bisher mehr oder weniger perfekt von Liaison-Diensten bewältigt werden. Wenn dieser Trend auch primär ökonomisch motiviert sein könnte, so könnte die vermehrte Inanspruchnahme der Psychiatrie den Kranken Nutzen bringen, indem die bisher weitgehend ignorierten Depressionen nach Herzinfarkt oder Schlaganfall (jeweils ca. 25% der Kranken) dann adäquat behandelt werden könnten. Der Psychiatrie würde das – seit Jahren vernachlässigte – Gesamtgebiet organisch bedingter psychischer Störungen zurückgegeben.

Krankenhausplanung. Eine Reihe von Bundesländern entwickelt derzeit die Krankenhauspläne für die nächsten Jahre. Dabei kommen Fragen nach dem weiteren Entwicklungsbedarf der psychiatrischen Versorgung auf, auch zur Abgrenzung gegenüber der psychosomatischen Versorgung.

Grundsätzlich hat sich an den wissenschaftlich begründeten Empfehlungen der Enquête-Kommission aus dem Jahre 1977 und des Experten-Gutachtens aus dem Jahre 1988 nichts geändert: Der Ausbau der psychiatrischen Versorgung kann trotz aller Fortschritte nicht als abgeschlossen gelten. Gemeindenahe psychiatrische Krankenhausabteilungen, derzeit ca. 160, stehen bei weitem noch nicht flächendeckend zur Verfügung. Der Anspruch auf Institutsambulanzen und Soziotherapie ist zwar gesetzlich verbrieft, aber durch die Selbstverwaltung noch nicht realisiert. Im Interesse der gerade bei psychischen Krankheiten unverzichtbaren Behandlungskontinuität muß die Kooperation zwischen Krankenhauseinrichtungen, niedergelassener Ärzteschaft und komplementären Diensten verstärkt werden, am besten einzelvertraglich abgesichert.

Die Entwicklung muß in Richtung einer patientenzentrierten, die Autonomie der Kranken bewahrenden Versorgung gehen. Das bedeutet eine zunehmende »Ambulantisierung« der Krankenhauspsychiatrie, d.h. tendentiell eine Fokussierung auf Tageskliniken, Institutsambulanzen und Kooperationen. Vollstationäre Angebote werden sich auf Patienten, die einer besonderen Behandlungsintensität bedürfen, und Kriseninterventionen konzentrieren. In Kooperationsmodellen (z.B. gemeinsame Nutzung von im Krankenhaus vorgehaltenen Therapieoptionen) mit der niedergelassenen Ärzteschaft liegen Chancen, ökonomische Interessenkonflikte bei Konkurrenz um überlappende Patientengruppen auszugleichen. Das nutzt den Kranken und vermeidet Doppelstrukturen. Im Interesse der Behandlungskontinuität liegt die Zukunft psychiatrisch-psychotherapeutischer Behandlungsangebote in einem Ansatz, der die Trennung zwischen stationärem, außerklinisch-ambulantem und rehabilitativem Sektor überwindet und die entsprechenden Behandlungskomponenten in Komplexleistungen bündelt. Besonders wichtig sind Kooperationen zwischen psychiatrischem Krankenhaus bzw. Krankenhausabteilung und niedergelassenen Ärzten der Fachrichtungen Psychiatrie & Psychotherapie, Nervenheilkunde und psychotherapeutische Medizin.

Solange sich die Krankenhausplanung an Bettenmeßziffern orientiert, setzt eine bedarfsgerechte, dem Stand der Wissenschaft entsprechende Versorgung 0,55-0,8 vollstationäre Behandlungsplätze je 1000 Einwohner voraus; die konkrete Meßziffer muß entsprechend der regionalen Bedingungen bestimmt werden. Eine vollstationäre Einrichtung, die auch überregionale Versorgungsaufgaben erfüllt, benötigt eine höhere Meßziffer, ebenso eine Universitätsklinik.

Die Personalbemessung muß auch unter zunehmendem ökonomischem Druck mindestens entsprechend der Psychiatrie-Personalverordnung (Psych-PV) gewährleistet bleiben. Mittelfristig wird eine größere Personaldichte nötig, um neue, störungsspezifische, systematisch evaluierte Psychotherapieverfahren in die Praxis umsetzen zu können. Die Mindestgröße einer psychiatrischen Abteilung sollte 80 Behandlungsplätze nicht unterschreiten; nur so lassen sich mit vertretbarer Effizienz alle notwendigen Behandlungsangebote vorhalten und eine qualifizierte Weiterbildung gewährleisten. Daraus ergibt sich für eine Abteilung ein Versorgungssektor von ca. 150000 Einwohnern. Jede Abteilung (und selbstverständlich jedes Fachkrankenhaus) muß obligat über eine Tagesklinik mit ca. 20% der vollstationären Behandlungsplätze verfügen. Nur so läßt sich das Ziel der frühzeitigen Rückführung in das individuelle Lebensfeld erreichen. Alleinstehende, nur assoziiert zum Krankenhaus tätige Tageskliniken sollten geographisch begründete Einzelfälle bleiben.

Abteilungen mit nur 80 Behandlungsplätzen sind meist organisatorisch und ökonomisch überfordert, eine interne, störungsspezifische Spezialisierung (z.B. Depressionsstation) zu realisieren. Solche spezialisierten Angebote sind aber für Subgruppen psychisch Kranker unverzichtbar. Deshalb sollten zumindest in urbanen Einzugsgebieten einzelne, größere Einrichtungen mit mindestens 160 vollstationären Behandlungsplätzen (abhängig auch von Geographie) vorgesehen werden, um innere Spezialisierung zu ermöglichen. Diese übernehmen die Spezialversorgung ausgewählter Kranker für benachbarte Regionen, so daß sich trotz überregionaler Versorgung eine gewisse Gemeindenähe auch hier gewährleisten läßt. Die skizzierte Zweistufigkeit ist im Interesse einer bedarfsgerechten Behandlungsqualität und ökonomisch effizienten vollstationären Versorgung unumgänglich.

Aktuell ist die vollstationär-*psychotherapeutische* Versorgung überwiegend wohnortfern in Rehabilitationskliniken angesiedelt. Dies gilt es mittelfristig abzubauen zugunsten wohnortnaher Behandlung in psychiatrischen Fachkrankenhäusern und Abteilungen, zumindest soweit die Psychotherapie nicht der Sicherung der Erwerbsfähigkeit dient. An Akutkrankenhäusern derzeit bestehende Abteilungen für Psychotherapeutische Medizin sollten (als Ausbildungsstätten) erhalten bleiben, aber nicht ausgebaut werden. Es gibt keine Gründe, neue, bettenführende Abteilungen für Psychotherapeutische Medizin an Akutkrankenhäusern aufzubauen.

Jedoch muß in den bestehenden Abteilungen für Psychotherapeutische Medizin zusätzlich psychiatrische Kompetenz aufgebaut werden, soweit keine psychiatrisch-psychotherapeutische Abteilung vorhanden ist, damit liaison-psychiatrisch die Unterbehandlung psychischer Störungen (vor allem Depression) bei somatisch Kranken abgebaut werden kann. Die Krankenhausplanung sollte das Ziel einer flächendeckenden psychosomatischen Versorgung einerseits und psychiatrisch-psychotherapeutischen Versorgung andererseits dadurch verfolgen, daß dort, wo dies entweder infolge fehlender oder gemeindeferner Einrichtungen nicht gewährleistet ist, flächendeckend im Sinne gemeindenaher Psychiatrie psychiatrisch-psychotherapeutische Abteilungen an Akutkrankenhäusern eingerichtet werden. Diese Abteilungen übernehmen obligat den Liaison-psychiatrisch-psychotherapeutischen und psychosomatischen Service für die somatischen Abteilungen des Hauses und – soweit notwendig – benachbarter Häuser ohne psychiatrische Abteilung. Abhängig von lokalen Gegebenheiten können in Häusern, die aus Gründen mangelnden Bedarfs über keine bettenführende Abteilung für Psychiatrie und Psychotherapie verfügen, nicht-bettenführende Abteilungen für psychiatrisch-psychotherapeutischen und psychosomatischen Liaison-Service eingerichtet werden. Die psychosomatische Versorgung muß letztlich im jeweiligen somatischen Fachgebiet stattfinden.

Integrationsversorgung. Die Verweildauer in psychiatrischen stationären Einrichtungen liegt derzeit deutlich über dem internationalen Vergleich. Die Gründe sind i.w. in der unzureichenden Verzahnung zwischen stationären und ambulanten Einrichtungen zu suchen, wobei zum Teil im ambulanten Bereich

Angebote fehlen, die nach dem Stand der Wissenschaft unverzichtbar sind. Dazu gehört die Psychoedukation unter Einbeziehung der Angehörigen (siehe Kap. 2.4), für die die Wirksamkeit eindeutig bestätigt ist. Die Kooperation zwischen stationären und vorhandenen ambulanten Einrichtungen wird derzeit durch die Vielfalt der Kostenträger und deren unzureichend zeitnahe Kooperation unerträglich erschwert, weshalb verbindliche Kooperationsregeln entsprechend des geplanten SGB IX (siehe Kap. 4.5) dringend notwendig sind. Schließlich sind gerade die komplementären Einrichtungen der unverzichtbaren Koordination durch den Psychiater entzogen.

Hier wurden Hoffnungen auf die Bemühungen des Gesetzgebers um integrierte Versorgung gesetzt. Daß die Ausgestaltung der Integrationsversorgung der Selbstverwaltung überlassen bleiben soll, ist zu begrüßen. Die Vorgaben haben aber allein ökonomischen Charakter. Die Integrationsversorgung zentriert sich auf den Hausarzt als Lotsen. Die vorgesehenen Integrationsmodelle sollen nur dazu dienen, die Inanspruchnahme zu reduzieren, was schlüssig dazu führt, dem seine Wahlfreiheit freiwillig einschränkenden Versicherten die Möglichkeit eines finanziellen Bonus zu versprechen. Wird in diesen Integrationsmodellen der Direktzugang zum Psychiater, Psychotherapeuten, Nervenarzt oder Neurologen (freiwillig) eingeschränkt, so ist die Versorgung einschließlich der Notfallversorgung in Gefahr. Das gilt gleichermaßen für die ebenfalls rein ökonomisch motivierten, der Ausgestaltung der Krankenkasse überlassenen Hausarztmodelle außerhalb spezieller Integrationsversorgung. Allein der Facharzt für Psychiatrie oder Nervenheilkunde besitzt die Kompetenz, die Behandlung psychisch Kranker medizinisch und ökonomisch sinnvoll zu steuern. Wenn diese Verantwortung dem Hausarzt übertragen werden soll, muß dort Kompetenz geschaffen werden. Zur so notwendigen (und kostensparenden) Integration der psychiatrischen Versorgungsangebote tragen die vorgesehenen Integrationsmodelle wenig bei.

Institutsambulanzen. Als Erfolg ist zu verbuchen, daß § 118(2) den Anspruch psychiatrischer Abteilungen auf Institutsambulanzen verbrieft. Das Gesetz ist am 01.01.2000 in Kraft getreten. Die Spitzenverbände der Krankenkassen gemeinsam und einheitlich haben entsprechend § 118 SGB V mit der Deutschen Krankenhausgesellschaft und der Kassenärztlichen Bundesvereinigung in einem Vertrag die Gruppe psychisch Kranker festzulegen, die wegen der Art, Schwere oder Dauer ihrer Erkrankung der ambulanten Behandlung durch Psychiatrische Institutsambulanzen bedürfen. Unter beratender Mitwirkung der DGPPN konnte ein Entwurf für die entsprechende Vereinbarung der Selbstverwaltung konsentiert werden; derzeit bleibt zu hoffen, daß das Unterschriftenverfahren nicht durch Bedenken interner Gremien der einzelnen Selbstverwaltungspartner verzögert wird.

Der Behandlung in einer psychiatrischen Institutsambulanz bedürfen Personen, bei denen einerseits langfristige, kontinuierliche Behandlung medizinisch notwendig ist und andererseits mangelndes Krankheitsgefühl und/oder mangelnde Krankheitseinsicht und/oder mangelnde Impulskontrolle der Wahrnehmung dieser kontinuierlichen Behandlung entgegen stehen. Langfristige, kontinuierliche Behandlung ist indiziert bei psychischen Krankheiten mit chronischem oder chronisch rezidivierendem Verlauf. Dazu gehören insbesondere Schizophrenien, affektive Störungen und schwere Persönlichkeitsstörungen, ferner auch Suchtkrankheiten mit Komorbidität und gerontopsychiatrische Krankheiten. Der Behandlungsbedarf in einer Institutsambulanz besteht auch, wenn der Kranke in der Vergangenheit eine notwendige, kontinuierliche Behandlung nicht aus eigenem Antrieb in Anspruch genommen hat, oder die notwendige kontinuierliche Behandlung nicht stattgefunden hat, also eine Symptombesserung und soziale Stabilisierung nicht gelungen ist. Das ist in der Regel der Fall, wenn in der Vergangenheit mehrere Krankheits-Exazerbationen oder -Rezidive auch mit Hospitalisierung stattgefunden haben. Im Einzelfall kann die Behandlung durch die Institutsambulanz auch bei Ersterkrankungen oder Erkrankungen von erst kurzer Dauer indiziert sein, wenn zur Vermeidung einer stationären Aufnahme oder bei der geplanten Entlassung aus stationärer Behandlung die o.g. Kriterien der Schwere der Erkrankung insoweit erfüllt sind, daß mit Wahrscheinlichkeit damit zu rechnen ist, daß der Kranke die medizinisch notwendige, kontinuierliche Behandlung anderenorts nicht wahrnehmen wird.

4.5 Psychiatrische Rehabilitation

Trotz der in den einzelnen, indikationsbezogenen Kapiteln dargestellten hohen Prävalenz und des häufig chronischen oder chronisch-rezidivierenden Verlaufs der meisten psychischen Krankheiten spielt die psychiatrische Rehabilitation im Vergleich zu anderen Fachgebieten eine untergeordnete Rolle (■ Abb. 4.5.1 & 4.5.2). Das gilt auch für die berufsfördernden Leistungen der RV (■ Abb. 4.5.3); diagnose-bezogene Daten sind den publizierten Statistiken nicht zu entnehmen. Die meisten stationären Rehabilitationsleistungen gelten den Suchtkrankheiten und der Psychotherapie im engeren Sinne (■ Abb. 4.5.4). Dem entspricht, daß im Jahre 1999 nur 0,42% (n=1249, Männer 631= 0,56%, Frauen 618= 0,34%) aller stationären Rehabilitationsleistungen der RV schizophren Kranken zugute kamen.

Dem entspricht auch, daß bisher nur punktuell spezifische Rehabilitationseinrichtungen (»RPK«) existieren, Anfang des Jahres 2000 42 Einrichtungen mit 827 Behandlungsplätzen, davon 166 teilstationär und 24 ambulant (BAR 2000). Diese Situation rührt u.a. daher, daß rehabilitative Behandlung traditionell (und medizinisch vernünftig) integraler Bestandteil psychiatrischer Krankenhausbehandlung war. Angesichts des Druckes auf die Verweildauer im Krankenhaus (◘ Abb. 2.4.8) droht die rehabilitative Behandlung schizophren Kranker unterzugehen. Diese Entwicklung ignoriert, daß Enthospitalisierung psychisch Kranker besondere Anforderungen an die Rehabilitation stellt (Häfner 1996; siehe Kap. 2.4). Daten zur ambulanten Rehabilitation, die zumindest nach Krankheitsgruppen differenzieren, sind nicht zugänglich.

Im gegliederten Sozialsystem sind die Krankenkassen für die Finanzierung der medizinischen Akutbehandlung und rehabilitativen Krankenbehandlung zuständig, die Rentenversicherungen für die Rehabilitation zur Vermeidung von Erwerbsunfähigkeit, die Sozialhilfe für Hilfen zur Wiedereingliederung und – bei fehlenden Ansprüchen an die Rentenversicherung – auch für die Rehabilitation. Bei psychischen Krankheiten ist frühzeitige rehabilitative Behandlung wegen der Tendenz zur Chronifizierung von besonderer Bedeutung und

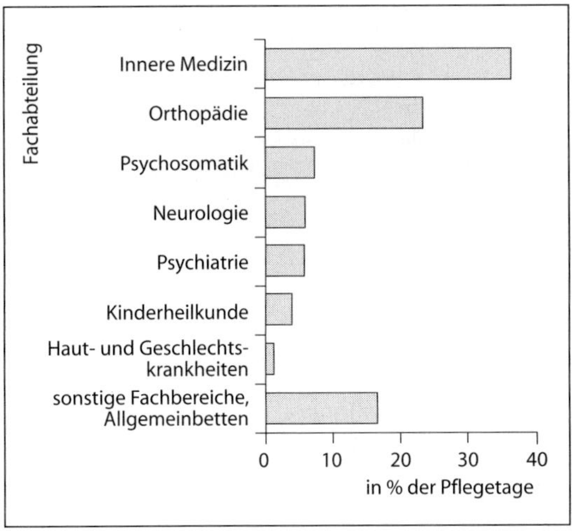

◘ **Abb. 4.5.1** Verteilung der Rehabilitation auf verschiedene Fachgebiete (Gesundheitsbericht 1998)

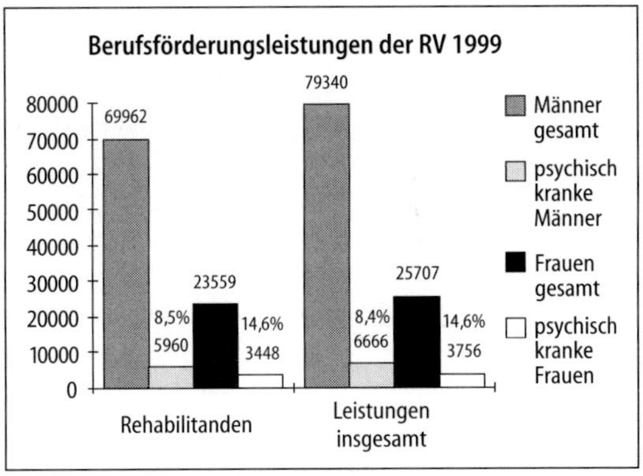

◘ **Abb. 4.5.3** Berufsförderungsleistungen psychisch Kranker im Vergleich zur Gesamtzahl im Jahre 1999 (VDR 2000)

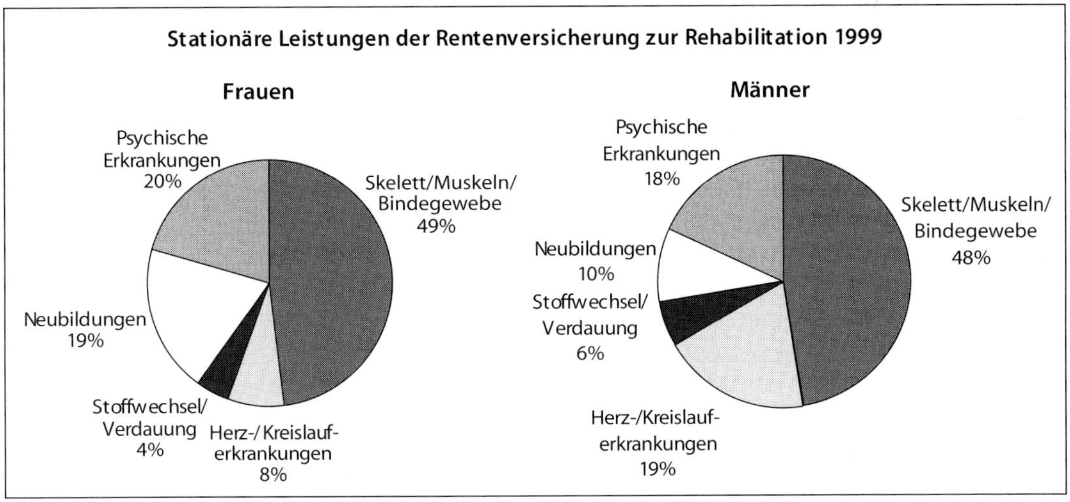

◘ **Abb. 4.5.2** Verteilung der stationären Rehabilitationsleistungen zu Lasten der Rentenversicherungsträger auf verschiedene Fachgebiete nach Geschlechtern (VDR 2000)

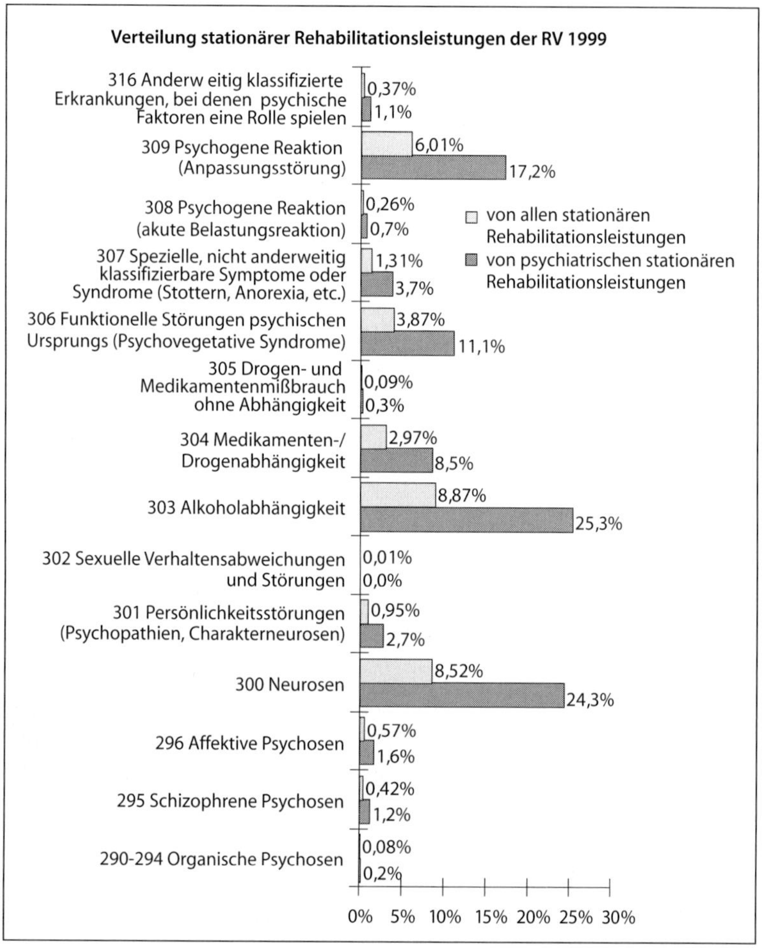

Abb. 4.5.4 Verteilung der stationärer psychiatrischer Rehabilitationsleistungen auf psychische Krankheiten (VDR 2000)

dem Grunde nach nicht von der Akutbehandlung zu trennen. Dies gilt besonders für schizophrene Psychosen, wo wegen des Betroffenseins von Kernbereichen sozialer Kompetenz Methoden der sozialen und beruflichen Rehabilitation integraler Bestandteil jeder Behandlung sein müssen. Abhängig vom Krankheitsbild – insbesondere bei Schizophrenien – geht ein erheblicher Teil der Rehabilitationsleistungen zu Lasten der überörtlichen Sozialhilfeträger, da die Kranken zu einem guten Teil nicht krankheitsbedingt nicht erwerbstätig sind.

Die Komplexität der Zuständigkeiten für die Kostenübernahme konfrontiert die Behandlung psychischer Krankheiten mit massiven Problemen, den Kranken die ihnen zustehenden Behandlungskomponenten zukommen zu lassen und dabei die notwendige Behandlungskontinuität zu gewährleisten. Seit mehr als 10 Jahren bemüht sich der eine oder andere Gesetzgeber, das Behindertenrecht und das Rehabilitationsrecht im Sozialgesetzbuch als 9. Buch (SGB IX) zusammenzufassen. Bisher ist es aber nicht gelungen, einen für alle Beteiligten und Betroffenen tragfähigen Kompromis zu finden. Im Sozialgesetzbuch IX soll eine gemeinsame Plattform errichtet werden, auf der durch Koordination, Kooperation und Konvergenz ein gemeinsames Recht und eine einheitliche Praxis der Rehabilitation und der Behindertenpolitik geschaffen werden. Als Konstrukt einer gemeinsamen Trägerschaft soll die Bundesarbeitsgemeinschaft der Rentenversicherungsträger (BAR) in eine Stiftung überführt und gemeinsamer Träger ortsnaher Auskunfts- und Beratungsstellen werden. Bei diesen Stellen soll die Verantwortung liegen für das Rehabilitations-Management anhand eines dem Betroffenen auszuhändigenden Rehabilitations-Plans, der immer gleichermaßen medizinische Maßnahmen und soziale und berufliche Eingliederung umfassen soll. Die gemeinsamen Auskunft- und Beratungsstellen sollen als Clearingstelle für die Trägerzuständigkeit wie für die soziale und medizinische Begutachtung des Einzelfalles dienen. Im Interesse der psychisch Kranken wäre es wünschenswert, daß diese Regelungen mit einer hinreichenden Verbindlichkeit realisiert werden.

Soziotherapie. Um die ambulante Krankenbehandlung und Rehabilitation mit einem Patienten-zentrierten Ansatz zu ermöglichen und zu fördern, hat das Gesundheitsreformgesetz 2000 endlich (nachdem die Selbstverwaltung jahrelang nicht zu einer Einigung über dieses eigentlich in ihre Zuständigkeit fallende Thema kommen konnte) den Anspruch auf Soziotherapie gesetzlich (§ 37 a SGB V) festgeschrieben. Das Gesetz ist am 01.01.2000 in Kraft getreten. Der Bundesausschuss der Ärzte und Krankenkassen hat in den Richtlinien nach § 92 SGB V das Nähere über Voraussetzungen, Art und Umfang der Versorgung zu regeln, insbesondere

1. die Krankheitsbilder, bei deren Behandlung im Regelfall Soziotherapie erforderlich ist,
2. die Ziele, den Inhalt, den Umfang, die Dauer und die Häufigkeit der Soziotherapie,
3. die Voraussetzungen, unter denen Ärzte zur Verordnung von Soziotherapie berechtigt sind,
4. die Anforderungen an die Therapiefähigkeit des Patienten,
5. den Inhalt und Umfang der Zusammenarbeit des verordnenden Arztes mit dem Leistungserbringer. Nach nunmehr einem Jahr ist es dem Bundesausschuß nicht gelungen, diesen Gesetzesauftrag umzusetzen. Es bleibt nur zu hoffen, daß die zu treffende Vereinbarung Verfahren berücksichtigt, für die die Wirksamkeit im Sinne Evidenz-basierter Medizin z.B. durch Meta-Analysen der Cochrane-Collaboration eindeutig bestätigt ist.

4.6 Ambulante Psychopharmakotherapie

Variabel stellt sich auch die Versorgung der Bevölkerung mit Arzneimitteln dar. Die regionalen Unterschiede der hierfür bereitsgestellten Budgets (◘ Abb. 4.6.1) und Ausgaben für Arzneimittel (◘ Abb. 4.6.2) sind – mit wenigen diskussionswürdigen Ausnahmen – medizinisch wenig plausibel. Sie entsprechen eher Fortschreibungen historischer, angebotsgesteuerter Entwicklungen als der medizinischen Notwendigkeit. Das wird besonders deutlich beim regionalen Vergleich der vereinbarten Richtgrößen.

Das je Versicherten der gesetzlichen Krankenversicherung (GKV) zur Verfügung gestellte Budget für Arznei- und Verbandmittel (◘ Abb. 4.6.1) variiert zwischen den Bundesländern mit CV=7,5%. Der einzig erkennbare Zusammenhang für diese Variabilität ist der zur Zahl der Vertragsärzte im jeweiligen Bundesland (◘ Abb. 4.6.1). Dieser Zusammenhang ist plausibel, indem das Gesamtbudget zwangsläufig mit der Zahl der Vertragsärzte wächst, parallel aber auch die Motivation auf Seiten der Kostenträger, in den Verhandlungen mit den Kassenärztlichen Vereinigungen das Wachstum des Gesamtbudgets zu drücken. Zwar existieren regionale Unterschiede der Morbidität (z.B. höhere kardiovaskuläre Morbidität in den neuen Bundesländern), Zuzahlungsbefreiungen (z.B. neue Bundesländer) und der Versorgungsstrukturen (z.B. onkologische Schwerpunktpraxen in Niedersachsen). Diese können aber die Unterschiede kaum erklären (◘ Abb. 4.6.1). Die Ungleichmäßigkeit ist am ehesten als historisch gewachsen zu verstehen, wobei Besitzstände und Gewohnheiten fortgeschrieben wurden. Dieser Befund bestätigt sich

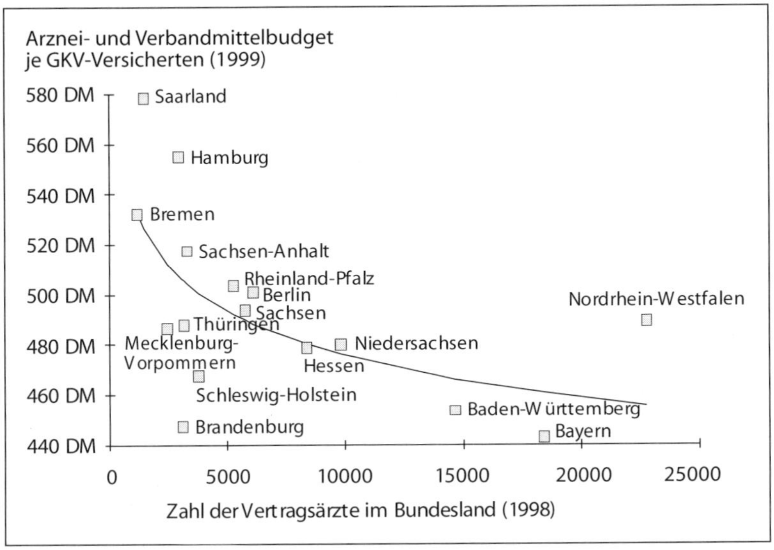

◘ **Abb. 4.6.1** Arznei- und Verbandmittelbudgets (1999) je GKV-Versicherten in Abhängigkeit von der Zahl der Vertragsärzte (1998) nach Bundesländern

bei Analyse der tatsächlichen Ausgaben für Arzneimittel (◘ Abb. 4.6.2), die in den alten Bundesländern mit CV=9,3% variieren. Erneut erlauben diese Daten keine definitive Aussage darüber, was Überversorgung und was Unterversorgung sein könnte.

Der ethische Anspruch gleichmäßiger Versorgung wird nicht eingelöst. Die Krankheitsgruppen treten in Wettbewerb um die Ressourcen bei der wegen Innovationen notwendigen Umverteilung. Dieser Wettbewerb wird stellvertretend von der Ärzteschaft innerärztlich ausgefochten. Die Regeln sind nicht transparent. Für die psychisch Kranken hat dies dazu geführt, daß die Versorgung vor allem mit atypischen Neuroleptika (siehe Kap. 2.4) und Antidementiva (siehe Kap. 2.5), aber auch mit Antidepressiva (siehe Kap. 2.1) nicht gleichmäßig dem Stand der Wissenschaft entspricht. Nur die Kassenärztliche Vereinigung Hessen hat die atypischen Neuroleptika als Besonderheit aus dem Richtgrößen-Budget ausgegliedert, was krass eine – wenn auch vermutlich vorübergehende – Ungleichversorgung bedeutet.

Der exemplarische Vergleich der für ausgewählte Fachgebiete in einigen Kassenärztlichen Vereinigungen vereinbarten Richtgrößen (◘ Tab. 4.6.1) zeigt eine deutliche Variablität. Der Variationskoeffizient innerhalb eines Fachgebietes reicht von 10,7% bis 28,3%. Das läßt sich nicht ohne weiteres medizinisch nachvollziehen. Es ist plausibel, daß sich in Fachgebieten mit einem relativ hohen Verordnungsanteil eine hohe Variabilität besonders nachteilig auf die Versorgung auswirkt. Zu diesen Fachgebieten gehören Psychiatrie und Psychopharmakotherapie: Psychopharmaka im engeren Sinne

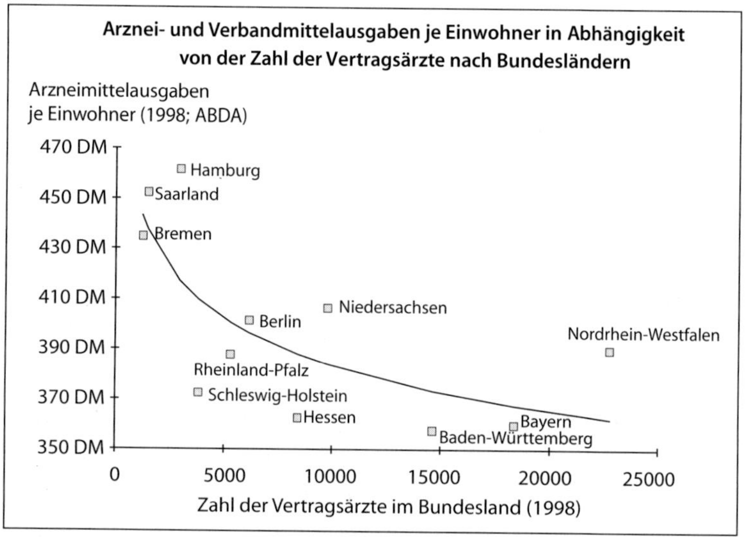

◘ Abb. 4.6.2 Arzneimittelausgaben (1998) je Einwohner in Abhängigkeit von der Zahl der Vertragsärzte (1998) nach Bundesländern (Quelle: ABDA)

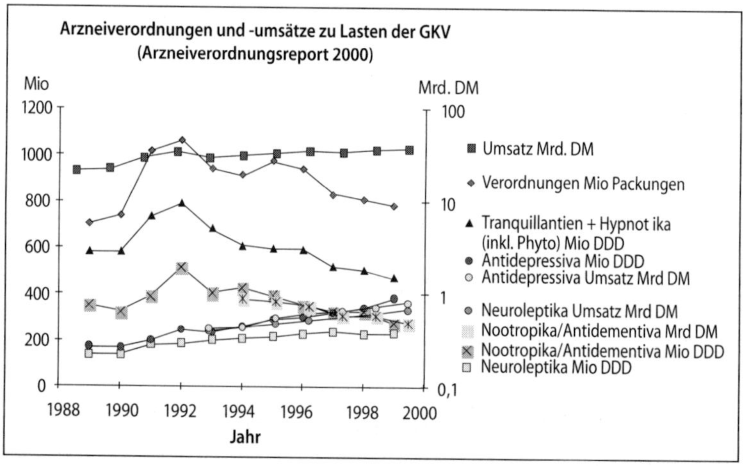

◘ Abb. 4.6.3 Arzneimittelverordnungen und -umsätze insgesamt sowie für verschiedene Gruppen von Psychopharmaka (Arzneiverordnungsreport 1995-2000)

(Antidepressiva, Neuroleptika, Antimanika und Rezidivprophylaktika (d.h. Lithium und bestimmte Antikonvulsiva), Anxiolytika, Hypnotika, Nootropika und Antidementiva) nehmen mit rund 9% Rang 3 der am häufigsten verordneten Medikamente ein.

Das Richtgrößen-Verfahren ist dem Grunde nach ein Benchmarking-Verfahren. Einer sachgerechten Verordnung förderlich sein könnte der Einbezug von Outcome-Maßen bei Tracer-Diagnosen. Eine detaillierte Diskussion der Möglichkeiten der Gestaltung eines solchen Benchmarking-Verfahrens würde den Rahmen dieser Analyse sprengen.

Deutlich weniger als die Hälfte der Psychopharmaka (Arzneiverordnungsreport 1995-2000) werden von Ärzten für Psychiatrie und Psychotherapie, Nervenheilkunde oder Neurologie, d.h. Ärzten mit spezifisch psychopharmakologischer Weiterbildung, verschrieben (■ Abb. 4.6.4). Mehr als die Hälfte der Verordnungen erfolgt also durch Ärzte, deren garantiertes psychopharmakologisches Können sich auf das im Medizinstudium erworbene Wissen beschränkt. Zu prüfen wäre, ob die im Medizinstudium erworbenen Kenntnisse in allgemeiner und spezieller Psychopharmakologie ausreichen, um eine sachgerechte Psychopharmakotherapie durch den Allgemeinarzt und praktischen Arzt zu gewährleisten. Während bei anderen Indikationsgruppen mehr oder weniger ungeschriebenen Regeln gefolgt wird, sich in der Verschreibung spezifischer Arzneimittel auf das eigene Fachgebiet zu beschränken, so gilt dies offensichtlich nicht für Psychopharmaka. Heute leiden ca. 25% der Klientel des Hausarztes an psychischen Störungen. 70-80% aller affektiven und Angstkrankheiten und Demenzkranken werden vom Hausarzt behandelt. Hierauf ist der Hausarzt letztlich nur durch sein Wissen aus dem Studium vorbereitet. Auch die Ausdehnung der Weiterbildung des Hausarztes auf 5 Jahre ändert hieran nichts, weil psychiatrische

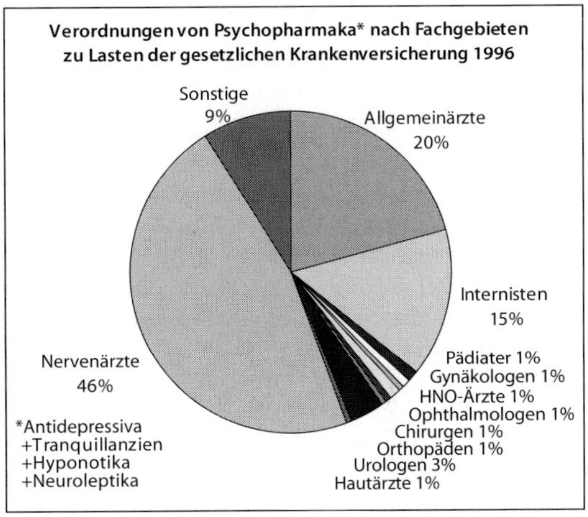

■ **Abb. 4.6.4** Wer verordnet Psychopharmaka? (Arzneiverordnungsreport 1997)

■ **Tabelle 4.6.1** Richtgrößen (für Mitglieder und Familienangehörige) ausgewählter Fachgebiete einiger Kassenärztlicher Vereinigungen

	M/F Berlin	Hamburg	Mecklenburg Vorpommern	Niedersachsen	Nord-Württemberg	Bayern	Sachsen	CV
Augenärzte	10,47 DM	7,46 DM	5,30 DM	5,47 DM	8,21 DM	9,87 DM	12,57 DM	28,3%
Chirurgen	33,88 DM	16,90 DM	21,50 DM	12,11 DM	18,90 DM	25,24 DM	26,21 DM	25,7%
Hautärzte	39,92 DM	37,47 DM	38,50 DM	29,35 DM	38,14 DM	42,17 DM	49,19 DM	10,7%
HNO-Ärzte	24,54 DM	22,98 DM	25,70 DM	14,90 DM	19,81 DM	23,56 DM	37,33 DM	23,6%
Nervenärzte	75,83 DM	84,81 DM	63,90 DM	63,45 DM	88,57 DM	74,80 DM	94,31 DM	13,7%
Orthopäden	21,27 DM	8,86 DM	8,50 DM	5,86 DM	15,20 DM	19,09 DM	19,81 DM	36,4%
Allgemeinmediziner	72,91 DM	70,58 DM	52,20 DM	52,35 DM	71,41 DM	73,28 DM	73,26 DM	12,0%
Psychiater	51,61 DM	68,61 DM		31,79 DM		77,08 DM	75,00 DM	17,0%

Ausbildung allenfalls fakultativ zum Curriculum gehört. Wir regen an, die Weiterbildungsordnungen entsprechend zu korrigieren (wobei uns bewußt ist, daß dies nicht in das Aufgabengebiet des Sachverständigenrates gehört). Alternativ müßte – wie bereits in anderen Ländern (z. B. Schweiz) – der Anteil der Psychiater an der niedergelassenen Ärzteschaft massiv ausgebaut werden, um den Kranken eine dem Stand der Wissenschaft entsprechende Versorgung zu gewährleisten.

4.7 Forensische Psychiatrie

In der forensischen Psychiatrie bestehen Optimierungsmöglichkeiten in der Qualität der Gutachten und in der Versorgung im Rahmen des Maßregelvollzuges. Deshalb hat die DGPPN die Einführung eines Schwerpunktes »Forensische Psychiatrie« in die Muster-Weiterbildungsordnung vorgeschlagen (Saß 2000). Die Fortbildung in diesem Schwerpunkt dient der Vermittlung, dem Erwerb und dem Nachweis spezieller Kenntnisse, Fertigkeiten und Erfahrungen in der Erstellung von Gutachten und deren Vertretung vor Gericht, in der Diagnostik und Behandlung psychisch kranker und gestörter Rechtsbrecher sowie in Rechtsfragen, die den Umgang mit psychisch Kranken, gestörten und behinderten Menschen betreffen.

Die Unterbringung und Behandlung psychisch kranker Rechtsbrecher (Maßregelvollzug, §§ 63, 64 StGB) ist in den letzten Jahren ein zunehmend auch in den Laienmedien aufgegriffenes Thema: Der Abgeordnete des Bayerischen Landtages Prof. Dr. Gantzer (SPD) am 12.03.98: »Die Staatsregierung wird aufgefordert, unverzüglich ein Konzept zur Unterbringung psychisch kranker Rechtsbrecher in Bayern vorzulegen. Hierbei sind insbesondere folgende Punkte zu berücksichtigen: Gründe für die zunehmende Einweisung von Straftätern als eingeschränkt schuldfähig in die Psychiatrie; Bestand und Ausbildung des dafür vorgesehenen spezialisierten Personals; Einrichtung von psychiatrischen Betten in Gefängnissen; Verteilung der eingewiesenen Straftäter auf die bayerischen Bezirkskrankenhäuser; Gründe, weswegen das BKH Haar die Hauptlast der Forensik in Bayern trägt.

Begründung: Es scheint einen Trend dahingehend zu geben, daß durch Gutachten und Gerichtsurteile immer mehr forensische Patienten in die Bezirkskrankenhäuser eingewiesen werden. Dieses wird vor allem an der chronischen Überfüllung der forensischen Abteilungen im Bezirkskrankenhaus Haar deutlich. Die Bezirkskrankenhäuser allgemein sind den steigenden gerichtlichen Einweisungen psychisch kranker Rechtsbrecher nicht gewachsen. Die Zustände, vor allem in Haar, sind für Ärzte, Pflegepersonal und Patienten unzumutbar geworden, wenn aufgrund der Überfüllung der Forensik kranke Straftäter auf psychiatrischen Allgemeinstationen verwahrt werden. Gerade Täter mit schweren Straftaten gehören nicht in ein Bezirkskrankenhaus, sondern sollten in eigenen Abteilungen in den Justizvollzugsanstalten verwahrt werden.« Ähnliche Mißstände in den forensisch-psychiatrischen Kliniken in Nordrhein-Westfalen haben 1998 Herrn Minister Horstmann um seine Position gebracht.

Etwa 4000 Personen sind im Zusammenhang mit einer psychischen Erkrankung oder Störung straffällig und vom Gericht für ihre Straftaten nicht oder nur bedingt verantwortlich erachtet worden. Aufgrund wahrscheinlicher weiterer erheblicher Gefährlichkeit befinden sie sich im sog. Maßregelvollzug. Entsprechend dem gesetzlichen Auftrag (§ 63 StGB) »Besserung vor Sicherung« ergibt sich ein Therapieauftrag und ein Therapieanspruch der Betroffenen. Das Ziel der Unterbringung besteht insbesondere darin, daß die Patienten nach ihrer Entlassung nicht mehr einschlägig straffällig werden. Die Einrichtungen des Maßregelvollzuges sind räumlich und personell der zunehmenden Zahl (Seifert & Leygraf 1997) untergebrachter psychisch Kranker Rechtsbrecher nicht mehr gewachsen.

Die Situation im Maßregelvollzug fällt vermutlich nicht in den Themenkatalog, über den der Sachverständigenrat der Bundesregierung zu berichten hat. Wegen der grundlegenden Probleme der Versorgung der psychisch Kranken (überwiegend mit Persönlichkeitsstörungen) im Maßregelvollzug soll aber zumindest am Rande darauf hingewiesen sein.

Literatur

Saß H: Zur Reform der Musterweiterbildungsordnung: Schwerpunkt »Forensische Psychiatrie«. Nervenarzt 71 (2000) 763-766

Seifert D, Leygraf N. Die Entwicklung des psychiatrischen Maßregelvollzugs (§ 63 StGB) in Nordrhein-Westfalen. Psychiatr Prax 24 (1997) 237-244

4.8 Migranten-Psychiatrie

Der Anteil ursprünglich in anderen Kulturkreisen sozialisierter Bürger an der Gesamtbevölkerung liegt in der Größenordnung von 10% (Tab. 4.8.1). In variablem Maße bewirkt das Sprachbarrieren. Psychiatrische Diagnostik und Therapie ist in besonderem Maße auf verbale Kommunikation angewiesen; sie ist darüber hinaus auf eingehende Kenntnisse des soziokulturellen Hintergrunds der Kranken angewiesen. Auf Seiten der Therapeuten ist bisher nicht in systematischer Weise darauf geachtet worden, diese Kenntnisse von Sprache und Kultur sicher zu stellen. Das Problem der

Tabelle 4.8.1 Bevölkerung nach Geschlecht und Staatsangehörigkeit (Stat. Bundesamt)

in Tsd.	1996	1997	1998
männlich	39954,8	39992,3	40004,1
weiblich	42057,3	42065,1	42032,9
Deutsche	74520,5	74638,4	74728,5
Ausländer/-innen	7491,7	7419	7308,5
- Türkei	2049,1	2107,4	2110,2
- Jugoslawien	754,3	721	719,5
- Italien	599,4	607,9	612
- Griechenland	362,5	363,2	363,5
- Bosnien und Herzegowina	340,5	281,4	190,1
- Polen	283,4	283,3	283,6
- Kroatien	201,9	206,6	208,9
- Österreich	184,9	185,1	185,2
- Vereinigte Staaten	109,6	110,1	110,7
- Mazedonien	38,8	42,6	46,2
- Slowenien	17,8	18,1	18,4

sachgerechten psychiatrischen Versorgung von Migranten ist weitgehend dem Zufall und Einzelinitiativen überlassen geblieben. Angesichts ihres hohen Bevölkerungsanteils muß die psychiatrische Versorgung von Migranten systematisch organisiert werden. Darüber hinausgehend muß angesichts der zunehmenden internationalen Mobilität im Einzugsbereich internationaler Verkehrsknotenpunkte (z. B. Flughafen Frankfurt) weitere spezifische Sprachkompetenz gezielt vorgehalten werden.

Literatur

Fresser-Kuby R, Von Cranach M: Ethnopsychiatrie im Alltag eines psychiatrischen Krankenhauses. Psycho 25 (1999) 96-108

Haasen C, Yagdiran O, Mass R, Krausz M: Potential for misdiagnosis among Turkish migrants with psychotic disorders: A clinical controlled study in Germany. Acta Psychiatr Scand 101 (2000) 125-129

5 Schlußfolgerungen

Neben den geschilderten Detailproblemen mit Beispielen der Unter-, Über- und Fehlversorgung leidet die psychiatrische Versorgung wie andere Fachgebiete unter dem Grundproblem des Wettbewerbs um begrenzte Ressourcen. Die Nachfrage nach Gesundheitsleistungen ist grundsätzlich unbegrenzt, denn das Leben endet in der Regel mit einem Tod, dem Krankheit vorausgeht. Sie ist zusätzlich unbegrenzt, weil sich im Rahmen eines allgemeinen Wertewandels das allgemeine und wissenschaftliche Verständnis, was eine behandlungsbedürftige Krankheit sei und was eine hinzunehmende Veränderung des Gesundheitszustandes, wandelt. Sie ist des weiteren unbegrenzt, weil der (von medizinischem Bedarf und auch von wissenschaftlicher Neugier getriebene) medizinische Fortschritt immer neue Behandlungsmöglichkeit erschließt. Sie ist schließlich unbegrenzt, weil dank allgemeiner Wohlfahrt und medizinischen Fortschritts die Prävalenz chronischer, d.h. dauerhaft behandlungsbedürftiger Krankheiten zunimmt. Es ist plausibel, daß die grundsätzlich unbegrenzte Nachfrage nicht mit unbegrenzten Ressourcen befriedigt werden kann, soweit diese solidarisch finanziert werden sollen. Entsprechend werden dem Gesundheitswesen seit Jahren limitierte Budgets zur Verfügung gestellt.

Wenn die Ausgaben für Krankenbehandlung (und andere gesundheitliche Leistungen, die im Leistungskatalog der gesetzlichen Krankenversicherung enthalten sind) begrenzt sind (»gedeckeltes Budget«), so kann ein Mehrbedarf (aus Gründen medizinischen Fortschritts oder veränderter Morbidität) nur durch Umverteilung gedeckt werden. Dies ist, was der Gesetzgeber mit der *Ausschöpfung von Wirtschaftlichkeitsreserven* verlangt. Über die Regeln, denen die Umverteilung zu folgen hat, sagt das Gesetz nichts aus; sie bleiben also (weitgehend) dem subjektiven Ermessen der Ärzteschaft überlassen. Einzige Vorgaben sind allgemeiner Art, nämlich daß die Leistungen *ausreichend, zweckmäßig und wirtschaftlich* sein müssen, das Maß des *Notwendigen* nicht überschreiten dürfen (§ 12 SGB V), daß sie *bedarfsgerecht* und *gleichmäßig* zu sein und dem allgemein anerkannten Stand der medizinischen Erkenntnisse zu entsprechen haben (§ 70 SGB V).

Derartige Rationalisierung bedeutet bei materiellen Leistungen (z. B. Arzneimittel) unausweichlich die Entscheidung, daß bestimmte Leistungen nicht mehr gewährt werden, um andere zu ermöglichen. Das ist Rationierung. Diese kann medizinisch sehr wohl sinnvoll sein (z. B. Verzicht auf Leistungen von fraglichem Nutzen). Die Rationierung ist auch in der Psychiatrie spürbare Realität; Beispiele (z. B. Versorgung mit atypischen Neuroleptika) sind in den einzelnen Kapiteln beschrieben.

Wenn rationiert wird, bedarf es expliziter, transparenter, konsentierter, von der gesamten Bevölkerung getragener Regeln, um dem ethischen Anspruch zu genügen. Das ist gerade für die psychiatrische Versorgung wichtig, da psychisch Kranke noch unzureichende Anerkennung im öffentlichen Bewußtsein finden (»Stigma«) und deshalb immer in der Gefahr stehen, daß ihre Interessen ignoriert werden. Die Alternative wäre Beliebigkeit. Die Zentrale Ethikkommission bei der Bundesärztekammer hat sich zur Notwendigkeit, Prioritäten bezüglich medizinischer Notwendigkeit und Zweckmäßigkeit zu definieren, bekannt (Deutsches Ärzteblatt 97/15 vom 14.04.00, Seite A-1017ff). Der Ausschuß »medizinische Orientierung« der Gesellschaft für Versicherungswissenschaft und -gestaltung (GVG) hat am 19.05.2000 in Berlin konzeptuelle Vorschläge zur Formulierung von Gesundheitszielen gemacht. Diese Vorschläge lehnen sich an einen anderenorts (Fritze 1999) dargelegten und begründeten, auf empirischen Daten basierenden Algorithmus zur Priorisierung an.

Letztlich geht es darum, daß die Ressourcen nicht zufällig oder bestenfalls Partikularinteressen folgend alloziert werden, sondern – wie das Gesetz fordert – entsprechend medizinischer Notwendigkeit, Zweckmäßigkeit, Bedarfsgerechtigkeit, Gleichmäßigkeit und Wirtschaftlichkeit. Um diese Begriffe mit konkretem Inhalt zu füllen, bedarf es rationaler, wissenschaftlich fundierter Kriterien. Diese aber müssen von gesamtgesellschaftlichem, demokratischem Konsens getragen werden. Um vor Willkür und Beliebigkeit zu schützen, müssen sich die Prioritäten aus wissenschaftlichen Befunden ableiten. Bedarfsgerechtigkeit und Zweckmäßigkeit medizinischer Maßnahmen können sich nur auf die Ergebnisse methodisch adäquater, wissenschaftlicher Studien stützen. Damit ist die »Evidenz-basierte Medizin« das Fundament der Priorisierung.

Die Forderung nach einer rationalen Priorisierungsmethodik mag idealistisch erscheinen. Sie wäre zweifellos nur schrittweise und näherungsweise realisierbar. Jedoch: Nur mit einer sauberen Priorisierungsmethodik läßt sich der letztlich unlösbare Konflikt zwischen dem berechtigten, kollektivethischen Anspruch (der Gesunden) auf Wirtschaftlichkeit und Begrenzung der Ressourcen und dem ebenso berechtigten individualethischen Anspruch (der Kranken) auf solidarische Hilfe erträglich machen. Jedenfalls muß eine breite öffentliche Diskussion über das Priorisierungsproblem in Gang kommen, um die derzeitige, ethisch nicht vertretbare, »heimliche« Rationierung, für die i.w. der einzelne Arzt die Verantwortung schultern muß, zu beenden.

Angesichts des Kostendrucks geraten Gesetzgeber und Selbstverwaltung in den letzten Jahren immer wieder in Versuchung, mit immer strengeren Kontrollmechanismen medizinisches Handeln steuern zu wollen, um Über- und Fehlversorgung zu unterbinden. Ob das der effektivste und effizienteste Ansatz ist, darf hinterfragt werden. Erfahrungen mit der industriellen Qualitätskontrolle lehren, daß dem nicht so ist. Deshalb geht man in der Industrie auf das »Total Quality Management« (TQM) über. Eine Komponente des TQM kann Benchmarking sein. Benchmarking-Projekte haben in der deutschen Medizin eine lange und erfolgreiche Tradition (Perinatalprojekt seit den 70er Jahren). Benchmarking wendet die deutsche Krankenhauspsychiatrie seit einigen Jahren als Qualitätssicherungsinstrument auf bestimmte Tracer-Diagnosen an. Benchmarking in innerärztlicher Verantwortung wäre ein geeignetes Instrument, bestehende Über-, Unter- und Fehlversorgungen auszugleichen.

Bei psychischen Krankheiten hat Behandlungskontinuität eine herausragende Bedeutung. Deshalb bedarf gerade die psychiatrische Versorgung der Integration der verschiedenen Versorgungsebenen. Die derzeit gesetzlich vorgesehene Integrationsversorgung verfolgt allein ökonomische Ziele; hiervon können psychisch Kranke nicht profitieren. Gleichzeitig üben die derzeitigen gesetzlichen Regelungen zur Integrationsversorgung einen eher lähmenden Einfluß auf Integrationsbemühungen aus.

Die Versorgung psychisch Kranker hat in den letzten Jahrzehnten nachhaltig von den Reformanstrengungen im Nachgang zur Psychiatrie-Enquête profitiert. Dennoch dürfen die Anstrengungen nicht erlahmen. Unter dem aktuellen (und künftig vermutlich nicht abnehmenden) ökonomischen Druck müssen die Anstrengungen verstärkt werden, um die Teilhabe der psychisch Kranken am medizinischen Fortschritt sicher zu stellen.